专病中西医结合诊疗丛书

勃起功能障碍的中西医结合治疗

吕伯东　主编

科学出版社

北京

内 容 简 介

本书总结了近年来勃起功能障碍在中、西医学领域的进展。本书从阴茎的应用解剖、勃起的生理与调控、勃起功能障碍的相关检查、勃起功能障碍概述、勃起功能障碍的中医认识、勃起功能障碍的实验研究、不同勃起功能障碍（心理性勃起功能障碍、神经性勃起功能障碍、血管性勃起功能障碍、内分泌性勃起功能障碍、药物诱导的勃起功能障碍、其他因素所致的勃起功能障碍）、勃起功能障碍的治疗展望等方面对勃起功能障碍进行了较为全面的阐述。全书既注重基础理论，又介绍本领域相关的前沿进展，融汇古今，切合实用。

本书是一部内容全面、新颖且有特色的专科著作和工具书，可供泌尿男科医生及有关医务人员学习与参考。

图书在版编目(CIP)数据

勃起功能障碍的中西医结合治疗 / 吕伯东主编. —
北京：科学出版社，2020.1
（专病中西医结合诊疗丛书）
ISBN 978 - 7 - 03 - 063028 - 5

Ⅰ. ①勃⋯ Ⅱ. ①吕⋯ Ⅲ. ①男性生殖器疾病－性功能障碍－中西医结合疗法 Ⅳ. ①R698.05

中国版本图书馆 CIP 数据核字(2019)第 244492 号

责任编辑：陆纯燕 / 责任校对：谭宏宇
责任印制：黄晓鸣 / 封面设计：殷 靓

科学出版社 出版
北京东黄城根北街 16 号
邮政编码：100717
http://www.sciencep.com
南京展望文化发展有限公司排版
广东虎彩云印刷有限公司印刷
科学出版社发行 各地新华书店经销

*

2020 年 1 月第 一 版 开本：787×1092 1/16
2024 年 4 月第六次印刷 印张：10 1/4
字数：240 000
定价：**95.00 元**
(如有印装质量问题，我社负责调换)

《勃起功能障碍的中西医结合治疗》
编辑委员会

序一

随着现代科学技术的迅速发展,国内外学者对泌尿男科领域进行了大量的基础研究、药物研究及临床研究等,获得了巨大的突破。特别是对勃起功能障碍这一疾病,不管是解剖、生理、疾病分类、病因探索,还是治疗方法,都有了新的认识和发展。

如今,众多的泌尿男科医生不再是昔日单纯的"开刀匠"。他们不但掌握了高难度的手术操作,还专注于深奥的发病机制、治疗机制、中医中药等研究,努力投身于基础研究,成为一个个学者型的泌尿男科医生。特别是对中医药治疗勃起功能障碍这一疾病的研究,眼下十分火热。祖国医学中有关阳痿(即勃起功能障碍)的记载已有几千年历史,其"经典方"更是中医学的瑰宝。在长期治疗实践中发现中医药拥有独特的优势,其作用机制是多方位、多环节的,药物之间的关系也是相辅相成、攻补不悖的。

编者邀请了国内泌尿男科领域众多顶级专家,共同努力完成了此部著作。本书从阴茎解剖、生理、相关检查、疾病概述、中医认识、实验研究、疾病分型、治疗展望等方面对勃起功能障碍进行了详细的阐述,内容丰富,纲目清晰,强调中西医结合治疗,为后人对这一疾病的研究和诊治提供了全方位的详细资料。

主编吕伯东教授是著名泌尿男科专家,多年来一直投身于勃起功能障碍的基础研究和临床研究,同样也是临床一线医务工作者,对勃起功能障碍这一疾病有着深刻的认识和丰富的诊疗经验。《勃起功能障碍的中西医结合治疗》一书,称得上是一部集系统性、实用性、先进性和科学性于一体的著作。该书既融合了国内顶级专家的高深造诣和独到经验,也反映了编者在长年从医和研究过程中的业绩和贡献,相信必将对广大泌尿男科医生有所裨益。

陈昭典

2019 年 3 月杭州

序二

近来国务院下达文件重点扶持祖国医学,全国中医药的发展突飞猛进,各个领域的中西医结合治疗都成为研究的热点和临床治疗的新突破点,在泌尿男科领域也是如此。众多男科疾病在祖国医学文献中均有记载。文献所载的经方具有显著的疗效,受到广大泌尿男科同道的追捧。

就勃起功能障碍而言,祖国医学认为多从"肾虚、脾虚、肝气郁结"等病机方面进行治疗,讲究局部与整体相统一,展现中医药治病的广博内涵。本书不仅从现代医学研究角度详细阐述了阴茎解剖、生理、相关检查、疾病概述、实验研究等,而且同样从中医认识、治疗展望等方面融入了中医药文化的元素,力求中西医结合对该疾病做一个完美的讲解。

吕伯东教授从事勃起功能障碍的中西医结合研究及临床工作 29 年。2012 年,在国家中医药管理局的指导下,吕伯东教授组织全国十一位中医、中西医结合三甲医院的男科专家编写"阳痿病(勃起功能障碍)中医诊疗方案"。2014 年组织全国男科专家起草《中医外科临床诊疗指南·阳痿》[项目编号:SATCM - 2015 - BZ(076)]。2018 年 1 月国家中医药管理局组织专家审议通过并公开发布。我相信吕伯东教授对勃起功能障碍中西医结合诊疗有着深刻的认识和丰富的诊疗经验。他联合国内二十余位顶级专家共同撰写此书,意义重大,对后人的研究和诊疗贡献巨大。我代表全国所有泌尿男科同道对他们的辛勤付出和所做出的卓越贡献表示感谢!

李日庆

2019 年 3 月北京

前言

　　勃起功能障碍是目前泌尿男科领域，在全世界范围内最受关注的疾病之一。随着其发病率的逐年上升，以及发病患者群的逐年低龄化，本病严重影响个人身心健康、夫妻感情及家庭和睦，正慢慢演变为一个社会问题。

　　虽然现在医疗水平发展迅速，但西方医学对勃起功能障碍的治疗手段多年来依旧是磷酸二酯酶Ⅴ型抑制剂、负压吸引、假体植入等，进展甚少。据文献记载，深受广大民众喜爱的祖国传统医学实则对勃起功能障碍的治疗颇有疗效。另外，由于其疾病的特殊性，患者心理、医患沟通、健康教育这三个方面尤其需要关注，往往能够从中找到病因，找到治疗的突破口，进行个体化治疗，比起常规、盲目的对症治疗疗效倍增。同时针对器质性的勃起功能障碍，需要通过专业的检查以明确病因，进而实施针对性治疗，方能取得满意的疗效。

　　本书以现代泌尿外科学、男科学为基础，引入祖国医学，对中医药治疗勃起功能障碍也进行了一定的阐述，希望能够使从事泌尿男科的医生和对此有兴趣的读者从中受益。

　　以往性功能障碍的书籍中，勃起功能障碍一般多为其中某一个章节，介绍得比较粗浅和片面。而本书针对这一单一疾病，分别从阴茎解剖、生理、相关检查、疾病概述、中医认识、实验研究、疾病分型、治疗展望等几个方面对勃起功能障碍进行了全方位且详细的叙述。特别是本书按照勃起功能障碍类型分节进行详细阐述，如心理性勃起功能障碍、神经性勃起功能障碍、血管性勃起功能障碍、内分泌性勃起功能障碍、药物诱导的勃起功能障碍、其他因素所致的勃起功能障碍等。

　　在编写过程中，有幸承蒙陈昭典教授（浙江省政治协商委员会副主席、浙江省医学会副会长、浙江大学泌尿外科博士生导师），以及李日庆教授（曾任北京中医药大学东直门医院院长、北京中医药大学临床学位分会主席、北京中医药大学博士生导师）的指点。在全国二十余位男科领域专家的大力支持和共同努力下，此书方得以完稿。该书对勃起功能障碍的中西医结合治疗进行了全面介绍，如有不妥之处，恳请同道批评指正。

吕伯东

2019 年 3 月于杭州

目录

序一

序二

前言

第一章　阴茎的应用解剖 ··· 1

　第一节　阴茎的结构与毗邻 ··· 1

　第二节　阴茎的动脉血液供应与静脉回流 ··· 5

　第三节　阴茎的淋巴引流 ·· 6

　第四节　阴茎的神经支配 ·· 6

第二章　勃起的生理与调控 ··· 8

　第一节　阴茎勃起 ·· 8

　第二节　男性性反应周期 ··· 14

第三章　勃起功能障碍的相关检查 ··· 17

　第一节　勃起功能的实验室检查 ·· 17

　第二节　夜间阴茎勃起和阴茎硬度试验 ·· 18

　第三节　海绵体药物血管试验 ··· 20

　第四节　勃起功能的超声检查 ··· 23

　第五节　勃起功能的特殊检查 ··· 26

第四章　勃起功能障碍概述 ·· 34

　第一节　定义和分类 ··· 34

　第二节　流行病学 ··· 35

　第三节　病理生理学 ··· 36

第四节　诊断和鉴别诊断 ·· 38

第五节　治疗原则 ·· 42

第五章　勃起功能障碍的中医认识 ····························· 44

第一节　历代中医文献对阴茎和阳痿的认识 ················· 44

第二节　阳痿的病因病机与中医辨证 ·························· 44

第六章　勃起功能障碍的实验研究 ····························· 53

第一节　勃起功能障碍的动物模型特点 ······················ 53

第二节　勃起功能障碍动物模型的勃起功能检测及评价方法 ···· 58

第七章　不同勃起功能障碍 ···································· 62

第一节　心理性勃起功能障碍 ·································· 62

第二节　神经性勃起功能障碍 ·································· 66

第三节　血管性勃起功能障碍 ·································· 74

第四节　内分泌性勃起功能障碍 ······························ 91

第五节　药物诱导的勃起功能障碍 ···························· 102

第六节　其他因素所致的勃起功能障碍 ······················ 109

第八章　勃起功能障碍的治疗展望 ····························· 129

第一节　勃起功能障碍的中医药治疗现状与展望 ············ 129

第二节　勃起功能障碍的中西医结合治疗现状与展望 ········· 137

勃起功能障碍的中西医结合治疗

第一章　阴茎的应用解剖

第一节　阴茎的结构与毗邻

阴茎是主要的性器官,具有排尿、排精、性交三大主要功能,由阴茎海绵体、尿道海绵体等部分组成(图 1-1),分为头、体、根三个部分。阴茎前部称为阴茎头,是阴茎的膨大部分,呈蕈状,由尿道海绵体前端膨大而成,外面覆盖包皮。阴茎头的前端有矢状位的尿道外口,头后稍细的部分称为冠状沟,是阴茎头与阴茎体的移行部。阴茎中部为阴茎体,呈圆柱状,其外面包裹阴茎皮肤,悬于耻骨联合的前下方,内有阴茎海绵体和尿道海绵体,活动度较大,称为阴茎可动部。阴茎后部为阴茎根,位于会阴部尿生殖三角内,包括左、右阴茎海绵体脚和尿道球,藏于阴囊和会阴部皮肤的深面,固定于耻骨下支、坐骨支及尿生殖膈,故又称为固定部。阴茎缝是阴茎腹侧中线上富有色素沉着的缝线,该缝向后与阴囊囊缝相连。

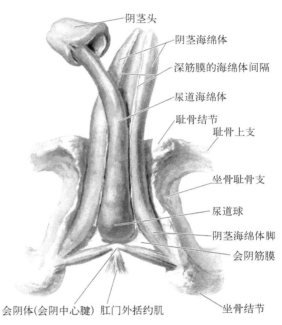

阴茎头
阴茎海绵体
深筋膜的海绵体间隔
尿道海绵体
耻骨结节
耻骨上支
坐骨耻骨支
尿道球
阴茎海绵体脚
会阴筋膜
坐骨结节
会阴体(会阴中心腱)　肛门外括约肌

图 1-1　阴茎解剖示意图

阴茎由外向内依次为皮肤、阴茎浅筋膜、阴茎深筋膜、海绵体白膜、阴茎海绵体、尿道海绵体及尿道(图 1-2)。阴茎筋膜包绕所有的海绵体,而海绵体白膜只包绕每个海绵体,并在两阴茎海绵体之间形成阴茎中隔。阴茎系韧带及阴茎悬韧带起到固定阴茎位置的作用。

一、阴茎的皮肤

阴茎的皮肤呈棕褐色,柔软且薄,缺乏皮下脂肪,仅有疏松结缔组织与阴茎深筋膜相连,富有伸展性,皮肤表皮的基底层内含有散在的环形及纵行平滑肌束,富有弹性。除阴茎根部皮肤有阴毛外,其余皮肤无毛发生长。阴茎皮肤从冠状沟(coronary sulcus)起始,由内、外两层皮肤反折形成双层环形皱襞包被阴茎头,称为阴茎包皮。包皮内层薄而光滑,形似黏膜,

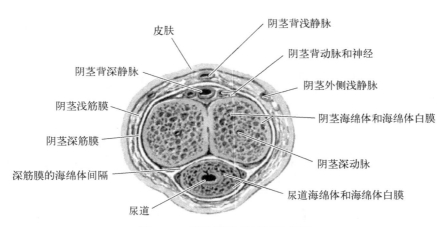

图 1-2　阴茎冠状面解剖示意图

缺乏色素,不角化,无毛发和汗腺,表面富含有"包皮腺"之称的皮脂腺,其分泌物为包皮垢的成分之一,且血运丰富,经冠状沟移行于阴茎头,在尿道外口移行于尿道黏膜。内外层皮肤相移行的游离缘围成的口,称为包皮口(orifice of prepuce),由包皮口向内,包皮内层与阴茎头之间形成狭窄裂隙,称为包皮腔。腔内有由脱落的上皮及分泌物组成的包皮垢。在阴茎头腹侧正中有一与包皮相连的皮肤皱襞,称为包皮系带。包皮系带有淋巴管丛及血管,行包皮环切时须注意不可伤及此系带。

二、阴茎浅筋膜

阴茎浅筋膜又称为 Colles 筋膜,由疏松结缔组织组成,包括少量平滑肌纤维,以及极少量的脂肪组织,致使阴茎皮肤极易滑动。会阴浅筋膜在阴茎根部移行为阴囊肉膜,并和腹壁浅筋膜的深层相融合,内含供应皮肤的血管,即阴茎背浅动脉、阴茎背浅静脉。

三、阴茎深筋膜

阴茎深筋膜又称为 Buck 筋膜,起自耻骨联合与阴茎悬韧带,前面与冠状沟相融合,后面与尿生殖膈下筋膜相融合,阴茎深筋膜内面紧贴海绵体白膜,内面与各海绵体疏松结缔组织相融合。阴茎深筋膜与内面的海绵体白膜之间有阴茎背深静脉。该静脉位于阴茎背侧正中,其两侧向外依次排列有阴茎背动脉和阴茎背神经。

四、阴茎的韧带

阴茎的固有韧带来自阴茎深、浅筋膜的延续。阴茎的固定除阴茎根部本身附着于耻骨弓边缘及尿生殖膈外,在浅筋膜中还有阴茎系韧带(临床称为阴茎浅悬韧带)及阴茎悬韧带(临床称为阴茎深悬韧带)。阴茎悬韧带从下腹部白线下端和耻骨联合前方发出,向下附着于阴茎根部阴茎筋膜的背侧,由致密的、几乎无伸展性的纤维束构成,从侧方看呈三角形,阴茎背动脉和阴茎背神经被此韧带分为左右两部分。阴茎系韧带位置较浅,由富含弹性的纤维束构成,从腹直肌鞘和腹外斜肌腱膜起始,沿阴茎根左右两侧下降,在其下重新合二为一,将阴茎根呈环状包围,并与阴囊相连接。若在阴茎延长和大部缺损修复等阴茎整形手术中,切断阴茎系韧带和阴茎悬韧带,并从耻骨下支剥离阴茎海绵体脚(cavernous crus of penis)前1/3,可以释放更大的阴茎长度,而不会影响阴茎的血液循环与勃起功能。

五、海绵体

阴茎主要由背侧左、右各一圆柱状阴茎海绵体和腹侧一个尿道海绵体构成(图1-3),在其外包裹着海绵体白膜,内含血管、淋巴管和神经,并由阴茎韧带固定。

1. 海绵体白膜

在阴茎海绵体和尿道海绵体的外面,包有由致密结缔组织构成的白膜,其主要成分为胶原纤维和弹力纤维,故坚韧而有伸展性。包绕阴茎海绵体的白膜厚韧致密,而包绕尿道海绵体的白膜则较薄,更富于弹性,故在阴茎勃起时硬度较差。研究发现,疲软状态下的阴茎海绵体白膜为一层胶原纤维

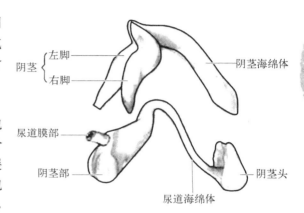

图1-3 海绵体示意图

膜,厚1~2 mm,分内外两层。内层呈环形排列,分别包绕左、右阴茎海绵体。在两阴茎海绵体之间,白膜的内层在中线融合成阴茎中隔,中隔的后部较厚而完整,前部则不完整,呈梳齿状,故又称为梳状中隔。隔间常有间隙,两个阴茎海绵体得以彼此相通,一侧阴茎海绵体的血液可通过间隙进入对侧,因此在行阴茎海绵体内血管活性药物注射时,只需注射一侧即可。外层则呈纵行排列,共同包绕两个阴茎海绵体,坚韧而富于伸展性。阴茎勃起时,阴茎海绵体白膜的厚度由正常的2 mm变为0.25~0.5 mm,并失去弹性,脆性增大。另外,尿道海绵体白膜的厚度只有约0.3 mm,其特点是含有较多的平滑肌。阴茎头处无白膜包裹,而直接由皮肤覆盖。

2. 阴茎海绵体

阴茎海绵体是构成阴茎的主要物质,在阴茎背侧左右各一,呈圆柱状,两者对称,疲软状态下长15~16 cm,直径1.0~1.2 cm,而勃起时可分别达到19~20 cm和1.5~1.8 cm。阴茎海绵体是阴茎重要的勃起组织。左右阴茎海绵体在耻骨联合下缘附近互相融合,并向前走行,其前端嵌入阴茎阴茎头底面的凹陷内。阴茎海绵体的后端尖锐且不相连,分成两个阴茎海绵体脚,借结缔组织分别附着于两侧的耻骨下支、坐骨支及尿生殖膈下筋膜上,成为固定的阴茎根。阴茎根部位于会阴部的尿生殖膈与会阴浅筋膜之间,成对的坐骨海绵体肌从坐骨嵴内侧面发出包绕阴茎海绵体脚,伸展到阴茎海绵体脚的侧面和下部,少

数肌纤维可突入阴茎背侧,这些肌肉收缩时可牵引海绵体,有助于维持阴茎勃起的位置。在阴茎中隔的背面和腹面各有一纵行沟,背侧较浅称为阴茎背侧沟,中央有一条阴茎背深静脉,静脉两侧有左、右阴茎背动脉和阴茎背神经。腹侧沟较深,容纳尿道海绵体。

阴茎海绵体内部由许多结缔组织构成的片状或柱状小梁和小梁间的腔隙组成。小梁由结缔组织、弹力纤维、Ⅰ型胶原纤维、Ⅲ型胶原纤维、Ⅳ型胶原纤维、平滑肌细胞和成纤维细胞构成,并彼此交织成网。就海绵体平滑肌细胞而言,随着年龄增大,海绵体平滑肌数量逐渐减少。因此,老年人高发的勃起功能障碍可能与阴茎海绵体平滑肌的减少有关。

小梁间的腔隙称为海绵体腔隙或海绵体窦(caverns of corpus spongiosum),彼此相通,其内皮与动静脉血管直接相连。阴茎海绵体中央部的腔隙较大,周围腔隙较小。窦壁的上皮与血管内皮相连续,故海绵体窦即血窦。当阴茎松弛时,窦内只有少量血液;当性兴奋时,窦内充满大量血液,阴茎就变大、变硬而勃起。进入海绵体窦的血液有两个来源,分别为螺旋动脉及营养小梁的毛细血管集合而成的小静脉。螺旋动脉迂曲走行,其末端直接开口于海绵体窦,管壁厚薄不一,厚的部分内膜增厚形成纵行嵴,突入管腔,与动脉长轴平行,略呈螺旋状排列,具有瓣膜作用,其内含有平滑肌,对阴茎的勃起有重要作用。导出海绵体窦的静脉起始于周边的海绵体窦,并在周围(白膜内面,尤其在白膜的后部)形成静脉丛,因此当阴茎勃起时,中央充血的大海绵体窦便压迫周边的小海绵体窦及其周围的静脉丛,从而迫使静脉回流受阻,更加剧了海绵体的充血。

3. 尿道海绵体

尿道海绵体位于阴茎海绵体腹侧的尿道沟内,有尿道贯穿其全长。尿道海绵体呈圆柱状,但较阴茎海绵体细,其后端庞大,称为尿道球。尿道球位于两侧阴茎海绵体脚之间,包于球海绵体肌及坐骨海绵体肌内,与尿生殖膈下筋膜相附着,尿道于尿道球的后上方穿入并贯穿尿道海绵体全长。尿道黏膜形成许多不规则皱襞,上皮为复层柱状,部分上皮伸入尿道海绵体内形成尿道腺。尿道球向前上方延伸并变窄,然后弯向下前方,并移行至尿道海绵体部。尿道海绵体继续延伸至前端并膨大,形成阴茎头。

4. 浅层会阴肌

坐骨海绵体肌、球海绵体肌及会阴浅横肌一起统称为浅层会阴肌。坐骨海绵体肌位于会阴浅间隙,该肌肉包绕会阴脚的大部分,肌束平行走行,起自坐骨结节,覆盖于阴茎海绵体脚,止于阴茎海绵体脚下面,它的收缩可压迫阴茎海绵体根部,阻止静脉血回流,对维持阴茎的坚硬勃起起到重要作用。球海绵体肌与坐骨海绵体肌不同,其不附着在骨骼上,包绕尿道球和尿道海绵体的近段,斜向走行。它由左右对称的两部分借正中腱缝连接而成,起于正中腱缝及会阴中心腱,肌纤维斜向两侧包绕尿道球和相邻的尿道海绵体,止于会阴膜、阴茎背侧的腱膜,尿道海绵体及阴茎背血管表面的腱性结构,在腹正中线汇合成中缝,为轴形,呈羽毛状形态。其远端肌束称为阴茎根收缩肌,到达坐骨海绵体肌远侧的阴茎海绵体;此肌的近侧部分构成球海绵体肌的主体,进入尿道海绵体和阴茎海绵体之间的凹陷处,称为固有收缩肌。坐骨海绵体肌和球海绵体肌协同压迫尿道球,参与排尿和射精。坐骨球肌可在其移行部出现,兼有两者特点。会阴浅横肌起自坐骨结节,横行内向,止于会阴中心腱,有固定该腱的作用。

第二节　阴茎的动脉血液供应与静脉回流

一、阴茎动脉系统

阴茎是一个血液供应十分丰富的器官,主要由源自阴部外动脉的阴茎浅动脉,以及源自阴部内动脉的四支阴茎深层次动脉系统供应(图 1-4)。

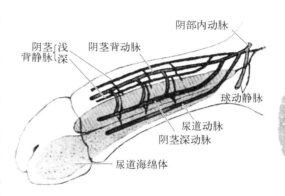

图 1-4　阴茎动脉供血系统

阴部外动脉的主干分支——阴茎浅动脉供应阴茎皮肤和包皮。该动脉位于阴茎浅筋膜的浅层,左右两侧各有一支,依次分出前外侧支和后外侧支供养相对应的阴茎局部皮肤,环绕于阴茎冠状沟,其主干逐渐深入并进入阴茎头,承担起阴茎头处血液供应之责任。包皮系带的血液供应主要来自阴茎背动脉的系带支,该血管穿过耻骨韧带及阴茎悬韧带,位于阴茎背侧阴茎筋膜下方,阴茎背静脉及阴茎背神经之间。此外,阴茎浅动脉只在冠状沟处和阴茎深部动脉系统吻合,且浅动脉亦在此处回流入阴茎背动脉。

阴茎深部的血供主要是阴部内动脉的四个分支,分别为尿道动脉、球动脉、海绵体动脉、阴茎背动脉。尿道动脉走行于尿道海绵体的腹侧,供应尿道海绵体;球动脉穿过会阴膜部,在尿道海绵体两侧上方汇入阴茎供应球部尿道及尿道海绵体。尿道动脉和球动脉的血液共同供应尿道海绵体全长。海绵体动脉又称为阴茎深动脉,是阴茎的主要供血血管,从阴茎中间穿过,由阴茎海绵体脚近端向前行贯穿海绵体全长,直达海绵体的顶端,期间发出垂直的、螺旋式小分支供应海绵体窦。阴茎背动脉为阴部内动脉的终末支,于阴茎海绵体脚和耻骨之间到达阴茎背部表面,其内侧是阴茎背深静脉,外侧是阴茎背神经,行走于海绵体背侧沟内,发出多个分支分别营养阴茎头部及包皮。

二、阴茎的静脉系统

阴茎的静脉系统主要包括阴茎背浅静脉、背深静脉,以及海绵体静脉等,分别由浅至深引流相对应区域的静脉血液(图 1-5)。

浅层静脉回流系统:阴茎背浅静脉位于阴茎筋膜之外,毗邻阴茎背动脉,负责引流阴茎包皮和阴茎皮肤的血流,并汇入阴部外静脉。

中间层静脉回流系统:包括阴茎背深静脉和螺旋静脉,回流阴茎头部、尿道海绵体和远端 2/3 的阴茎海绵体血流。阴茎背深静脉仅一条,位于阴茎筋膜的下方,两侧阴茎背动脉之间,经阴茎悬韧带的下方穿过尿生殖膈回流至前列腺静脉丛,再汇入髂内静脉。

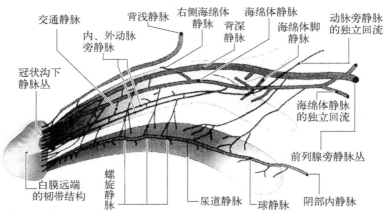

图 1-5 阴茎静脉回流系统

深层静脉回流系统：包括海绵体静脉和球静脉。其中海绵体静脉主要引流来自阴茎海绵体近端 1/3 的血流,并经螺旋静脉与阴茎背深静脉相吻合,在阴茎海绵体脚处汇集成一条或两条较粗大的静脉,并行走于海绵体动脉和神经的深面,经球部汇入阴部内静脉。而球静脉引流球部尿道海绵体的血液并且汇入前列腺静脉丛,前列腺手术时较易损伤,可致静脉型勃起功能障碍。

阴茎勃起与疲软状态下的血液回流途径略有不同。阴茎勃起时,血流的主要方向是阴茎深动脉→螺旋动脉→螺旋动脉与海绵体窦之间的吻合支→海绵体窦→海绵体窦后静脉→导静脉。当阴茎疲软时,血液回流的主要方向是阴茎深动脉→白膜下小动脉→毛细血管网→白膜下静脉丛→海绵体窦后静脉→导静脉回流。

海绵体窦血液的窦后小静脉相互吻合形成白膜下静脉丛,白膜下静脉丛汇合后形成导静脉。海绵体动脉发出无数树状分支,其中与海绵体窦联通的动脉叫螺旋动脉。部分分支为毛细血管,此毛细血管汇合后注入白膜下静脉丛。螺旋动脉迂曲走行于小梁间,其末端联通海绵体窦。

第三节 阴茎的淋巴引流

阴茎及会阴部淋巴液的引流主要由腹股沟淋巴管完成。腹股沟淋巴结被阔筋膜分成深、浅两组。深部腹股沟淋巴管在股静脉的内侧,与阴茎背浅静脉伴行,经腹股沟韧带下方(股管)注入髂外淋巴结和髂总淋巴结。浅淋巴管负责收集包皮、阴茎皮肤、阴茎皮下组织及阴茎静脉的淋巴液。深、浅两组腹股沟淋巴管直接注入髂内、外淋巴结,经此汇总于髂总淋巴结(图 1-6)。

第四节 阴茎的神经支配

分布于阴茎的神经有躯体神经和自主神经。躯体神经为阴茎背神经,主要支配阴茎的感觉,由阴部神经分出,左右各一支,与阴茎背动脉伴行,行走于其外侧,末梢分布于阴茎皮肤、包皮和阴茎头。阴茎腹侧尿道周围的感觉主要由会阴神经的细小分支支配。自主神经主要为海绵体神经,支配阴茎勃起组织。第2、第3、第4骶神经发出分支形成盆腔内脏神经,与腹下神经和骶交感神经节的分支一起,共同组成腹下神经丛(盆腔神经丛)。腹下神经丛中点位于精囊尖端处,矢状面上位于直肠两侧,呈直角型,长4～5 cm。左右两侧的腹下神经丛在直肠后方和膀胱颈的前后方交汇,在其尾部分出前列腺分支及海绵体神经。海绵体神经位于海绵体动脉外侧,沿着前列腺侧面穿过尿生殖膈,由阴茎海绵体脚进入海绵体,与阴茎勃起息息相关(图1-7)。

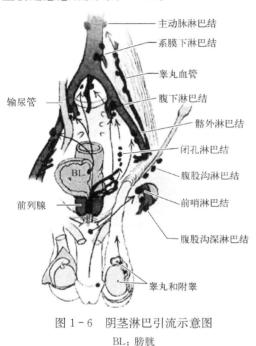

图1-6　阴茎淋巴引流示意图

BL:膀胱

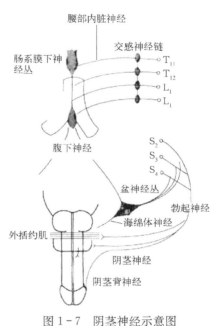

图1-7　阴茎神经示意图

————————————— 参 考 文 献 —————————————

柏树令,应大君.2013.系统解剖学.北京:人民卫生出版社.

江东根,高新.2013.男性盆腔内脏神经解剖研究进展.中华腔镜泌尿外科杂志(电子版),7(2):81-85.

李宏军,黄宇烽.2015.实用男科学.北京:科学出版社.

张元芳,孙颖浩,王忠.2013.实用泌尿外科和男科学.北京:科学出版社.

中华男性学编委会.1999.中华男性学.北京:军事医学科学出版社.

Alsaid B, Besse T, Karam I, et al. 2009. Coexistence of adrenergic and cholinergic nerves in the inferior hypogastric plexus: anatomical and immunohistochemical study with 3D reconstruction in human male fetus. Journal of Anatomy, 214(5): 645-654.

Bastos A L, Sampaio F J, Cardoso L E. 2005. Compositional changes of collagen and glycosaminoglycans in the tunica albuginea and corpus cavernosum from the human penis during the fetal and postnatal periods. The Journal of Urology, 173(3): 1039-1043.

Hsu G L, Hsieh C H, Wen H S, et al. 2004. Alnatomy of the human penis: the relationship of the architecture between skeletal and smooth muscles. Journal of Anatomy, 25(3): 426-431.

Perovic S V, Djinovic R P. 2008. New insight into surgical anatomy of epispadiac penis and its impact on repair. The Journal of Urology, 179(2): 689-695.

Yiee J H, Baskin L S. 2011. Penile embryology and anatomy. Scientific World Journal, 10: 1174.

第二章　勃起的生理与调控

第一节　阴茎勃起

一、阴茎勃起机制

阴茎勃起依赖健全的神经反射通路、正常的内分泌功能、充分的动脉血输入和阻断静脉血液的流出、正常的阴茎解剖结构等四个环节的相互协调和配合。除此之外,还必须有健全的性心理倾向,否则,即使上述四个环节均正常,阴茎仍然不能勃起。

当神经冲动作用于阴茎时,血窦的深动脉完全开放,而输出静脉和动静脉交通支的管壁部分关闭,故入窦血量增多,导致海绵体的充盈及勃起。随后,血液由深静脉流出减少并有选择地积聚在海绵体窦内,海绵体组织内的平滑肌松弛,血窦因充满血液而膨大,因而阴茎体积也明显增大,但海绵体白膜不会无限膨大,最后使勃起的阴茎达到所需要的硬度。阴茎勃起在功能上可分为三类:① 通过各种手段直接刺激阴茎干引起的反射性勃起,这一过程中存在着一个骶髓脊神经反射,该反射弧的输入神经为阴茎背神经和阴部神经,输出神经为骶副交感神经。② 在没有直接刺激的情况下,由对异性的视觉、嗅觉或性幻想等刺激引起的心理性勃起,因涉及大脑皮质中枢,其必须在清醒状态下发生。③ 所有正常男性都会经历的夜间勃起。性功能强的男性每晚可有 3～6 次且每次可维持 20～40 min 的勃起。有学者认为这种条件反射可以使海绵体获取足够的营养和氧气供应,对勃起功能的维持具有重要的意义。

反射性勃起和心理性勃起之间存在着协同作用,也就是说心理刺激可以改进阴茎对各种手段刺激的反应。反之,在视觉或性幻想刺激时若辅以各种手段刺激也会增强对心理刺激的性反应。

二、阴茎勃起的生理过程

阴茎勃起的生理过程是指在中枢神经和周围神经及内分泌调节下使海绵体内血流动力学发生变化的过程。当受到刺激后,非肾上腺素非胆碱能神经元在一氧化氮合酶(nitric oxide synthase,NOS)的催化下合成并释放一氧化氮(nitrogen monoxide,NO);副交感神经末梢释放的乙酰胆碱激活海绵体窦及血管内皮细胞一氧化氮合酶,促进一氧化氮的合成和释放。一氧化氮扩散到海绵体平滑肌细胞内,激活鸟苷酸环化酶,使三磷酸鸟苷转化为环鸟苷酸(cyclic guanosine monophosphate,cGMP)。细胞内环鸟苷酸浓度增加,导致胞质内钙离子浓度降低,引起海绵体平滑肌松弛,海绵体窦膨胀,动脉血流增加。随着海绵体体积增大,围绕海绵体的白膜被动延伸拉长,使引流海绵体血液的静脉受压变窄,静脉回流阻力增加,海绵体压力增强而诱发阴茎勃起。而当阴茎恢复疲软时,环鸟苷酸被平滑肌细胞内的磷酸二酯酶 V 型(phosphodiesterase type 5,PDE5)降解,丧失活性。另外,环腺苷酸(cyclic adenosine monophosphate,cAMP)信号通路也参与调控阴茎勃起过程,如海绵体内注射前列地尔可用于治疗勃起功能障碍,其作用机制就是通过激活腺苷酸环化酶使环腺苷酸合成增加,环腺苷酸可诱发海绵体平滑肌松弛,从而使阴茎勃起。而肾上腺素能神经介质介导下可引起海绵体平滑肌细胞收缩,阴茎血流减少,静脉回流开放,使阴茎疲软。

因此,阴茎勃起过程中勃起器官结构和功能要完整,海绵体平滑肌的松弛作用起着关键性作用,而且一氧化氮-环鸟苷酸(NO-cGMP)信号通路起着主要调节作用。各种原因引起海绵体及相关血管、神经结构和功能异常,以及一氧化氮-环鸟苷酸信号通路异常均可能引起勃起功能障碍。

勃起的过程可大致分为以下六个阶段。

1. 松弛期

阴茎体积恒定,海绵体内压保持不变,血流速率稳定,动脉和静脉血流量最小,阴茎血气分析值与静脉血相似。

2. 潜伏期

动脉血流量在收缩期和舒张期都开始增加,阴茎体积开始增加,阴茎长度开始增长而周长尚未改变,海绵体内压保持不变。

3. 肿胀期

海绵体内压迅速增高,阴茎体积迅速增大直至最大体积,动脉血流速率降低一半左右,阴茎继续加长,周径扩张,并伴有动脉搏动。

4. 充分勃起期

阴茎最大体积维持不变,海绵体内压升高到收缩压水平。阴部内动脉血流量低于充盈期,但仍高于松弛期。血气分析值与动脉血相似。

5. 坚硬勃起期

阴茎最大体积维持不变,海绵体内压远高于收缩压,导致阴茎勃起达到最坚硬的程度,这一阶段几乎没有血流通过海绵体动脉。

6. 消退期

在射精或停止性刺激后,交感性调节主导下引起围绕血窦间隙和小动脉的平滑肌收缩。阴茎硬度迅速降低,体积减小,动脉血流有效地减少到松弛期水平,从海绵体血窦排出的血量增加并重新开放静脉通道,于是阴茎恢复其松弛期的长度。

在这几个阶段中,潜伏期和坚硬期对完成性交来说具有重要意义。上述生理过程把海绵体内的窦状间隙系统由体积小、压力低迅速转变为大容量的高压系统,这就保证阴茎能够成功插入阴道(一个柔软、有弹性,但并无支撑力的裂隙样管道)。压力低但膨大的阴茎头可能起着一个功能性缓冲器的作用,它能防止海绵体的两个坚硬尖端使女性出现疼痛或损伤,同时也防止海绵体血液系统的损伤。

三、阴茎勃起的神经调节

参与勃起调控的中枢神经系统经过 Maclean 等研究证实,其包括边缘系统的 3 个皮质和皮质下区:① 海马突向丘脑中隔核、前核和中核部分及突向下丘脑的部位;② 乳头体、乳头丘、脑束、前丘脑和扣带回的解剖系统;③ 直回和丘脑内侧背核的内侧部分。阴茎由交感神经和副交感神经,感觉神经和运动神经共同支配。动物实验已证实,刺激海绵体神经和盆神经丛(主要为副交感神经)时可以诱发阴茎勃起,而刺激腹下神经或交感干(主要为交感神经)时则可以引起阴茎软缩。传统生理学认为,副交感神经兴奋可以释放胆碱能神经递质,使血管和海绵体平滑肌舒张;交感神经兴奋则释放肾上腺素能神经,使血管平滑肌收缩。但在阴茎勃起的神经递质中还有一类起着决定性调节作用的神经递质,它们既不属于胆碱能神经递质,也不属于肾上腺素能神经递质,故称之为非肾上腺素能非胆碱能(non-adrenergic non-cholinergic,NANC)神经递质。也就是说,存在三种神经递质调节海绵体平滑肌的舒缩活动。非肾上腺素能非胆碱能神经递质是调节海绵体平滑肌收缩与松弛的主要承担者,但是,这三种神经递质之间是怎样相互协调的呢?Saenz 提出了一种学说:肾上腺素能神经兴奋激活突触后 α1-肾上腺素能受体,引起海绵体平滑肌收缩,而其松弛则是受非肾上腺素能非胆碱能神经递质控制,两者又均受释放胆碱能神经递质的副交感神经系统调节。另外,上述神经递质均受中枢神经系统的调节,存在于这些区域的中枢神经递质如 5-羟色胺(5-hydroxytryptamine,5-HT)、γ-氨基丁酸(γ-aminobutyric acid,GABA)、促肾上腺皮质激素(adrenocortico-tropic hormone,ACTH)、催乳素等均可对勃起功能产生一定的影响。

1. 调节阴茎勃起的周围神经递质

调节阴茎勃起的肾上腺素能神经递质主要是去甲肾上腺素,胆碱能神经递质主要是乙酰胆碱,而起主要调节作用的非肾上腺素能非胆碱能神经递质则包括一氧化氮、降钙素基因相关肽、血管活性肠肽(vasoactive intestinal peptide,VIP)、神经肽 Y(neuropeptide Y,NPY)等。

(1) 去甲肾上腺素(noradrenaline,NA)　　去甲肾上腺素的受体有 α-肾上腺素能受体和 β-肾上腺素能受体。在勃起过程中以 α 受体为主,通常认为在正常情况下,从交感神经末梢释放的去甲肾上腺素作用于交接后的 α-肾上腺素能受体,以保持海绵体和动脉收缩,从而保持海绵体内的血流最少。

(2) 乙酰胆碱(acetylcholine,ACh)　　乙酰胆碱是副交感神经兴奋时释放的主要神经递质,其生物效应取决于所作用的受体类型,在哺乳动物体内,存在 N 型、M 型两型胆碱能受体,乙酰胆碱与位于海绵体平滑肌和内皮细胞上的 M 型胆碱能受体可引起平滑肌的舒张。其对阴茎勃起的调控作用是通过松弛海绵体血管和平滑肌实现的,已有实验证明,乙酰胆碱可以舒张去甲肾上腺素引起的海绵体平滑肌的收缩。但是 M 型胆碱能受体拮抗剂阿托品不能抑制勃起反应。因此,目前有观点认为,副交感神经系统并不直接参与海绵体平滑肌肌张力的调节,而是起着调节阴茎勃起的始动作用。

(3) 一氧化氮　　1996 年,我国学者通过动物实验证实一氧化氮在介导阴茎勃起的过程中起关键作用。阴茎勃起的分子机制是各种性刺激作用于海绵体中非肾上腺素能非胆碱能神经的神经型一氧化氮合酶及血管内皮细胞的内皮型一氧化氮合酶,使后者分解L-精氨酸生成一氧化氮,一氧化氮进入海绵体平滑肌细胞内以后,激活鸟苷酸环化酶,该酶使鸟苷三磷酸(guanosine triphosphate,GTP)转化为环鸟苷酸,作为细胞内的第二信使,激活蛋白激酶G,使钾离子通道开放,钙离子通道关闭,从而导致平滑肌舒张。近年来研究发现,在阴茎组织中,催化L-精氨酸产生一氧化氮的三种一氧化氮合酶(神经型一氧化氮合酶、内皮型一氧化氮合酶、诱导型一氧化氮合酶)在阴茎组织中都有表达,神经型一氧化氮合酶和内皮型一氧化氮合酶与阴茎勃起密切相关,诱导型一氧化氮合酶在阴茎组织中的作用目前还不十分清楚。海绵体环鸟苷酸的水平升高是一氧化氮激活鸟苷酸环化酶的结果,其生物功能可被磷酸二酯酶(phosphodiesterase,PDE)所阻断。一氧化氮作为重要的促进阴茎勃起的神经递质,目前已获得广泛的承认和临床应用,并取得显著疗效。向海绵体内注入一氧化氮供体类药物,如硝酸甘油,可诱发阴茎勃起;而鸟苷酸环化酶抑制剂亚甲蓝可阻断一氧化氮对鸟苷酸环化酶的激活作用,降低环鸟苷酸水平,从而抑制阴茎勃起。另外,磷酸二酯酶V型选择性抑制剂西地那非则通过阻止环鸟苷酸灭活,增加其浓度来达到治疗阴茎勃起功能障碍的目的。

(4)神经肽Y 与去甲肾上腺素一样,神经肽Y也在维持阴茎的疲软过程中发挥作用。有学者认为,神经肽Y是作为去甲肾上腺素的增效剂而发挥作用的。但是,研究发现,在阴茎血管上广泛存在着神经肽Y,其可以单独引起血管平滑肌的收缩,肾上腺素拮抗剂并不能减弱这种收缩效应,因此,神经肽Y的具体作用机制目前仍不清楚。但阴茎勃起时,神经肽Y的量会减少,而疲软时会增加的事实说明神经肽Y参与了阴茎疲软过程的调节。

(5)血管活性肠肽 与一氧化氮的平滑肌舒张效应一样,血管活性肠肽与其受体结合后,通过激活腺苷酸环化酶和鸟苷酸环化酶,以环腺苷酸和环鸟苷酸为第二信使,发挥平滑肌舒张效应。电刺激诱发勃起后,可以发现阴茎血液中的血管活性肠肽立即升高,并与阴茎血管阻力的下降相一致。另外,在糖尿病性勃起功能障碍(diabetes-induced erectile dysfunction,DIED)大鼠模型中观察到其血管活性肠肽的含量明显降低,但是对于糖尿病性勃起功能障碍患者,局部注射血管活性肠肽并不能诱发阴茎胀大反应。因此,目前认为在阴茎勃起的调节生理中,血管活性肠肽并不是起主要作用的非肾上腺素能非胆碱能类递质。

(6)降钙素基因相关肽(calcitonin-gene-related peptide,CGRP) 具有强烈的血管平滑肌舒张效应,是最强烈的血管平滑肌舒张介质之一。降钙素基因相关肽及其受体在海绵体中大量存在。向犬的海绵体内注射降钙素基因相关肽可以诱发勃起,其阴部内动脉血流量也相应增加,而且通过电刺激诱发阴茎勃起时,海绵体组织内的降钙素基因相关肽也会相应增加,并与海绵体内压的升高相一致。这些事实充分说明降钙素基因相关肽是参与阴茎勃起调节的重要的非肾上腺素、能非胆碱能类神经递质。

2. 调节阴茎勃起的中枢神经递质

目前对调节阴茎勃起的中枢神经递质的认识尚不十分深入,认为它们不仅能调节勃起功能,而且其大都对性活动的其他方面如性欲、射精、性快感等也具有调节作用。目前研究较多的中枢神经递质有5-羟色胺、多巴胺、γ-氨基丁酸等。

（1）5-羟色胺　　通常认为激活5-羟色胺1D受体表现出抑制性作用,激活5-羟色胺2C受体有利于勃起。抗抑郁药曲唑酮的主要代谢产物氧苯哌嗪为5-羟色胺2C协同剂,临床上利用这种作用来治疗勃起功能障碍。

（2）多巴胺　　由脊髓上段神经元释放,有利于阴茎勃起。

（3）γ-氨基丁酸　　在中枢神经系统中投入γ-氨基丁酸受体拮抗剂可增强性行为;γ-氨基丁酸协同剂可使反射性勃起减弱或消失。γ-氨基丁酸被认为在阴茎勃起过程的运动神经和感觉神经反射弧通路中起着重要的调节作用。

另外,骶髓损伤患者,即使反射性勃起消失,但仍保留心理性勃起能力,是由腹下神经和胸腰段通路传导的。经触摸刺激后引起的神经调节过程,可能是通过下丘脑视前区,再通过内侧前脑束、腹侧脑桥、黑质,下传到脊髓外侧柱下行。下丘脑后部的刺激下传至第12胸椎至第3腰椎($T_{12} \sim L_3$)的交感神经中枢。有研究进一步证实,阴茎勃起与两种不同的调控机制有关,直接刺激阴茎诱发的反射性勃起受脊髓的调节。

四、阴茎勃起的内分泌调节

内分泌的调节在阴茎勃起中也起着重要的作用,尤其是雄性激素的作用。尽管人们非常清楚血液循环中的雄激素水平对正常性欲是很重要的,但尚不清楚它对勃起功能有何种程度的影响。夜间勃起测试显示性腺功能低下的男子夜间勃起活动有所减少,但给予性腺功能正常男子外源性睾酮(testosterone, T)似乎并不能导致其勃起频率的增加,只是使勃起的硬度有所增加。以上事实可以说明阴茎勃起是受雄激素调节的。男性主要雄性激素是睾酮,其绝大部分由睾丸间质细胞(leydig cell)产生,少部分由肾上腺产生。睾酮通过在细胞内转化为双氢睾酮(dihydrotestosterone, DHT)而发挥生理作用,它的作用是促进男性生殖器官和第二性征的生长发育,也促进肌肉、骨骼和躯体的生长合成代谢,是维持男性第二性征、性欲和勃起功能所必需的激素。睾酮进入血液循环后只有大约2%处于游离状态,44%的睾酮与血清性激素结合球蛋白(sex hormone binding globulin, SHBG)结合,54%的睾酮与白蛋白和其他血清蛋白结合。游离睾酮及白蛋白结合睾酮由于分子质量小能够穿透毛细血管而被称为生物活性睾酮。睾酮在其靶器官内被5α-还原酶还原为双氢睾酮,再与靶细胞内的受体结合而发挥作用。部分引起性腺功能低下的内分泌疾病引起患者勃起功能障碍可能是影响了睾丸的发育,导致体内睾酮含量降低所致,如先天性的无睾症,对侧隐睾、睾丸发育不良,后天性的睾丸炎,外伤,药物影响等。其中,性腺功能低下发生的时间不同对性功能的影响也具有差异,如果性腺功能减退发生在青春期以前,这类患者不可避免地会发生勃起功能障碍,第二性征的发育也不是很明显,甚至不发育,这类勃起功能障碍的治疗将会十分困难,几乎不可能获得勃起功能;如果发生在青春期以后,其性功能会受到一定影响,但是仍可能获得勃起,保留一定的性交能力,因为肾上腺皮质仍可分泌少量的睾酮,此类患者采用雄激素替代疗法会取得较好的效果。但是雄激素最终通过什么途径调节勃起活动,现仍存在争议。有学者认为雄激素最终通过影响一氧化氮合酶的活性来调节勃起功能;而有学者则通过实验证明,大鼠阴茎组织中的神经型一氧化氮合酶表达与雄激素并没有关联,雄激素对内皮型一氧化氮合酶也只能产生某种低程度的影响,因而他们认为雄激素增强勃起功能的作用与一氧化氮合酶途径无关。

另外,在某些内分泌疾病,如高催乳素血症、糖尿病、甲状腺功能亢进或减退患者中,阴茎勃起功能障碍的发病率较普通人明显增高,也说明了催乳素、甲状腺素等其余内分泌因素参与了阴茎勃起的调节过程。

五、年龄与勃起

年龄作为导致勃起功能障碍的独立危险因素,众多的国内外研究已经表明随着年龄的增长,人体的各种功能开始衰退,其中勃起能力的衰退最为明显,而各种功能的衰退都将直接或间接地对性功能产生影响。

1. 婴幼儿期

男婴自出生起即有阴茎勃起的能力,其实他们在出生前的子宫内生活阶段就已经具有这种能力。研究表明,六七个月以上的男性胎儿在母体内就有阴茎勃起。出生 2～3 d 的男婴哭泣时,我们就可以观察到勃起。婴儿勃起时,吮吸拇指和烦躁的行为表现得更加强烈,不到 1 岁的男孩在排尿前经常产生勃起。

2. 青春期与青年期 *

到了青春期的性成熟阶段,正常男性体内产生大量的雄激素。这就宣告他们进入青春期。在这一时期,男孩的第二性征出现,性幻想时常发生。在这个时期内,勃起的次数十分频繁,并且轻度的刺激即可引起勃起。对于心理和肉体刺激的反应,勃起是瞬间就出现的,如有些年轻男子会因骑车、乘汽车、骑马等震动而引起的勃起;或只要想到与伴侣性交或亲吻,就易勃起。此外,性高潮后的消退速度慢,他可能在射精后 1～2 h 还有一定程度的勃起,不应期相对较短。

3. 中年期

30 岁以后,从躯体能力看,他们的勃起仍较迅速,消退得也慢,但是不应期反应阶段开始出现延长,男子在接近 40 岁时,除了偶尔的异常刺激条件之外,一般不能很快地进行连续射精。

4. 中老年期

50 岁以后,勃起和射精将需要更长的时间和更强的刺激,这就意味着在性生活时,他再也不能一碰伴侣的身体或一接吻就能勃起。他可能需要对方的帮助才能勃起,这段时间的长短有显著的个体差异。有些男子在延长兴奋期刺激时会丧失勃起能力,这在年轻人很常见,只要过一会儿又会勃起,但中老年人可能要再过 12～24 h 后才能再次勃起。随着人进入老年,血浆中性激素结合球蛋白水平增高,导致游离睾酮水平下降;另外,由于黄体生成素分泌减少和催乳素的分泌增多,总睾酮也会下降,导致勃起能力降低。并且随着年龄的增加,高血压、冠状动脉粥样硬化性心脏病(以下简称"冠心病")等的发病危险也会增加,这些疾病的出现,往往会导致勃起功能障碍。还有些人怀有老年人不应有性生活这种错误的想法,在性生活过程中这部分人需要较长时间来激发其性欲和性行为冲动,他们会不可避免地出现焦虑、紧张的情绪,致使勃起失败,最终导致勃起功能障碍。

---

* 本书所阐述的青春期对象为 14～18 岁男性。青年期包括青春期外还将延续至 30 岁,但本书所述内容在青春期及青年期均可发生,不需分开详细描述,故只写了青春期。

第二节　男性性反应周期

　　人类在性交过程中,从性唤起到性高潮,再从性高潮恢复至初始状态,生殖器和身体的各个方面都需要遵循一个周期性规律,这就是性反应周期。以性交为代表的性行为最能反映性反应周期。这种周期性规律是人为界定的,各阶段之间并不能总是明确地加以区分,个人在不同时期有很大的区别,不同人之间也有明显的差异。关于性反应周期,目前 Masters 和 Johnson 模式的学说较为被医学界接受。

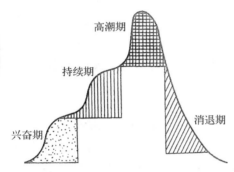

图 2-1　Masters 和 Johnson 模式

　　Masters 和 Johnson 模式由 Masters 和 Johnso 两位性学界著名学者于 1966 年提出,他们认为应将性反应过程分为 4 个时期:兴奋期(excitement)、持续期(plateau)、高潮期(orgasm)、消退期(resolution)。其中持续期又可称为平台期,这是由于曲线形式描述性反应周期模式时,这一期的曲线形态较为平缓如平台(图 2-1)。

　　按照 Masters 和 Johnson 模式,男性 4 个时期的区分还是比较明显的,下面归纳了各个时期的具体表现。

一、兴奋期

　　男性的兴奋期具有以下特征:① 常以阴茎的勃起为主要特征。② 阴囊的外形发生变化,如原来皱缩的阴囊皮肤变得平滑,并因阴囊内部的被膜增厚而使阴囊本身也变得扁平。提睾肌收缩而导致精索缩短,使睾丸向会阴方向提升,且睾丸开始增大。③ 生殖器以外的反应包括随意肌的紧张,非随意肌也可有一些活动,如睾丸轻度提升、腹肌和肋间肌张力增加等;心率增加,直接与性紧张度(sexual tension)相平行;血压升高,并直接与性紧张度增高相一致;性红晕、直肠外括约肌收缩反应、过度换气及出汗反应等此期并不明显。然而,不论是男性还是女性,兴奋期的身体变化既不是持续不变,也不是单纯地越来越加强。精神涣散或体质衰弱很可能致使性紧张度减弱或降低,性紧张度是性兴奋期的一个重要指标。此外,直接的性刺激节奏和方式的变动也会暂时破坏或影响性兴奋。

二、持续期

　　持续期表示发展中的性紧张度持续稳定在较高兴奋水平,故又称为稳定期。如果有效的性刺激依然存在,则还能使性紧张度得到进一步强化。因此,尽管性兴奋实际上已达到相当高的程度,但仍处于触发性高潮的阈值水平以下。持续期的持续时间在不同个体之间存

勃起功能障碍的中西医结合治疗

在着极大差异,例如,早泄的男性,此期便是异乎寻常的短暂;而在女性,一个短的持续期往往可能预示着一个特别强的性高潮将出现。男性持续期特征:① 阴茎头冠(冠状沟)的直径增加,可增大 0.5~1 倍,因静脉淤血而使阴茎头颜色加深。② 睾丸的进一步增大,典型的可比基础体积增加 50%~100%。在性紧张向性高潮发展的过程中,始于兴奋期的睾丸提升不仅继续发展,还伴随发生旋转(30°~35°),使得睾丸的后表面与会阴部牢固接触。③ 尿道口有少量黏液流出,其可能来自尿道球腺,有时可观察到其中有活动的精子。④ 生殖器外的反应包括乳头可勃起、肿胀;本期末在上腹部可出现斑丘疹样的红晕,随后波及前胸壁、颈部、脸部、前额,偶见于肩部和前臂,随意肌和非随意肌的紧张度进一步增强,脸、腹部和肋间肌呈轻度痉挛性收缩,肛门括约肌发生随意性收缩。本期末可出现过度换气反应;心率可达 100~175 次/min。血压升高,收缩压可升高 20~30 mmHg,舒张压可升高 10~40 mmHg。

三、高潮期

高潮期可以说是高涨的性紧张度有效释放和肉体感受的精神化过程。男性高潮期的特征表现:① 射精活动,这是男性性高潮期最主要的特征。射精过程是由前列腺、会阴部肌肉、海绵体共同有节律地收缩完成的。在射精过程的第一阶段,当男性已觉察到作为射精开始的压力的动态变化时,就会体验到一种射精势在必行的紧迫感。尽管距精液射出体外还需几秒钟时间,但实际上射精过程已经开始。② 膀胱外括约肌松弛,尿道阴茎部收缩,肛门外括约肌收缩。③ 性红晕继续发展,其程度与性高潮强度相一致,约 25% 男性可发生随意肌丧失控制,非随意肌收缩,肌群呈痉挛状态。呼吸频率高达 40 次/min,心率可达 110~180 次/min,血压继续升高,收缩压可升高 40~100 mmHg,而舒张压可升高 20~50 mmHg。男性性高潮的强度取决于疲劳的程度、性心理状态、性刺激强度及两次性交的间隔时间。

四、消退期

男性不具有多次性高潮的能力,即射精后男性立即进入不应期。在不应期内,尽管有时勃起还可以继续维持,但不能发生再次射精。这种不应期可因年龄的增长与多次重复射精而延长,几分钟至若干小时不等,且不同个体间存在差异。男性消退期的特点:① 阴茎勃起逐渐消失,其勃起减弱分两个阶段进行。第一阶段:高潮期的阴茎收缩使充血作用迅速减弱,勃起可很快消失;第二阶段:肿胀消退,相当于恢复正常血流的缓慢过程,睾丸体积缩小。如果撤去性刺激,则睾丸降入阴囊。② 不应期骨盆充血作用迅速消失。③ 阴茎头勃起消退。性红晕以与出现时相反的次序迅速消退。进入本期 5 min 内,肌强直状态即消失。过度换气在不应期内消失;心动过速与血压均恢复正常;出现不随意的出汗反应。

参 考 文 献

胡剑麟,陈斌.2007.血管性勃起功能障碍的诊疗现状及进展.中国男科学杂志,21(1):56-59.

林丹花.2006.兴奋期和高潮期是性反应两个相对独立期.首都医药,13(9):49-52.

刘继红,熊承良.2004.性功能障碍学.北京:中国医药科技出版社.

倪少义,王榕生,方培群,等.2010.中老年人男性勃起功能障碍 ED 的流行病学调查.中国实用医药,5(18)：246,247.

阮义生,朱广友,沈彦.2006.外周神经损伤与男子性功能障碍.法医学杂志,22(5)：370－373,377.

许士凯.2004.人类性反应周期概述.现代中西医结合杂志,13(7)：845－847.

Akishita M，Hashimoto M，Ohike Y，et al. 2007. Low testosterone level is an independent determinant of endothelial dysfunction in men. Hypertension Research，30(11)：1029－1034.

Andersson K E. 2011. Mechanisms of penile erection and basis for pharmacological treatment of erectile dysfunction. Pharmacological Reviews，63(4)：811－859.

Bastianpillai C，Wang A，Kumaradevan J，et al. 2017. Accidental，nonmasturbatory，non-intercourse related，self-inflicted penile fracture：Case report and review of literature. Urology Case Reports，12：45,46.

Castela A，Vendeira P，Costa C. 2011. Testosterone，endothelial health，and erectile function. Isrn Endocrinol，2011 (2090－4630)：839149.

Davies K P. 2015. Development and therapeutic applications of nitric oxidereleasing materials to treat erectile dysfunction. Future Science OA，1(1)．53.

Feldman H A，Goldstein I，Hatzichristou D G，et al. 1994. Impotence and itsmedical and psychosocial correlates：results of the Massachusetts Male Aging Study. The Journal of Urology，151(1)：54－61.

Galdiero M，Pivonello R，Grasso L F，et al. 2012. Growth hormone，prolactin，and sexuality. Journal of Endocrinological，35(8)：782－794.

Guay A T，Traish A. 2011. Testosterone deficiency and risk factors in the metabolic syndrome：implications for erectile dysfunction. Urologic Clinics of North America，38(2)：175－183.

Harte C B. 2014. Implication of cigarette smoking and cessation on sexual function in men and women. Curr Sex Health Rep，6(4)：220－234.

Kim H S，Chung H，Sul C K，et al. 2015. 43 BAY 41－2272 inhibited migration of smooth muscle cells from rat corpus cavernosum tissuefor study of erectile dysfunction. European Urology Supplements，14(6)：e43－43a.

Nigro N，Christ-Crain M. 2012. Testosterone treatment in the aging male：myth or reality?. Swiss Medical Weekly，19 (3)：142－147.

Nolan M W，Marolf A J，Ehrhart E J，et al. 2015. Pudendal nerve and internal pudendal artery damage may contribute to radiationinducederectile dysfunction. International Journal of Radiation Oncology Biology Physics，91(4)：796－806.

Palumbo，Pasquale J. 2007. Metabolic risk factors，endothelial dysfunction，and erectile dysfunction in men with diabetes. The American journal of the medical sciences，334(6)：466－480.

vanDriel M F. 2015. Physiology of penile erection-a brief history of the scientific understanding up till the eighties of the 20th century. Sexual Medicine，3(4)：349－357.

第三章 勃起功能障碍的相关检查

第一节 勃起功能的实验室检查

一、常规检查

血常规、尿常规、空腹血糖、胆固醇、肝肾功能检查,有助于发现糖尿病、血脂异常和慢性肝肾疾病。

二、性激素水平测定

越来越多的证据表明,性腺功能减退与勃起功能障碍之间的关系十分紧密,故应该重视勃起功能障碍患者的性激素评估。当检测到低睾酮水平时,还应该进行其他的相关激素试验,如催乳素和促黄体生成素。如果观察到异常,可能需要转诊至内分泌科专家处就诊。

1. 睾酮

成年男性体内睾酮水平呈昼夜节律变化和季节节律变化。昼夜节律变化,一般凌晨4时最高,傍晚最低,相差可达 70%。季节节律性变化以秋季最高,春季最低,下降幅度可达 25%。考虑到血清睾酮分泌有昼夜节律,因此抽血检查应该在上午 8~11 点之间,作为筛查总睾酮的测定。如果睾酮水平低或在正常下限,需要第二次检测来证实,同时评估黄体生成素和催乳素。凡低睾酮水平伴有低黄体生成素水平者,即所谓继发性低睾酮患者,应做垂体影像学检查。

正常男性中,2% 的睾酮为非结合的(游离睾酮),44% 的睾酮与血清性激素结合球蛋白结合,54% 的睾酮与白蛋白或其他血清蛋白结合。游离睾酮和白蛋白结合睾酮组成生物活性睾酮。这些载体蛋白(性激素结合球蛋白和白蛋白)的相对浓度可调节雄激素功能。性激素结合球蛋白由肝脏合成,雄激素可下调其合成,雌激素上调其合成。体内环境变化可以影响睾酮的水平。雌激素、甲状腺激素升高和老龄都会不同程度地增加性激素结合球蛋白的水平,在一定程度上减低生物活性睾酮水平。另外,外源性雄激素、生长激素和肥胖可抑制性激素结合球蛋白水平,从而提高游离睾酮水平。

血清睾酮的生理范围:正常成年男性血睾酮水平为 10~35 nmol/L(3~10 mg/L,RIA法)。尽管目前各实验室的血清睾酮正常值范围有很大差异,但年轻人清晨睾酮值低于 10 nmol/L 为可疑存在性腺功能减退,60 岁以后睾酮水平在 12 nmol/L 者约占 40%,小于 10.4 nmol/L 者占 20%。只有 2%~20% 的勃起功能障碍患者伴有睾酮水平降低。但睾酮水平与勃起功能的关系仍不明确,因为儿童和各种原因的去势者,在视觉刺激下仍可引起勃起。对于老年人诊断不明确者,需要一些额外的信息,如临床症状。

最相关的生物活性睾酮应该是睾酮的非结合或游离部分,但游离睾酮的分析方法不稳定,有些研究者认为没有意义。雄激素缺乏的最好指标是计算生物活性睾酮(游离睾酮和白蛋白结合睾酮)。计算公式可在老年男性国际研究协会的网站(http://www.issam.ch/)上找。

2. 催乳素

因为催乳素升高可抑制睾酮分泌,所以凡性欲与勃起功能同时下降者,尤其是年轻人,应推荐检测催乳素。高催乳素血症的患者性欲可能正常。测催乳素时应慎重,理想的检测催乳素时间应该是在休息 20 min 后立刻采血。催乳素检测至少应进行 3 次,偶尔 1 次血清催乳素增高不能轻率地判定为高催乳素血症。避免因应激、膳食或摄入某些药物导致高催乳素血症的假阳性诊断。另外,服用雌激素、甲基多巴、西咪替丁、氯米芬、吩噻嗪等可引起催乳素升高,也要注意。

勃起功能障碍患者中催乳素升高者占 $1\% \sim 16\%$,但真正发现有垂体微腺瘤者仅占 0.3%。当催乳素 $\geqslant 20$ ng/mL 时应怀疑有催乳素瘤的可能。一旦怀疑存在高催乳素血症的可能,需要进行下丘脑-垂体的检查,以排除导致高催乳素血症的垂体肿瘤的可能。

三、其他内分泌激素检查

(1)甲状腺素 甲状腺功能异常可引起勃起功能障碍。凡怀疑甲状腺功能亢进或低下者,均应做甲状腺素水平测定。由于甲状腺功能低下不但可伴有垂体功能低下,而且也可有高催乳素血症,这给长期黏液性水肿同时伴有垂体扩大患者的诊断带来困难。

(2)儿茶酚胺及其代谢物 血、尿儿茶酚胺及其代谢物测定有助于诊断肾上腺功能异常,结合体征、影像学检查往往可以明确诊断。

(3)其他 有些乳腺发育或怀疑雄激素抵抗(睾酮和黄体生成素水平很高而雄性化水平低下)的男性应该测定血清雌二醇(estradiol, E2)和生殖器皮肤上的雄激素受体。第二性征快速缺失的患者可能同时有睾丸和肾上腺功能的衰竭,也应该检测肾上腺的功能。

第二节　夜间阴茎勃起和阴茎硬度试验

Halverson 在 1940 年首先描述了婴儿的夜间阴茎勃起(nocturnal penile tumescence, NPT)现象。Karacan 在 1966 年第一次证实 80% 的夜间阴茎勃起发生在快速眼动睡眠期。睡眠期间总的阴茎勃起时间在青春期最长,大约占总的睡眠时间的 20%。在 20 岁时,平均每次夜间勃起的时间为 38 min,而成人平均每次夜间勃起的时间为 27 min。最初夜间阴茎勃起检查是由心理学家应用来研究睡眠和梦的。一直到 10 年之后,Karacan 才将夜间阴茎勃起检查用于鉴别心理性和器质性勃起功能障碍。他认为清醒时抑制勃起的心理因素在睡眠时不起作用,夜间阴茎勃起才能出现。然而,对于神经和血管性因素引起的勃起功能障碍患者,在睡眠时其病变作用仍存在,故夜间阴茎勃起可以不出现。于是有人指出,夜间阴茎勃起能提供客观指标来区分两种不同类型的勃起功能障碍。虽然一些人认为夜间阴茎勃起监测是做此鉴别最好的非侵袭性方法,但另一些人认为单用夜间阴茎勃起监测这一种方法可能导致误诊。尽管人们对此尚存一些担心,但夜间阴茎勃起仍是目前评估勃起功能障碍的重要方法之一。

夜间阴茎勃起检测已经出现了多种方法:1980 年 Barry 等报道了将邮票绕成环,套在阴茎根部来测量夜间勃起情况。1982 年 Diedrich 等报道使用测量箍带(snap gauges)来测量夜间勃起。1985 年,Bradley 和 Timm 发明了阴茎硬度测量仪。

夜间生物电阻抗容积测定(nocturnal electrobioimpedance volumetric assess-ment,NEVA)装置通过检测阴茎勃起前后血流变化导致的电阻反应而了解勃起情况。主要参数有阴茎血容积变化率、阴茎长度变化率、阴茎横截面积变化率及勃起持续时间,其中血容积变化率为关键参数,血容积变化率>210%为正常,170%~210%为轻度异常,140%~170%为中度异常,<140%为重度异常。

夜间阴茎勃起检查的适应证:① 勃起功能障碍原因不明者;② 对治疗无反应者;③ 计划行手术治疗者;④ 司法鉴定;⑤ 安慰剂对照药物试验的药物效果观察;⑥ 可疑心理性原因。

正规的夜间阴茎勃起检测包括测量勃起的次数、胀大的程度(阴茎周长的变化)、最大阴茎硬度和夜间勃起的时间。目前,正常勃起功能夜间阴茎勃起标准:2015 年欧洲泌尿外科学会(European Association of Urology,EAU)性功能障碍诊疗指南(欧洲标准),夜间阴茎勃起检测至少两夜,至少 1 次勃起事件阴茎头部硬度≥60%,且持续时间≥10 min。Levine 等曾在 1995 年报道夜间阴茎勃起诊断标准(北美标准):夜间阴茎勃起检测显示至少 1 次勃起事件阴茎头部和根部硬度≥70%,且持续时间≥10 mim。《中国男科疾病诊断治疗指南》(2013 版)曾报道,正常人夜间 8 h 熟睡时阴茎勃起 3~6 次,每次持续 15 min 以上,勃起硬度>70%为正常勃起,40%~70%为无效勃起,<40%为无硬度性勃起。《男性性功能障碍法医学鉴定》(GA/T 1188—2014)关于阴茎勃起正常的判定标准:阴茎最大勃起时平均硬度≥60%,且持续时间≥10 min。由于夜间阴茎勃起监测方法受被检测者睡眠状态、环境因素等影响,通常需要连续监测 2~3 个夜晚,以便更准确地获得被检测者夜间勃起情况(图 3-1,图 3-2)。

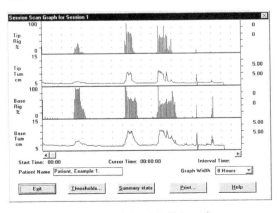

图 3-1　夜间阴茎勃起正常

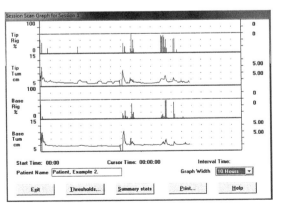

图 3-2　夜间阴茎勃起异常

第三节　海绵体药物血管试验

海绵体内血管活性药物注射试验主要用于鉴别血管性、心理性和神经性勃起功能障碍，并作为勃起功能障碍病因诊断的筛查手段。1978 年，Domer 等给猫海绵体注射酚妥拉明（phentolamine）诱发阴茎勃起。1982 年，Virag 等首次报道了海绵体内注射罂粟碱（papaverine）治疗勃起功能障碍。该方法很快被世界各地泌尿外科医师所引用，是勃起功能障碍诊断治疗历史上的革命性方法。1984 年，海绵体内注射罂粟碱首次被应用于诊断血管性勃起功能障碍。1986 年，人们发现前列地尔（prostaglandin E，PGE）效果更好，副作用更少。1990 年，前列地尔＋罂粟碱＋酚妥拉明三联用药被证实更符合临床需要。此后，越来越多的血管活性药物被研究。这些血管活性药物均能松弛海绵体平滑肌从而使阴茎勃起。

一、常用的血管活性药物

1. 前列地尔

前列地尔是通过平滑肌细胞表面受体刺激产生腺苷酸环化酶，促使腺苷三磷酸（adenosine triphosphate，ATP）转化为环腺苷酸，从而使海绵体平滑肌细胞内钙离子浓度下降，导致平滑肌松弛。剂量为 5～40 μg。勃起通常在注射后 5～15 min 出现，60 min 内局部代谢，没有发现外周水平有异常。勃起的持续时间与注射剂量有关，总体有效率超过 70%。其主要的特点是单独应用时改善勃起功能的效果最佳，副作用最少。针对不同类型的勃起功能障碍，前列地尔的注射剂量不同：血管性勃起功能障碍起始剂量多采用 10 μg，以 5～10 μg 递增，40 μg 时仍无效则换药或是联合注射。神经性勃起功能障碍患者往往对血管活性药物比较敏感，为防止异常勃起的产生，起始剂量降为 2.5 μg，以 2.5 μg 递增。心理性勃起功能障碍患者，一方面对血管活性药物比较敏感，容易出现注射后延长勃起，甚至异常勃起；另一方面精神情绪的影响因人而异，个体的交感神经张力也各不相同，使用剂量很难统一，建议首次剂量 5 μg，以 5 μg 递增。

2. 罂粟碱

罂粟碱是一种单独从鸦片中提取的生物碱。罂粟碱是非特异性磷酸二酯酶抑制剂，导致阴茎勃起组织中环腺苷酸和环鸟苷酸增加。罂粟碱也可阻滞电压依赖的钙通道，从而减少钙的内流，这也可减少钙活化所致的钾和氯离子的流动。所有这些反应使海绵体平滑肌和阴茎血管松弛。罂粟碱在肝内代谢，它的血浆半衰期是 1～2 h。一般患者首次剂量为 30 mg，必要时以每次 30 mg 递增，至 90 mg 时仍无效应该考虑换药或是改为联合注射。

3. 酚妥拉明

酚妥拉明是一种 α-肾上腺素受体阻滞剂，对 α1 和 α2 受体有相同的亲和力。单独应用酚妥拉明无明显改善阴茎勃起功能的效果，一般多应用于联合治疗以增强效果。

4. 联合用药

联合用药治疗可以利用药物的不同作用机制,使患者在尽可能获益的情况下减少每种药物的剂量,从而减轻不良反应。

罂粟碱(7.5～45 mg)联合酚妥拉明(0.25～1.5 mg),或罂粟碱(8～16 mg)联合酚妥拉明(0.2～0.4 mg)、前列地尔(10～20 μg),已被广泛使用,并且提高了有效率。罂粟碱、酚妥拉明、前列地尔三种药物联合应用的有效率最高,可达92%。这种联合用药与前列地尔单独用药的副作用相仿,但是由于减少了前列地尔用量,从而使阴茎疼痛的发生率下降。

通常在向海绵体内注射血管活性药物(罂粟碱、酚妥拉明、前列地尔等)10 min后测量阴茎长度、周径及勃起阴茎硬度。注射药物的剂量常因人而异,单独用一种药物,一般为前列地尔10～20 μg或罂粟碱30～60 mg。

二、海绵体的注射方法

1. 环境

选择一个安静、舒适、隐蔽性较好的环境,在这种环境下患者心理比较放松,配合性刺激效果更好。

2. 注射方法

患者取平卧位或坐位,翻起包皮,用拇指及食指、中指轻轻牵拉阴茎,或牵引阴茎贴在一侧大腿上。阴茎根部扎止血带,注射部位一般选择阴茎的1～3点区域,另一侧9～11点区域。消毒注射部位皮肤,避开浅表血管,选用皮试针头(也可选用30 G的TB针头或胰岛素注射器,以减少注射时的疼痛和出血),垂直刺入单侧海绵体,待针完全进入海绵体后,缓慢将药物注入。如遇阻力或注射部位疼痛,应停止注射,去针后局部压迫2～3 min后观察。

三、海绵体内血管活性药物注射试验评估勃起功能

一般情况下,注药后7～10 min阴茎开始勃起,勃起持续30 min,阴茎逐渐疲软。部分特殊情况下阴茎会持续勃起,一般不能超过4 h,超过6 h就有可能使海绵体组织进一步损害。

因此,药物注射后7～10 min开始测量阴茎长度、周径、阴茎硬度及站立位时勃起阴茎与下肢轴线形成的角度。

勃起角度>90°,持续30 min以上为阳性勃起反应,表明勃起功能障碍是由心理性或神经性原因所致;若勃起角度<60°,提示有血管病变;60°～90°为可疑。注射药物15 min后阴茎缓慢勃起,常表明阴茎动脉供血不全。若注药后勃起较快,但迅速疲软,提示阴茎静脉闭阻功能障碍。由于精神心理、试验环境和药物剂量均可影响试验结果,故勃起不佳也不能肯定有血管病变,需进一步检查。

四、不良反应

血管活性药物注射到海绵体的剂量小,局部药物浓度较高,只有极少量药物进入全身血液循环,因此几乎没有明显的全身血管扩张等不良反应,但存在局部并发症。

1. 阴茎异常勃起

凡海绵体内注射血管活性药物后勃起超过4 h,则可视为阴茎异常勃起,当然,不同学者对药物注射后阴茎异常勃起的时间有不同的看法。有些学者认为,药物注射后6 h内处理不影响海绵体的功能。但为了慎重起见,持续勃起4 h时应紧急处理,否则海绵体淤血、低氧状态将永久性损伤海绵体平滑肌功能。罂粟碱、罂粟碱+酚妥拉明、前列地尔、罂粟碱+酚妥拉明+前列地尔、前列地尔+酚妥拉明异常勃起发生率分别为5.1%、7.7%、11.1%、11.8%和0.2%。

一旦发生阴茎异常勃起,应立即到医院急诊处理,可先采取保守治疗;如不成功,可以采取有创治疗。保守治疗包括止痛、镇静、冷敷、运动等方法。运动方法是让患者进行快速强有力的踏车运动,充血的阴茎在数分钟内消失,它实际上是一种简单、无创的下肢"分流术"。

保守治疗无效,可采取海绵体穿刺抽吸冲洗术,一般分三步:第一步,用18~20 G针头做侧海绵体穿刺,间断抽取海绵体窦内淤血50 mL后,轻轻压迫阴茎数分钟,必要时对侧海绵体也可抽血50 mL。第二步,上述措施无效时,可用30~40 mL温的肝素溶液(肝素浓度5 000 U/L)反复灌洗,同时海绵体加压。第三步,少数患者若仍无效,可在海绵体内注射α受体激动剂。α受体激动剂包括去氧肾上腺素(新福林)、肾上腺素、麻黄碱、间羟胺、依替福林等。推荐使用去氧肾上腺素(phenylephrine),与其他同类药物相比,该药发生心血管不良反应的风险最低。去氧肾上腺素是选择性α_1受体激动剂,没有间接的神经递质释放作用,其有效率为65%。去氧肾上腺素推荐剂量为200 μg,同时监测外周血压,可能会有暂时性血压升高。5~10 min后,必要时可重复注射200 μg去氧肾上腺素。如果500 μg去氧肾上腺素仍然不能使阴茎疲软,则必须通过外科手段引流海绵体,其中最简单的方法是用前列腺活检针,经阴茎头向每侧海绵体做穿刺内引流术。

2. 阴茎疼痛

海绵体内血管活性药物注射试验最常见的并发症为阴茎疼痛,应用前列地尔给海绵体注射比其他药物更易引起疼痛。这种疼痛为广泛性的阴茎疼痛,而不单是注射部位的疼痛,其发生率为30%~40%。据有关报告,注射前列地尔后阴茎疼痛发生率为37%。Edex发现,在阴茎勃起过程中疼痛和勃起以后疼痛发生率分别为35%和30%,而注射过程中疼痛发生率则为29%。若与罂粟碱、酚妥拉明三联用药,该疼痛不良反应可降至20%左右。必要时可于注射前30 min口服镇静止痛药,或用1%的普鲁卡因溶液稀释前列地尔结晶粉剂以减轻疼痛。前列地尔脂肪乳剂(凯时)的疼痛不良反应可能少些。

罂粟碱和酚妥拉明少有疼痛不良反应。

3. 海绵体纤维化

长期应用海绵体内注射血管活性药物治疗勃起功能障碍常可导致海绵体纤维化。以前认为只有海绵体内注射罂粟碱可引起海绵体纤维化,后来发现长期海绵体内注射前列地尔也可引起海绵体纤维化。其发生机制尚不清楚,但往往与注射次数有关,故医师必须告诫患者,海绵体注射治疗每周不能超过3次。一旦发生海绵体纤维化,应停止海绵体注射治疗,约50%的患者纤维化会慢慢自动消退。

4. 其他不良反应

海绵体内血管活性药物注射治疗还可发生低血压、头痛、血肿、海绵体炎、尿道损伤等不良反应。阴茎根部扎止血带可以降低低血压和头痛的发生率。规范操作可以减少阴茎血肿及尿道损伤的发生。

五、禁忌证

少数勃起功能障碍患者不适合运用海绵体内血管活性药物注射治疗。使用前列地尔进行海绵体内注射应该特别禁忌下列情况：已知患者对前列地尔或者其他前列腺素过敏；患有某些易出现阴茎异常勃起的疾病，如镰刀型细胞贫血症、多发性骨髓瘤及白血病；阴茎解剖异常；不宜进行性活动或性活动禁忌者。近 3 个月内有心脑血管病变者也列为禁忌。有凝血功能障碍者应慎重使用。

第四节 勃起功能的超声检查

一、概述

1975 年，Abelson 首先使用多普勒超声探头测量阴茎血流，他以阴茎动脉/肱动脉血压指数（penile pressure-brachial pressure index，PBI）来判断阴茎血流情况。阴茎动脉/肱动脉血压指数为阴茎动脉收缩压与肱动脉收缩压的比值，他认为阴茎疲软期正常背动脉收缩压不超过 30 mmHg，低于臂动脉收缩压。该检查由于费用低、无损伤的特点在初始时得到了普及。阴茎动脉/肱动脉血压指数大于 0.75 提示阴茎血流正常，小于 0.60 提示阴茎动脉供血障碍，处于两者之间则可疑有动脉血管性病变，40 岁以上男性阴茎动脉/肱动脉血压指数正常值多在 0.60～0.75 之间。但后期 Müeller、Aitchison 等的研究显示，彩色多普勒双功能超声（color doppler duplex ultrasound，CDDU）探头测量阴茎血流的精准性和可重复性都不够，因此该检查的使用具有很大的限制。1985 年，Lue 等介绍了彩色多普勒双功能超声检查协同海绵体内血管活性药物注射试验应用于阴茎血流动力学观察研究。经过多年的发展，该试验的研究已经取得了很大进展，是诊断高血流型阴茎异常勃起和定位动脉破裂的最好方法。在许多临床中心彩色多普勒双功能超声检查协同海绵体内血管活性药物注射试验已经替代用于诊断静脉漏的海绵体活检和海绵体造影。

阴茎彩色多普勒双功能超声检查是目前用于诊断血管性勃起功能障碍最有价值的方法之一，近些年来被认为是诊断动脉性阴茎勃起功能障碍的金标准。阴茎彩色多普勒双功能超声检查是在海绵体内血管活性药物注射试验的基础上通过彩色多普勒超声扫描阴茎，观察阴茎解剖结构，了解有无血管钙化、海绵体纤维化和硬结等之后，观察注射血管活性药物前后阴茎血管和血流的变化。

血管性勃起功能障碍在所有器质性勃起功能障碍中占 60%～80%，因此，阴茎血流研究在阴茎疾病的诊断中起着非常重要的作用。主要的血流动力学参数：① 收缩期动脉最大血流速度，在血管内径一定时可反映海绵体血供的大小，是评估阴茎动脉功能的主要指标之一，可用于动脉性勃起功能障碍的诊断。② 舒张末期血流速度，是评价阴茎静脉闭锁功能

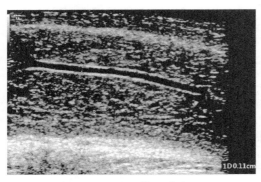

图 3-3 海绵体动脉直径

的重要指标之一。③ 阻力指数,是诊断静脉性勃起功能障碍的有效指标之一,它是同一心动周期中收缩期动脉最大血流速度—舒张末期血流速度与收缩期动脉最大血流速度的比值,间接反映动脉血流和远端微循环(螺旋小动脉、海绵体间隙和小静脉)的情况。④ 海绵体动脉直径(图 3-3),当阴茎疲软时,其变异很大,在 0.2～1.0 mm,Lue 等(1985 年)检测到阴茎药物性勃起后其增加 75% 以上。正常男性在药物注射后,其数值在 1.0～1.5 mm;但其完全坚挺时变小,严重的血管性勃起功能障碍患者行海绵体内血管活性药物注射试验后其直径很少超过 0.7 mm。⑤ 血流加速度,为收缩期动脉最大血流速度的功能性指标。海绵体血流加速度为收缩期动脉最大血流速度与收缩期时间的比值。一些研究认为海绵体血流加速度可能为动脉性勃起功能障碍评价的有效参数,与患者勃起的主观评估有很好的相关性。

二、正常的阴茎超声影像

(一)阴茎解剖结构

阴茎由三个含勃起组织的平行的长柱状结构组成:两个阴茎海绵体和一个尿道海绵体。阴茎的动脉供应来自阴部内动脉,其分成几个终末支:供应阴茎的阴茎背动脉、供应阴茎海绵体的海绵体动脉,以及供应尿道球和尿道海绵体的球动脉等。导静脉穿过海绵体白膜,引流海绵体窦、螺旋静脉和海绵体静脉至阴茎背深静脉。在彩色多普勒双功能超声影像上,阴茎海绵体、海绵体动脉、海绵体白膜和尿道海绵体均清晰可见。阴茎海绵体是均匀一致的低回声,海绵体白膜是包绕海绵体的强回声鞘(一般厚度小于 2 mm)。尿道海绵体的回声更高。在阴茎根部海绵体动脉的强回声血管壁清晰可见。沿阴茎纵轴,海绵体动脉逐级分支进入海绵体窦。

(二)勃起时相

勃起过程可分为四个时相。疲软相时海绵体容积小,大约是最大容积的 1/5,海绵体内压力大约为 20 mmHg。在充盈和胀大相,海绵体动脉持续加速灌注,海绵体平滑肌松弛。海绵体充血,导致海绵体内压力增高,海绵体白膜压迫导静脉阻止血液流出,静脉的血流动力阻力明显增加,勃起进入坚挺期。这时海绵体的容积增大到疲软时的 5 倍,海绵体内压接近收缩压。最后会阴部肌肉收缩产生高压峰以达到完全勃起的硬度。阴茎彩色多普勒双功能超声根据不同频谱波形可以准确划分勃起时相。

三、彩色多普勒双功能超声在勃起功能障碍中的应用

(一)操作方法

由于勃起功能在很大程度上受心理因素的影响,所以进行阴茎彩色多普勒双功能超声

检查时应该在一个安静、私密的环境下操作。注射前超声测量：嘱患者仰卧位，两食指固定阴茎头部，超声探头紧贴阴茎腹侧离阴茎根部 2 cm 处，进行阴茎深动脉的测量；注射后超声测量：用一根橡皮条束紧患者的阴茎根部，常规会阴部消毒后，进行阴茎海绵体内血管活性药物注射试验，待阴茎勃起后采用高频超声显像结合彩色脉冲探头对患者进行超声检测，用彩色多普勒显示血流和协助定位，获得血流频谱进行分析，血流指标监测一般持续 30 min。在阴茎上涂布足够量的超声导电胶以获得高质量的图像，避免探头过分用力压迫阴茎，尤其对外伤患者。下垂的阴茎可以从背部、腹部或侧方显影，阴茎近端 1/3 必须从阴囊下方横状或矢状方向检测。

（二）注意事项

用血流指标监测诊断血管疾病时会采用许多不同的参数，但只有几个用于勃起功能障碍的诊断，如收缩期动脉最大血流速度、舒张末期血流速度和阻力指数。

收缩期动脉最大血流速度（单位 cm/s）代表的是在整个心脏收缩期可检测到的动脉内最大流速。为了获得准确的测量值，需要注意五点：① 测定时探头位置应放在阴茎阴囊交界处，因为测量部位越远，受海绵体内压力影响的程度越大。② 检查所测量的动脉是阴茎的主要供血动脉，而不是次级海绵体血管或者背动脉的穿支，因为后者会影响收缩期动脉最大血流速度。③ 注意接受超声波角度或者说探头的方向。血流速度的测定取决于接受超声波角度的余弦，当角度接近 90° 时会发生很大的差异，而接近 0° 时这种差异会明显降低。为了测量的精确性和可重复性，检查者必须将角度修正在 60° 以内。④ 必须注意的是收缩期动脉最大血流速度的多普勒测量应该持续至少 20 min。⑤ 对≤30 岁年轻人的低收缩期动脉最大血流速度结果的解释需谨慎。在评价阴茎彩色多普勒双功能超声检查结果时应该考虑到由于环境导致的交感神经亢奋作用，海绵体注射可引起的恐惧，还有潜在的心理干扰。推荐重复进行阴茎彩色多普勒双功能超声检查。

（三）临床应用

1. 动脉性勃起功能障碍

动脉性勃起功能障碍可能继发于外周血管病变和糖尿病，也可能与冠状动脉病变有关。彩色多普勒双功能超声的许多参数可用于诊断动脉性勃起功能障碍，如海绵体动脉直径、血流速度等，但收缩期动脉最大血流速度是最精确的指标。通过研究发现，在海绵体内注射血管活性药物以后，平均收缩期动脉最大血流速度为 30～40 cm/s。相关研究结果显示，海绵体动脉收缩期最大血流速度＜25 cm/s，则阴茎动脉功能异常，收缩期动脉最大血流速度＞30 cm/s，表示海绵体功能正常，若收缩期动脉最大血流速度在 25～30 cm/s，表示患者可能存在阴茎动脉功能异常。一般认为可用界值 30 cm/s 来诊断动脉性勃起功能障碍。

2. 静脉性勃起功能障碍

评估静脉闭塞功能的参数是动脉舒张末期血流速度和阻力指数。只有在正常收缩期动脉最大血流速度的情况下才能通过彩色多普勒双功能超声来诊断静脉性勃起功能障碍。一般认为，在充分的动脉灌注、短暂的勃起情况下，舒张末期血流速度＞5 cm/s，阻力指数＜0.8 提示阴茎静脉闭塞功能不全。

3. 混合性勃起功能障碍

研究表明,应以双侧海绵体动脉收缩期最大血流速度<30 cm/s,舒张末期血流速度>5 cm/s,阻力指数<1.0,且海绵体背深静脉流速>3 cm/s来诊断混合性勃起功能障碍。

4. 阴茎海绵体硬结症

阴茎海绵体硬结症(peyronie disease)是一种阴茎的局灶性结缔组织疾病,累及海绵体白膜和勃起组织。特点是在海绵体白膜内形成纤维组块,导致勃起时阴茎弯曲钙化。彩色多普勒双功能超声检查可发现海绵体白膜呈强回声增厚,伴或不伴钙化。彩色多普勒双功能超声检查可以发现在斑块周围血流丰富,提示活动期有炎症存在。

5. 阴茎异常勃起

(1)低流量异常勃起 低流量或缺血性异常勃起是最常见的异常勃起,需急诊。特点是局部疼痛、硬性勃起、海绵体内缺乏血流、严重的酸中毒。如果不及时处理,可出现严重的细胞损害和广泛的阴茎坏死纤维化。彩色多普勒双功能超声影像上常表现为海绵体动脉血流缺乏或海绵体动脉的高阻力血流。

(2)高流量异常勃起 又称为非缺血性异常勃起,相对少见。特点为无痛性勃起,常与阴茎或会阴部外伤致海绵体动脉瘘有关。彩色多普勒双功能超声检查发现有由于组织损伤出现的不规则低回声区或海绵体内边界清楚的扩张腔隙。彩色多普勒双功能超声检查可发现海绵体动脉血流正常或增加,并且在受伤位置有从动脉到海绵体窦内的不规则血流提示动脉-海绵体窦瘘。这种动脉瘘直接跨过螺旋动脉,表现为彩色血流涌入海绵体组织,超声提示海绵体白膜回声增强伴钙化,在多普勒分析谱上出现紊乱的高速血流,甚至在没有性刺激的情况下出现海绵体血流增加。

6. 阴茎折断

阴茎折断常常是由于阴茎在勃起状态下受到外力作用导致海绵体白膜破裂和海绵体内血肿形成,在彩色多普勒双功能超声检查上可发现海绵体白膜连续性中断,在海绵体内由于缺乏血流出现低回声或高回声区域。尿道也有可能被累及。彩色多普勒双功能超声检查也可用于手术或保守治疗后随访。

第五节　勃起功能的特殊检查

一、动态灌注海绵体压力测定和海绵体造影

动态海绵体灌注测压和海绵体造影(dynamic infusion cavernosometry and cavernosography,DICC)在诊断海绵体静脉闭塞功能不全方面有很高的准确性,并且可以同时准确记录静脉漏的位置,欧洲泌尿外科学会(European Association of Urology,EAU)推荐在彩色多普勒双功能超声检查发现异常时进行该检查,其适应证:① 疑有阴茎静脉闭合功能不全,行静脉手术之前;② 行阴茎动脉血管重建手术前,排除静脉闭阻功能不全;③ 疑阴茎

海绵体病变者。

目前最常采用的测压技术是药物性灌注测压。灌注前先向海绵体内注射血管活性药物如罂粟碱、前列地尔等诱发阴茎动脉松弛,抵消任何生理抑制反应,使海绵体平滑肌完全舒张。药物的作用是模拟勃起的生理性启动,这和单靠海绵体被动性灌注诱发的静脉闭塞不同。

(1) 海绵体测压的具体方法　　距阴茎根部 1/3 处消毒后将 2 只 19 号针分别插入两侧远端海绵体内。注入少量造影剂,确保针定位准确后,其中一只针注射血管活性药物后和压力检测器相连,保证传感器和针头在同一水平面上,这样可以记录到起始的海绵体内压力,另一只针通过调速泵和生理盐水相连。传感器定标后按计算机测定程序自动测定。起始灌注速率为 10 mL/min,逐渐增至 100 mL/min,使海绵体内压力稳定地保持在 100 mmHg (130 cmH$_2$O)。此时的灌注速率为维持灌注速率。接着关闭灌注泵,记录海绵体内压力下降速率,测定 30 s 后的压力值。在此期间记录勃起的目测情况及主观评价。在测压后可立即进行海绵体造影。

(2) 药物性海绵体灌注造影的具体方法　　患者仰卧位,阴茎根部扎弹力带,中部外侧消毒后注入血管活性药物罂粟碱或前列地尔,3~5 min 后去除弹力带,用 9 号针头刺入海绵体内,以 80~100 mL/min 的速度快速注入 30% 泛影葡胺 40~100 mL,通过监视器观察海绵体形态、海绵体血流率及阴部和盆腔静脉回流情况。在注入造影剂后 30 s、60 s、90 s、120 s、900 s 时摄前、后位片。

动态海绵体灌注测压和海绵体造影评价静脉闭塞功能的主要诊断指标包括维持勃起的流速、海绵体内压力下降速率和海绵体造影的影像。目前动态海绵体灌注测压和海绵体造影诊断静脉漏的标准不统一。一般认为,在海绵体平滑肌完全松弛的情况下,维持海绵体内压力应小于 3~5 mL/min,30 s 内海绵体内压力下降应小于 45 mmHg。当维持流速大于 5 mL/min,30 s 内压力减低大于 45 mmHg,可诊断海绵体静脉闭塞功能不全,而且维持流速越大、压力减低越显著,则提示静脉漏越严重。维持勃起的流速和压力下降速率测量的是海绵体的两个不同特性。维持勃起的流速测定流出阻力,间接测量海绵体白膜下静脉床的横断面积。静脉床压迫越小,流出量越大,流出阻力越小,维持勃起所需的盐水量也越大,因此维持勃起的流速值就越大。而压力下降速率可测量海绵体的顺应性,也就是海绵体的膨胀性,这与海绵体平滑肌的白膜成分有关。Mulhall 等证实,在维持勃起的流速 >10 mL/min 时,这两个参数有很好的相关性,总体 Pearson 相关系数为 0.58,$P = 0.025$;当维持勃起的流速 <10 mL/min 时,压力下降速率仍可能维持在正常范围[(32±12)mmHg/30 s]内。

静脉闭塞功能正常者的海绵体造影应该可以看到海绵体显影,而静脉结构和尿道海绵体都不显影。静脉漏的 X 线表现:① 背深静脉漏。阴茎头、尿道海绵体、阴茎背深静脉依次显影并向前列腺周围静脉丛、膀胱静脉、髂内静脉依次引流,是静脉漏主要原因,较多见,约占 31.6%。② 脚静脉漏。阴茎海绵体脚静脉显影引流入阴部内静脉,约占 18.4%。③ 阴茎背浅静脉漏。阴茎背浅静脉、阴部外静脉、大隐静脉、股静脉和髂外静脉依次显影,约占 8.2%。④ 间静脉漏。阴茎海绵体与尿道海绵体间漏,阴茎海绵体显影后阴茎头及尿道海绵体也显影,本型最少见,约占 3.85%。⑤ 海绵体静脉漏。斜位片在背深静脉后下方显示增粗,约占 7.7%。⑥ 混合静脉漏。两组以上静脉显影,最多见,约占 41.8%,其中最多见的是背深静脉漏合阴茎海绵体脚静脉漏。

海绵体造影与海绵体测压结果不一定完全一致。海绵体造影显示血管需要流出的造影剂达到一定量,当维持勃起的流速偏小时造影可能为阴性。Mulhall 等发现,维持勃起的流速<10 mL/min 时海绵体造影均未发现异常,维持勃起的流速<16 mL/min 时海绵体造影的阳性率仅为 17%,维持勃起的流速>20 mL/min 时阳性率可达 100%。

此外,动态海绵体灌注测压和海绵体造影还可以发现海绵体内充盈缺损、阴茎畸形等病变。

近年来,有学者采用海绵体 CT 三维重建技术代替海绵体造影,在诊断静脉漏方面具有结果可靠、操作简便、患者痛苦小、并发症少等优势,有较高的临床应用价值。实施该操作前需行碘过敏试验。患者仰卧位,阴茎根部扎弹力带,中部外侧消毒后,注入血管活性药物罂粟碱 30 mg 或前列地尔 10~20 μg,3~5 min 后去除弹力带。按摩阴茎使药液扩散,待阴茎出现一定程度勃起后,用 9 号针头从海绵体外侧穿刺海绵体,以 80~100 mL/min 的流率快速注入生理盐水,直至阴茎充分勃起,随后根据个体差异及静脉漏的轻重程度,在维持阴茎充分勃起的前提下,以 60~180 mL/min 的流率注入碘造影剂,同时对海绵体及盆腔进行 3 次快速扫描。3 次扫描的时间分别为注入碘造影剂后 20 s、40 s、60 s。通过 CT 扫描观察海绵体形态、海绵体血管回流流率,以及阴部、骨盆内血管显示的范围。采用 64 排 CT 机进行动态容积扫描,扫描层厚 1 mm,层间距 0.5 mm,扫描管电压 100 kV,扫描管电流选择自动毫安。扫描完成后,将所有扫描数据导入工作站进行图像后处理,采用容积再现(volume rendering,VR)、最大密度投影(maximum intensity projection,MIP)及多平面重组(multiple planar reformation,MPR)等方式,选择最佳角度显示病变部位及细节。

海绵体 CT 三维重建在诊断静脉性勃起功能障碍方面与传统海绵体造影比较具有以下优点:① 传统海绵体造影检查时间长,摄片次数多,海绵体 CT 三维重建只需 10 min,扫描 3~5 次,大大减少了患者的检查时间,减轻了经济负担。② 海绵体造影检查需要变换体位,变换体位的同时海绵体注射造影剂,容易造成造影剂外渗,且患者痛苦,容易增加检查后阴茎血肿的发生率;而海绵体 CT 三维重建诊断时,患者始终平卧于检查床,不需要变换体位,造影剂由加压泵定时定速推注,避免传统检查时需要其他工作人员推注,避免了 X 线辐射,且推注效果好。③ 传统海绵体造影要求透视监控下选择多方位观察并选择正确的摄片时机,选择最佳的角度摄影,这必然要求摄片医师操作熟练及摄片迅速,否则就容易造成检查结果的假阳性或者摄片的不满意;而海绵体 CT 三维重建不需要变换体位,直接按时间进行扫描,扫描后将原始数据经拆分重建,传递到工作站进行图像重建后处理。④ 传统的海绵体造影即使是有经验的影像科医师摄片,也只能有正位、左斜位、右斜位三种体位的影像资料;而海绵体 CT 三维重建能够提供任何方位的图片。⑤ 传统的海绵体造影图片清晰度不高,容易造成小的静脉漏的漏诊;而 CT 分辨率高,图像清晰,重建后图片可以电子保存。

由于上述检查具有创伤性,检查前应向患者告知检查情况及可能出现的并发症,如出血、血肿形成、感染、造影剂过敏,甚至异常勃起,签署知情同意书,减轻患者的紧张、焦虑情绪。检查前给予血管活性药物的剂量要合适,以便使海绵体平滑肌达到最大程度的舒张。研究发现,只有 17% 的患者一次给药后平滑肌可达到完全舒张,大多数需要重复给药或联合用药。有学者建议配合视频刺激或自慰,降低因交感神经过度兴奋导致的假阳性率。检查完毕后注射部位加压包扎,以防止出血及血肿形成,等待阴茎自然完全疲软后离开。一旦出现阴茎长时间不能自然疲软(持续勃起大于 4 h),可以在海绵体内注射稀释的去氧肾上腺素(500 μg/mL,每隔 3~5 min 一次,每次 1 mL,直至疲软),也可以在海绵体内穿刺放血减压。

二、选择性阴部动脉造影术

选择性阴部动脉造影术(selective pudendal arteriography)的主要适应证:① 骨盆骨折等外伤后勃起功能障碍;② 原发性勃起功能障碍怀疑是阴部动脉血管畸形者;③ 勃起功能障碍经夜间阴茎勃起和海绵体内血管活性药物注射试验反应阴性者;④ 彩色多普勒双功能超声检查显示动脉供血不全并准备行血管重建手术者;⑤ 主动脉下段阻塞而导致间歇性跛行者,又称为 Leriche 综合征;⑥ 髂总动脉完全阻塞致盆腔窃血综合征者。

造影方法:患者平卧于血管造影检查台,海绵体内注射血管活性药物——罂粟碱 60 mg及酚妥拉明 1 mg 或前列地尔 20 μg,从一侧股动脉穿刺插入动脉导丝,沿导丝插入动脉导管。在荧屏监视下,导管通过腹主动脉下端进入对侧髂动脉并伸至髂内动脉。令患者倾斜30°,阴茎偏向非造影侧,注入 30%泛影葡胺 60 mL(20 s 内)。连续每秒摄片,共 30 s,再将导管后退至穿刺侧髂动脉,进入髂内动脉后,按同样方法注药及摄片。通过造影片可见到较粗的阴部动脉、阴茎背深动脉及其分出的小动脉。约 10%患者可见有副阴部动脉。同时应注意两侧的腹壁下动脉。

选择性阴茎动脉造影可以明确动脉病变部位和程度。然而,由于该技术并非绝对安全,可造成出血或动脉内膜剥脱等并发症,所以要慎重采用。

三、阴茎动脉/肱动脉血压指数

阴茎动脉/肱动脉血压指数是评价阴茎动脉供血情况的一个指标。其计算公式:阴茎动脉/肱动脉血压指数=阴茎动脉收缩压/肱动脉收缩压。一般而言,若阴茎动脉/肱动脉血压指数(PBI)大于 0.75,表明阴茎动脉血流正常;若其小于 0.6,表明阴茎动脉供血不足。

四、神经系统检查

(一) 体神经检查

(1)球海绵体反射潜伏期测定 正常的潜伏期为 27~42 ms,但不应超过 45 ms。如果潜伏期延长或反射消失,则提示脊髓第 2 骶椎至第 4 骶椎(S_2~S_4)节段或周围神经系统存在病变。

(2)阴部诱发电位 阴部诱发电位可评价阴茎背神经信号传导到脊髓及大脑生殖投射区的神经传导通路的功能状态。通过对中枢和外周传导时间的测定可以对病变部位进行定位诊断。即骶部以下病变者,其周围传导时间和总传导时间延长;而骶部以上病变者,其中枢传导时间和总传导时间延长。

(3)尿道直肠反射潜伏期测定 尿道直肠反射潜伏期测定可反映自主神经和躯体神

经反射弧的结合关系,正常参考值为 46～75 ms。

（4）海绵体肌电图及皮层运动诱发电位和脊髓运动诱发电位测定　　目前,现有的勃起功能障碍神经检测手段还不确切,需要在临床工作中进一步研究发展。

（5）阴茎生物阈值测定　　通常认为,阴茎生物阈值测定(biothesiometer)试验是一种简单、可定量和重复性较好的阴茎背神经传入通路筛选方法。即用固定频率而振幅可调的装置来测量阴茎的知觉敏感阈值。Goldstein 和 Krame 提议使用生物阈值测定来筛选患者进行进一步全面检查。Bemelmans 等在一项研究中比较了生物阈值测定和神经生理学检查对勃起功能障碍患者进行临床评估的结果,发现在同一个位置上重复测量时,阴茎头的生物阈值测量值一致。但阴茎头生物阈值与阴茎背神经的神经生理学检查结果之间无相关性,可能是由于震动对阴茎头来说刺激不够,阴茎头只含有游离神经末梢,而几乎不含有震动感受器。这表明阴茎头神经分布的生物阈值测定不适合用于评估阴茎的神经分布,不能代替其他神经生理学检查。

（二）自主神经检查

1. 心血管反射试验

心血管反射试验(主要是由副交感神经调节)是通过测量心率和血压在平静呼吸、深呼吸直立或倾斜身体等活动时的反应来评估自主神经的完整性,如果对这些活动不能做出相应的反应,则提示有自主神经的病变。正常参数:① 在静息状态下,平均 RR 间期(心电图)变化率在 40 岁以下和 41～60 岁的成人分别小于 2.52 和 1.88;② 在 3 次完整的呼吸周期中,最慢的呼气心率和最快的呼气心率平均差异的最大值在小于 40 岁和 41～60 岁分别大于 15 次/分和 9 次/分;③ 心率慢时的最长 RR 间期与心率快时最短 RR 间期之比应大于 1.11。测量血压主要了解交感神经功能,站立时收缩期血压降低应小于 13 mmHg。心血管反射试验能够发现自主神经疾病,但不能准确判断异常是否发生在盆腔或海绵体神经通路局部,临床上血管检查异常的患者并不见得全部伴有勃起功能障碍。心动过缓,服用尼古丁、咖啡因、抗高血压药物,血容量过高或过低均可影响检测结果。

2. 交感神经皮肤反应

交感神经皮肤反应(sympathetic skin response,SSR)就是用两个表面电极记录深呼吸、惊吓、疼痛和周围神经电刺激等诱发皮肤的电位变化。1987 年,Ertekin 等首先测量了生殖器皮肤交感神经反应,记录电极放在耻骨前和阴茎背侧,刺激正中神经、腓神经或阴茎背神经诱发反应。正常对照者生殖器交感神经皮肤反应正常,而一些伴有勃起功能障碍的糖尿病患者则无反应。Zgur 等研究了 30 例伴有多发神经病变的中度糖尿病患者和一组 30 例的正常人群。在糖尿病患者中 66.7% 的患者有自主神经症状,60% 的患者有勃起功能障碍。交感神经皮肤反应振幅明显低于正常对照组,提示交感神经和体神经有类似的损害。但关于这种技术的基本问题仍未解决,它的临床应用有限。

3. 阴茎热感觉试验

热阈值测定可以获得小的感觉神经纤维的电阻资料,可以间接反映自主神经的紊乱,尤其是弥漫性的神经病变,如糖尿病多发神经病变。阴茎温度感觉试验与勃起功能的临床评估有强烈的相关性,是神经性勃起功能障碍新的、有前景的诊断工具。

4. 海绵体肌电图

海绵体肌电图可通过测量海绵体平滑肌的电活动直接评估自主神经功能。Wagner 等在1989 年报道在阴茎疲软和视觉刺激下通过一个针状电极直接记录海绵体的电活动,即海绵体肌电图。他们发现在疲软状态下海绵体的电活动为有规律的慢波伴有间歇性的电位爆发。在有视觉性刺激或海绵体内注射平滑肌舒张药物使海绵体完全勃起时,这些爆发的电位经历了由高频低电位到电静止状态的过程。在阴茎疲软时电活动又恢复如初。

海绵体肌电图的两次国际研讨会已经对记录技术有了标准化。但海绵体平滑肌的肌电图检测由于一些根本性的问题没有得到解决,其临床意义仍有争议。

五、海绵体活检

海绵体活检可判定患者潜在的勃起能力。多位学者研究证明,阴茎勃起组织细胞超微结构的病理改变对阴茎勃起功能具有显著影响。因此,海绵体活检可以直接评价海绵体功能,在某些勃起功能障碍患者的病因诊断中非常重要。

海绵体平滑肌活检常采用穿刺法。局部麻醉下用活检针从阴茎头进针,活检针与阴茎同方向通过海绵体白膜至海绵体,术者一只手牵扯阴茎使其保持平直,另一只手控制扳机使活检针从前向后弹出。取出穿刺针,将活检组织放在 Bouin's 固定液(一种常用的混合固定液,一般在临床使用时配制,对皮肤及肌腱有软化作用)中,通过固定、包埋、切片、染色(以 Masson trichrome 技术染色,也可用苏木精-伊红染色)等,最后将切片进行显微镜和计算机图像分析,重点分析平滑肌密度,如发现海绵体平滑肌密度降低则可诊断为勃起功能障碍。

海绵体活检应以不损害海绵体结构为前提,且取出的组织能具有代表性,可反映海绵体整个结构。对一些拟采用外科手术治疗静脉关闭不全的勃起功能障碍患者,术前行海绵体活检有助于判断预后。Wespes 等发现海绵体平滑肌纤维含量与外科手术效果之间有相关性,海绵体平滑肌纤维含量>29%则手术后效果好。由于海绵体活检为有创性检查,易造成血肿、感染、瘢痕等并发症,所以临床应用中应慎重。

六、海绵体氧张力测定

海绵体氧张力测定是评价海绵体灌注状态的又一指标,有助于血管性勃起功能障碍的诊断,研究证实静脉漏的存在不会影响海绵体氧张力。

七、血管内皮功能检测

血管内皮功能检测可能会成为诊断勃起功能障碍的新手段。血管内皮功能障碍也是勃起功能障碍的重要病因之一,目前主要的评估指标为肱动脉血流介导的血管扩张功能(flow-mediated dilatation,FMD)。血流介导的血管扩张功能=(充血后肱动脉内径-基础肱动脉内径)/基础肱动脉内径×100%。

八、磁共振检查

1. 功能性磁共振成像

20世纪90年代以来,功能性磁共振成像(functional magnetic resonance imaging,fMRI)与正电子发射断层扫描成像(positron emission tomography,PET)的联合应用,使人类性活动过程中大脑高级中枢调节机制的客观研究成为可能。研究发现,正常健康男性在观看色情性录像片出现正常男性性唤起时,其枕颞区、带状前回、正中扣带回、角回、舌回、丘脑、小脑皮质岛叶、眶额皮质、尾状核被激活。随着阴茎的压力升高到勃起状态,右脑岛及脑岛以下的区域(包括屏状核)、左尾状核和壳核、右颞中回、双侧的扣带回、右侧的感觉和运动皮层出现激活。在性唤起状态下前扣带回、颞前回、苍白球腹侧的脑相对血流量(relative cerebral blood flow,rCBF)增加;男性在性唤起及性高潮射精期中脑脑桥过渡带、脑桥背盖、大脑脚均会出现明显的激活现象,中脑的局部脑相对血流量明显升高。这些研究都表明,前扣带回、枕颞区、带状前回、岛叶、眶额皮质、尾状核等均与男性的性唤起及性高潮之间存在相关性。随着fMRI的推广使用,未来将有望解开中枢神经性勃起功能障碍之谜,fMRI成为又一项有效的检测手段,并与神经电生理检测相互补充。

2. 阴茎血管磁共振血管成像

有几个研究小组已经评价了髂内血管和阴茎血管磁共振血管成像(magnetic resonance angiography,MRA)的敏感性和特异性。一个小组比较了需行动脉血管重建患者的阴茎彩色多普勒双功能超声和数字减影MRA检查。Stehling等和John等两项总共包括23名患者的研究显示,数字减影MRA和彩色多普勒双功能超声检查之间相关性很好;数字减影MRA定位了从髂动脉下至外阴内动脉的病变过程。1995年,Munarriz等证实MRA可能对有骨盆创伤病史而拟行血管重建的患者很有用。

参 考 文 献

姜辉,邓春华.2016.中国男科疾病诊断治疗指南与专家共识(2016版).北京:人民卫生出版社:5-9.

李宏军,黄宇烽.2015.实用男科学.北京:科学出版社:604-610.

张岐山,郭应禄.2001.泌尿系超声诊断学.北京:科学技术文献出版社:356,357.

张元芳,孙颖浩.2013.实用泌尿外科和男科学.北京:科学出版社:600-607.

中华人民共和国公安部.2014.中华人民共和国公共安全行业标准.男性性功能障碍法医学鉴定(GA/T 11882014):4-10.

Benson C B, Vickers M A. 1989. Sexual impotence caused by vascular disease: Diagnosis with duplex Sonography. American Journal of Roentgenology,153(6):1149-1153.

Blaschko S D, Sanford M T, Schlomer B J, et al. 2015. The incidence of erectile dysfunction after pelvic fracture urethral injury: A systematic review and meta-analysis. Arab Journal of Urology,13(1):68-74.

Gonzáles A I, Sties S W, Wittkopf P G, et al. 2013. Validation of the International Index of Erectile Function (IIFE) for Use in Brazi. Arquivos Brasileiros de Cardiologia,101(2):176-182.

Hatzichristou D G, Hatzimouratidis K, Ioannides E, et al . 1998. Nocturnal penile tumescence and rigidity monitoring in young potent volunteers: reproducibility, evaluation criteria and the effect of sexual intercourse. The Journal of Urology,159(6):1921-1926.

Heaton J P, Morales A. 2003. Endocrine causes of impotence (nondiabetes). The Urologic clinics of Nourth America,30(1):73-81.

Jakubczyk T. 2013. Intracavernosal injections in the diagnosis and treatment of PDE − 5 resistant erectile dysfunction. Central European Journal of Urology, 66(2): 215, 216.

Levine L A, Lenting E L. 1995. Use of nocturnal penile tumescence and rigidity in the evaluation of male erectile dysfunction. The Urologic clinics of Nourth America, 22(4): 775 − 788.

Lopez J A, Espeland M A, Jarow J P. 1991. Interpretation and quantification of penile blood flow studies using duplex ultrasonography. The Journal of Urology, 146(5): 1271 − 1275.

Loprinzi P D, Edwards M. 2015. Association between objectively measured physical activity and erectile dysfunction among a nationally representative sample of American men. The Journal of Sexual medicine, 12(9): 1862 − 1864.

Lue T F, Hricak H, Marich K W, et al. 1985. Vasculogenic impotence evaluated by high-resolution ultrasongraphy and pulsed Doppler speetram analysis. Radiology, 155(3): 777 − 781.

Ma B O, Shim S G, Yang H J. 2015. Association of erectile dysfunction with depression in patients with chronic viral hepatitis. World Journal of Gastroenterology, 21(18): 5641 − 5646.

Meuleman E J, Diemont W L. 1995. Investigation of erectile dysfunction: Diagnostic testing for vascular in erecticle dysfunction. Urologic clinics of North America, 22(4): 803 − 819.

Rhee E, Osborn A, Witt M. 1995. The correlation of cavernous systolic occlusion pressure with peak velocity flow using color duplex Doppler ultrasound. J Urol, 153(2): 358 − 360.

Schipilliti M, Caretta N, Palego P, et al. 2011. Metabolic Syndrome and Erectile Dysfunction: The ultrasound evaluation of cavernosal atherosclerosis. Diabetes Care, 34(8): 1875 − 1877.

Shamloul R. 2006. Peak systolic velocities may be falsely low in young patients with erectile dysfunction. The Journal of Sexual medicine, 3(1): 138 − 143.

Wang W G, Li P, Wang Y S, et al. 2014. The effect of erectile dysfunction on quality of life in male kidney transplant recipients. Parkisten Journal of Medical Sciences, 30(2): 361 − 365.

Yassin A A, Nettleship J E, Almehmadi Y, et al. 2015. Is there a relationship between the severity of erectile dysfunction and the comorbidity profile in men with late onset hypogonadism. Arab Journal of Urology, 13(3): 162 − 168.

Zengin K, Ede H, Tanik S, et al. 2015. Cardiac factors affecting the success of vardenafil in erectile dysfunction. Turkish Journal of Medical Sciences, 45(4): 751 − 757.

第四章 勃起功能障碍概述

第一节 定义和分类

勃起异常包括勃起功能障碍(erectile dysfunction，ED)，勃起功能障碍是指阴茎持续不能达到或维持足够的勃起以完成满意的性生活。勃起功能障碍是男性最常见的性功能障碍之一，是一种影响身心健康的慢性疾病，其不仅影响患者及其伴侣的生活质量，也可能是心血管疾病(cardiovascular diseases，CVD)的早期症状和危险信号。

勃起功能障碍有很多分类方法，可以依据病史、病理生理机制、发病诱因、发病程度及有无并发症分类，也可按照发病时间、病变程度及复杂程度分类。

1. 按发病时间分类

(1) 原发性勃起功能障碍 指从首次性交即出现不能正常诱发勃起和(或)维持勃起，包括原发心理性勃起功能障碍和原发器质性勃起功能障碍。

(2) 继发性勃起功能障碍 是相对于原发性勃起功能障碍而言，是指有正常勃起或性交经历之后出现的勃起功能障碍。

2. 按程度分类

(1) 按评分分类：目前有多种勃起功能量表被用来评价勃起功能障碍的病变程度，如勃起功能指数、简明性功能问卷、勃起功能障碍治疗满意度量表(erectile dysfunction inventory of treatment satisfaction，EDTIS)等。但应用最为广泛和便利的是国际勃起功能指数-5 (international index of erectile function 5，IIEF-5)*问卷评分表(表4-1)。该问卷评分表要求填表者根据过去6个月的性生活实际情况回答表中的问题，选择适当评分进行评估。

表4-1 国际勃起功能指数-5问卷评分表

	0	1	2	3	4	5	得分
1. 对阴茎勃起及维持勃起有多少信心？		很低	低	中等	高	很高	
2. 受到性刺激后有多少次阴茎能够坚挺地插入阴道？	无性活动	几乎没有或完全没有	只有几次	有时或大约一半时候	大多数时候	几乎每次或每次	

* 国际勃起功能指数-5问卷评分具体为治愈：总分≥22分；显效：总分<22分，且较治疗前增加≥60%；有效：总分22分，且较前增加20%～59.99%；无效：总分<22分，且较前增加<20%。总有效=治愈+显效+有效。临床症状评分为治愈：所有症状消失；显效：仍有症状，评分减少≥60%；有效：症状评分减少30%～59.99%；无效：症状评分减少<30%。总有效率=治愈+显效+有效。

	0	1	2	3	4	5	得分
3. 性交时有多少次能在进入阴道后维持阴茎勃起?	没有尝试性交	几乎没有或完全没有	只有几次	有时或大约一半时候	大多数时候	几乎每次或每次	
4. 性交时保持勃起至性交完毕有多大的困难?	没有尝试性交	非常困难	很困难	有困难	有点困难	不困难	
5. 尝试性交时是否感到满足?	没有尝试性交	几乎没有或完全没有	只有几次	有时或大约一半时候	大多数时候	几乎每次或每次	

国际勃起功能指数-5问卷评分

注:一般而言,国际勃起功能指数-5问卷评分小于7分为重度勃起功能障碍,8~11分为中度勃起功能障碍,12~21分为轻度勃起功能障碍,22~25分为无勃起功能障碍。

（2）按阴茎勃起硬度分级　Ⅰ级:阴茎只胀大但不硬为重度勃起功能障碍;Ⅱ级:阴茎硬度不足以插入阴道为中度勃起功能障碍;Ⅲ级:阴茎能插入阴道但不坚挺为轻度勃起功能障碍;Ⅳ级:阴茎勃起坚挺为勃起功能正常。

（3）按是否合并其他性功能障碍分类

1）单纯性勃起功能障碍:是指不伴有其他性功能障碍而单独发生的勃起功能障碍。往往仅有轻中度勃起功能障碍和勃起功能障碍病史较短的患者属于此种类型。

2）复合性勃起功能障碍:合并其他性功能障碍的勃起功能障碍称为复合性勃起功能障碍。常见合并发生的性功能障碍包括射精功能障碍和性欲障碍。其他性功能障碍可以和勃起功能障碍有共同的致病因素,可同时发生,如前列腺癌去势治疗可同时导致性欲减退和勃起功能障碍;也可序贯发生,如早泄患者长期病变可造成心理性勃起功能障碍,严重的勃起功能障碍患者可造成性欲减退。

（4）按发病诱因分类　包括精神心理性、内分泌性、代谢性、血管性、神经性、药物性和其他病因引起的勃起功能障碍。要注意勃起功能障碍不能简单地归为单个原因,大多数患者都有心理因素、系统性疾病和药物等共存的原因。

以前心理性勃起功能障碍被认为最常见,占勃起功能障碍患者的90%。但目前的观念已经认识到勃起功能障碍的原因通常是混合性的,可以是心理性因素为主,也可以是器质性因素为主。国内外许多文献报道,精神心理障碍可导致勃起功能障碍。

器质性勃起功能障碍包括:① 血管性(动脉性、海绵体性、混合性);② 神经性(卒中、帕金森病、腰椎间盘疾病及脊髓病变等);③ 解剖性(阴茎解剖或者结构异常、小阴茎、阴茎硬结症等);④ 内分泌性(糖尿病、性腺功能减退症、高催乳素血症、高脂血症等)。

勃起功能障碍的常见类型主要由心理性与器质性因素相互作用、相互影响决定了勃起功能障碍是复合型占多数。

第二节　流　行　病　学

勃起功能障碍是成年男性的常见病。美国马萨诸塞州男性老龄化研究(massachusetts

male aging study，MMAS)中 1 290 名 40～70 岁男性勃起功能障碍的患病率为 52%，其中，轻、中、重度勃起功能障碍患病率分别为 17.2%、25.2% 和 9.6%。随着社会人口老龄化趋势及人们对生活质量要求的不断提高，最新的流行病学数据显示勃起功能障碍在我国也具有较高的患病率。据统计，我国 11 个城市医院门诊就诊的勃起功能障碍患者中，30～50 岁的勃起功能障碍患者占 60% 以上，中度和重度的勃起功能障碍患者占 42.9% 和 29.9%。综合国内现有报道资料，勃起功能障碍的患病率随年龄增加而升高。以上勃起功能障碍的流行病学报告结果波动较大，主要与研究设计和方法，以及被调查者的年龄分布和社会经济地位有关。

第三节　病理生理学

勃起功能障碍的病因错综复杂，通常是多因素所导致的结果。阴茎的勃起是神经、内分泌调节下的一种复杂的血管活动，这种活动需要神经、内分泌、血管、海绵体及心理因素的密切协同，并受全身性疾病、营养与药物等多因素的影响，其中任一方面的异常均可能导致勃起功能障碍(表 4-2)。

表 4-2　勃起功能障碍根据病理生理学机制可以按下表分类

类　　　型	机　　　制
心理性勃起功能障碍	易患因素、促成因素、维持因素
内分泌性勃起功能障碍	性腺功能减退症、高催乳素症、甲状腺功能亢进、甲状腺功能减退
神经性勃起功能障碍	勃起中枢障碍、脊髓传导勃起反射异常、骶髓副交感传出神经障碍
动脉性勃起功能障碍	动脉粥样硬化、外伤
静脉性勃起功能障碍	原发性静脉病变、海绵体白膜异常、海绵体平滑肌受损
医源性勃起功能障碍	药源性、手术、放疗

一、心理性勃起功能障碍

正常性交除了要求配偶双方有健全的生理功能(神经、血管、内分泌)之外，还要求其心理上无异常。如果配偶双方日常关系不和谐、性刺激不恰当或者不够充分、以往有不良的性经历、存在减弱性刺激和性兴奋反应的抑制或分散心理因素，则可能破坏正常的性活动反应，导致男性勃起功能障碍。

二、内分泌性勃起功能障碍

(一) 性腺功能减退症

男子性腺(睾丸)分泌的睾酮是阴茎正常生理性勃起的一个重要因素。因此，任何导致血中睾酮水平降低的疾病几乎不可避免地使勃起功能受损。睾丸功能受下丘脑-垂体-性腺轴的调节,下丘脑脉冲性释放促性腺激素释放激素(gonadotropin-releasing hormone,GnRH),刺激垂体前叶脉冲性释放黄体生成素和卵泡刺激素(follicle-stimulating hormone,FSH),黄体生成素刺激睾丸的间质细胞分泌睾酮,睾酮可反馈作用于下丘脑和垂体而抑制黄体生成素释放,故该轴的任何异常,都可引起睾丸功能障碍并导致勃起功能障碍。临床上将性腺功能减退症分为原发性和继发性两类。

(二)甲状腺疾病

甲状腺功能亢进与甲状腺功能低下均与勃起功能下降有关。71%的甲状腺功能亢进患者性欲下降,40%～83%的患者有男子乳房女性化改变,这可能是由于循环血中雌激素和性激素结合,球蛋白增加所致。它反映了雄激素在外周转化成雌激素增多。甲状腺功能亢进患者促性腺激素的基础水平是正常的,但其黄体生成素与卵泡刺激素对外源性促性腺激素释放激素的反应明显高于经治疗后甲状腺功能变为正常的人,表明甲状腺素直接影响释放促性腺激素的细胞对促性腺激素释放激素的反应。甲状腺功能亢进也可致睾丸体积及精子计数下降,而精子活力正常。

(三)糖尿病

约50%的糖尿病患者可并发勃起功能障碍,大多数糖尿病患者在疾病的发展过程中会形成勃起功能障碍,少数人早先就存在勃起功能障碍。虽然有资料表明通过饮食来控制糖尿病的患者较少发生勃起功能障碍,但大多数文献报道勃起功能障碍的发生率在口服降糖药与注射胰岛素的人群之间没有差别。这提示勃起功能障碍的发生可能与血糖的控制程度无关。

(四)高催乳素血症

严重的高催乳素血症可致性腺功能低下,并且不可避免地导致男子性功能障碍及性行为的改变。在一项850例勃起功能障碍患者的队列研究中,对其是否患高催乳素血症进行了系统检查,其中10例阳性(催乳素＞700 mμ/L,1.2%),他们中6例有垂体腺瘤的表现,另外发现17例有轻度的高催乳素血症(催乳素为360～700 mμ/L)。124例早泄患者中,10%的人有轻度高催乳素血症。

高催乳素血症可致大鼠结节-漏斗核多巴胺含量增加,干扰促性腺激素释放激素正常的脉冲性释放,继之黄体生成素和卵泡刺激素分泌发生改变。推测高催乳素血症的男子也可有相似的致病机制,他们的黄体生成素和睾酮水平一般比正常人低。由于这些患者黄体生成素和卵泡刺激素对外源性促性腺激素释放激素反应正常或过度,提示垂体促性腺激素储备正常,其病变可能在下丘脑,通常认为促性腺激素释放激素分泌的改变是功能性的,而且是可逆的。

三、神经性勃起功能障碍

勃起是一种神经血管活动,勃起障碍可由大脑、脊髓、海绵体神经、阴部神经、神经末梢、小动脉,以及海绵体上的感受器病变引起,由于损伤的部位不同,其病理生理机制也不同。脊髓和中枢神经系统的许多疾病常伴有勃起功能障碍。在一些病例中,勃起功能障碍仅仅是中枢神经系统广泛病变所致的多种功能障碍之一,这些功能异常通过多种途径对性功能产生影响。

四、动脉性勃起功能障碍

阴茎处于疲软状态时,只需要少量血流进入阴茎就可满足代谢需要,此时海绵体血液血气分析与静脉血相同。性刺激触发勃起后,海绵体动脉的血流量则急剧增加。因此,各种影响阴茎内动脉及阴茎外动脉的疾病,只要影响了血液灌注,就可发生勃起功能障碍。动脉性勃起功能障碍的严重程度因人而异,有些有动脉疾病严重的患者,只要阴茎动脉的血液灌注量超过静脉回流量,则其仍具有性交能力;相反,有些动脉疾病不严重的患者,由于静脉回流量相对较大,导致海绵体功能障碍,或者神经递质释放不足,均可能发生勃起功能不全或完全丧失勃起功能。

五、静脉性勃起功能障碍

静脉闭合是阴茎勃起的基本过程,其功能正常发挥需要充足的动脉血流入海绵体,海绵体平滑肌正常舒张及海绵体白膜功能正常。上述任何一个功能异常,静脉闭合机制将失效,大量的血液将从未关闭的静脉漏出阴茎外。

六、医源性勃起功能障碍

许多外科手术、药物及其他治疗均有可能引起勃起功能障碍,其发生机制与上述一种或多种机制有关。

第四节 诊断和鉴别诊断

勃起功能障碍的诊断和鉴别诊断主要依据病史、体格检查、实验室检查及特殊检查。随着对勃起功能障碍病因学、生理学、病理生理学的深入研究,人们推出了许多检测和评价勃起功能的方法,但进行详细而准确的病史采集和全面的体格检查仍是诊断勃起功能障碍最重要的方法(图4-2)。

一、病史

勃起功能障碍的诊断主要根据患者的主诉,因此获得客观而准确的病史是该病诊断的

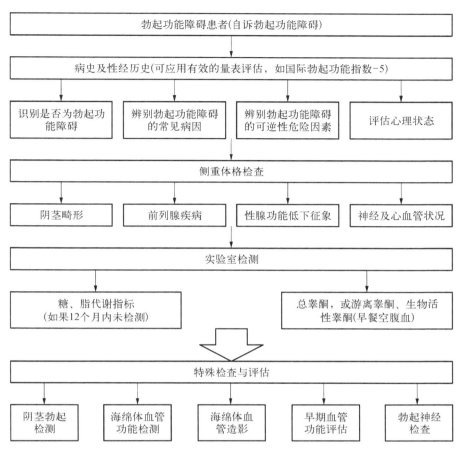

图 4-1 勃起功能障碍患者诊断流程图

关键。详细而准确的病史采集在勃起功能障碍的诊断和评估中具有非常重要的作用,医生不仅要详细询问患者的阴茎勃起功能情况,还应尽可能询问患者是否存在导致勃起功能障碍的可能病因和相关危险因素。

病史包括发病与病程,婚姻及性生活史,生活、工作特点,精神、心理、社会、家庭因素,既往内外科病史,手术及创伤史,服药情况和不良嗜好等。

为了便于医患之间沟通,使医生更容易制订治疗对策,病史采集应该在轻松舒适的环境下进行,应设法消除患者的羞涩、尴尬和难以启齿的心理状态,在某些患者不愿主动叙述他们的病史时尤其重要,且应鼓励患者的配偶参与其勃起功能障碍的问诊。

(一) 性生活史

1. 发病与病程

应询问患者勃起功能障碍是什么情况下发生的,是突然发生还是逐渐发生的;起病后是每次性生活都存在勃起功能障碍还是仅在某些特殊的情况下才发生;勃起功能障碍的发生是否与环境、性伴侣等因素有关;勃起功能障碍的程度是否逐渐加重;有无经过规范检查及治疗,疗效如何。

2. 阴茎勃起状况

（1）性交时阴茎勃起状况　　性欲有无异常；性刺激下阴茎是否能够勃起，勃起硬度是否足够插入阴道，阴茎是否能够维持足够的勃起硬度直到性交完成；有无早泄、不射精、射精痛等射精功能障碍；有无性幻想；有无性高潮异常等。

（2）非性交时阴茎勃起状况　　有无夜间勃起和晨间勃起，勃起的频率如何，勃起的硬度情况等；有无自慰，自慰方式及频率如何，自慰时阴茎勃起硬度、维持等状况如何；性幻想或视、听、嗅、触等刺激下阴茎能否勃起，勃起硬度如何。

3. 婚姻、性伴侣及性交频率

患者的婚姻状况如何（未婚、已婚、离异），已婚者还需要询问其夫妻关系如何，是否缺乏交流，是否互相感到厌恶或不合作等；是否有性交，有无固定的性伴侣，性伴侣情况（性伴侣性别、性伴侣对患者的求医态度如何）；患者性生活的频率，是同居规律的性生活，还是两地分居仅周末或月中或某个特定的时间过性生活。

4. 精神、心理、社会及家庭等因素

生长发育过程中是否有不良的性经历或精神创伤；是否存在因工作和（或）生活压力增大导致的焦虑、抑郁、紧张等不良情绪，是否存在因勃起功能障碍导致的抑郁、焦虑情绪；性自信如何；是否存在不适当或特殊的性刺激方式；是否存在特殊的社会、家庭环境、宗教、传统观念等导致的错误的性知识、性观念或性无知。

（二）伴发疾病史

（1）全身性疾病　　心血管病、高血压、高脂血症、糖尿病、代谢综合征、肝肾功能不全等。

（2）神经系统疾病　　多发性硬化、重症肌无力、脑萎缩、睡眠障碍等。

（3）生殖系统疾病　　阴茎畸形、阴茎海绵体硬结症、前列腺疾病等。

（4）内分泌性疾病　　性腺功能减退症、甲状腺疾病、高催乳素血症（垂体疾病）等。

（5）精神心理性疾病　　抑郁、焦虑、恐惧和罪恶感等。

（三）手术、外伤史

（1）有无骨盆骨折、尿道损伤史，有无生殖器外伤史；有无盆腔脏器（前列腺、膀胱、肠道）手术或放疗史，有无腹膜后淋巴结清扫史，有无生殖器手术史。

（2）有无中枢神经系统、腰椎和（或）脊髓外伤或手术史。

（3）其他。

（四）药物史

有无服用可能会导致勃起功能障碍的药物。要注意区别是药物还是药物治疗的疾病引起的勃起功能障碍。

（五）不良生活习惯或嗜好史

有无吸烟史、嗜酒史、吸毒史、不洁性生活史、不良饮食习惯、不良运动方式等。注意保护患者的隐私。

（六）心血管系统疾病及性活动

勃起功能障碍患者心血管疾病患病率较高,目前已有多项研究表明心血管及代谢危险因素与勃起功能障碍有关。根据心血管疾病危险因素分层将勃起功能障碍患者分为三类(表4-3)。该分类可用于指导不同危险因素分层的勃起功能障碍患者进行性活动。

表4-3 心血管疾病危险因素分层

低 危 组	中 危 组	高 危 组
无症状、<3个冠心病风险因素(除外性别因素)	≥3个冠心病风险因素(除外性别因素)	高危心律失常
轻度、稳定型心绞痛[已就诊和(或)已接受治疗]	中度、稳定型心绞痛	不稳定性或反复发作的心绞痛
既往出现心肌梗死但无并发症	近期出现心肌梗死(2~6周内)	短期内出现心肌梗死(<2周)
左心功能不全/慢性心力衰竭(NYHA分级Ⅰ级)	左心功能不全/慢性心力衰竭(NYHA分级Ⅱ级)	左心功能不全/慢性心力衰竭(NYHA分级Ⅲ/Ⅳ级)
冠状动脉成功再通术后	动脉硬化性疾病的非心血管表现(如中风、外周血管病变)	肥厚梗阻性心肌病及其他类型心肌病
高血压控制良好		高血压控制不佳
轻度血管疾病		中到重度血管疾病

注:NYHA分级是指美国纽约心脏病协会于1928年提出的心力衰竭的分级。

二、体格检查

1. 一般检查

包括体型、毛发及皮下脂肪分布、肌肉力量、第二性征及有无乳房女性化等;心血管系统需测血压和检查四肢脉搏;神经系统需要注意患者下腰部、下肢、会阴及阴茎痛觉、触觉、温度觉等。

2. 专科检查

重点评估第二性征和性器官的发育,包括胡须密度、毛发分布、体脂分布及体质的明显改变等。注意阴茎的大小、外形如阴茎弯曲,包皮有无异常如包茎、包皮阴茎头炎、包皮粘连或包皮系带过短等;仔细触摸海绵体,特别需要注意阴茎海绵体硬结症;注意睾丸大小、质地;直肠指检,重点排除前列腺导致的精神性勃起功能障碍,特别需要注意结合前列腺液常规检查排除前列腺的问题。

体格检查的重点为生殖系统、第二性征及局部神经感觉。50岁以上男性应常规行直肠指检。既往3~6个月内如患者未行血压及心率检查,应行血压及心率测定。

三、实验室检查

实验室检查应根据患者其他主诉及危险因素进行个体化安排,详见第三章第一节。

四、特殊检查

根据详尽的病史询问、全面的体格检查、适当的实验室检查,可以初步诊断和鉴别不同类型的勃起功能障碍。如果需要对不同类型的勃起功能障碍进行评估,则需进行特殊检查,包括阴茎硬度检测、阴茎夜间勃起功能检测、海绵体内血管活性药物注射试验、海绵体彩色多普勒双功能超声检查、海绵体测压、海绵体测压加海绵体造影、选择性阴部动脉造影、海绵体氧张力测定、神经系统检查、海绵体活检等,详见第三章。

第五节 治疗原则

治疗勃起功能障碍前应明确其基础疾病、诱发因素、危险因素及潜在的病因,应对患者进行全面的医学检查后确定适当的治疗方案。尤其应该区分出心理性勃起功能障碍,药物因素或者不良生活方式引起的勃起功能障碍,以上原因引起的勃起功能障碍有可能通过心理辅导或去除相关因素使之得到改善。器质性勃起功能障碍或混合型勃起功能障碍通常要借助药物等治疗方法(表4-4)。

表4-4 阴茎勃起功能障碍的治疗选择

基础治疗	生活方式的调整、基础疾病的控制、心理疏导、性生活指导、雄激素治疗
一线治疗	磷酸二酯酶Ⅴ型抑制剂、中成药
二线治疗	真空负压装置、海绵体活性药物注射
三线治疗	动脉手术、静脉漏手术、阴茎假体植入

作为一种同时影响生理和心理的慢性疾病,勃起功能障碍治疗的目标应该是全面康复,即达到和维持坚挺的勃起硬度,并恢复满意的性生活。以往治疗以患者能够达到充分勃起、完成性交为目的,现在人们认识到勃起硬度与患者的自尊心、自信心及治疗满意度等相关。

勃起功能障碍的治疗不仅涉及患者本人,也关系到患者伴侣,因此应该既需和患者本人单独的沟通,还需与患者及其伴侣共同的交流。治疗应该基于患者及其伴侣的预期值、性生活满意度、总体健康满意度等要求,告知其可选的治疗方法、有效性、风险、是否有创伤。对治疗的经济性也应该适当考虑。由于勃起功能障碍的影响因素多,治疗方法的选择也应该同时考虑患者的经历、社会背景、家庭状况等社会因素。对不同患者制订个体化的方案会有更好的治疗效果。

──────────────── 参 考 文 献 ────────────────

Andersson K E, Wagner G. 1995. Physiology of penile erection. Physiological Reviews,75(1):191-236.

Droupy S, Hessel A, Benoit G, et al. 1999. Assessment of the functional role of accessory pudendal arteries in erection by transrectalcolor doppler ultrasound. The Journal of Urology,162(6):1987-1991.

勃起功能障碍的中西医结合治疗

Feldman H A, Goldsteln I, Hatzichrlstou D G, et al. 1994. Impotence and its medical and psychosocial correlates: results of the massachusetts male aging study. The Journal of Urology, 151(6): 54 - 61.

Jin L, Burnett A L. 2008. NADPH oxidase: recent evidence for its role in erectile dysfunction. Asian Journal of Andrology, 10(1): 6 - 13.

Lizza E F, Rosen R C. 1999. Definition and classification of erectile dysfunction: report of the nomenclature committee of the International Society of Impotence Research. International Journal of Impotence Research, 11(3): 141 - 143.

Lue T F, 2000. Erectile dysfunction. New England Journal of Medicine, 342: 1802 - 1813.

Melman A, Christ G J. 2001. Integrative erectile biology: effects of age and disease on gap Junctions and ion channels and their potential value to the treatment of erectile dysfunction. The Urologic Clinics of Nourth America, 28(2): 217 - 225.

Mouras H, Stoléru S, Bittoun J, et al. 2003. Brain processing of visual sexual stimuli in healthy men: a functional magnetic resonance imaging study. NeuroImage, 20(2): 855 - 869.

Nehra A, Goldstein I, Pabby A, et al. 1996. Mechanisms of venous leakage: a prospective clinicopathological correlation of corporeal function and structure. The Journal of Urology, 156(4): 1320 - 1329.

Raviv G, Kiss R, Vanegas J P, et al. 1997. Objective measurement of the different collagen types in the corpus cavernosum of potent and impotent men: an immunohistochemical staining with computerized-image analysis. World Journal of Urology, 15(1): 50 - 55.

Spektor M, Rodriguez R, Rosenbaum R S, et al. 2002. Potassium channels and human corporeal smooth muscle cell tone: further evidence of the physiological relevance of the maxi-k channel subtype to the regulatlon of human corporeal smooth muscle tone in vitro. The Journal of Urology, 167(6): 2628 - 2635.

第四章　勃起功能障碍概述

第五章　勃起功能障碍的中医认识[*]

第一节　历代中医文献对阴茎和阳痿的认识

一、中医对外生殖器的认识

男性外生殖器,即前阴,也称为阴器。前阴在《黄帝内经》中又名宗筋,如《素问·厥论》云:"前阴者,宗筋之所聚,太阴阳明之所合也。"前阴疾病包括阴茎、阴囊、睾丸、附睾、精索等部位的病变,范围比较广泛,如阳痿、子痈、囊痈、水疝、阴茎痰核等。在《马王堆医书》中阴茎又称交筋,《马王堆简帛·合阴阳》中"入玄门,御交筋"即指此。《天下至道谈》提到阴茎的勃起需肌、筋、气"三和气至",方能"坚劲以强",故曰:"怒而不大者,肌不至也;大而不坚者,筋不至也;坚而不热者,气不至也。"这个描述与现代医学的认识几近相似。

二、阳痿病名沿革

早在秦汉时期即开始出现对阳痿的文字描述,阳痿之命名最早出现于《马王堆医书》,称为"老不起"。而《黄帝内经》则将该病命名为"阴痿",或"阴器不用""隐曲不利""不起"等。在《神农本草经》中,主要以"阴痿"名之。

至隋唐时期,诸多医家一般都将阳痿命名为"阴痿"或"阴萎",王叔和之《脉经》、皇甫谧之《针灸甲乙经》、巢元方之《诸病源候论》、孙思邈之《备急千金要方》和《千金翼方》等经典医籍中均可见上述名称。

至宋金元时期,大多医家仍均沿用"阴痿"或"阴萎"之名,而窦材在其《扁鹊心书》中则载以"阳痿"。

直至明清时期,自周之干《慎斋遗书》中以"阳痿"作为独立的章节进行编次后,"阳痿"病名一直沿用至今。

第二节　阳痿的病因病机与中医辨证

一、病因病机

1. 情志因素

所欲不遂,或悲伤过度,郁郁寡欢,致肝气郁结;暴怒气逆,肝疏泄太过,均可致肝失条

---

* 中医称勃起功能障碍为"阳痿",故此章内容均以"阳痿"描述。

达,气血不畅,宗筋失充,致阳痿不举。忧思气结,伤及脾胃,水谷不化,精微不布,无以"散精于肝,淫气于筋",致宗筋失养,发为阳痿。卒受惊恐,突遭不测,或乍视恶物,或素来胆怯,多疑善虑,房帏之中突遇惊恐之事,以致恐则气下,阳事不振,而为阳痿,此即张景岳所谓"阳旺之时,忽有惊恐,则阳道立痿,亦其验也"。

2. 纵欲过度

房事不节,恣情纵欲,或手淫过度,均可伤精耗血,损及真阳,以致肾气虚惫,命门火衰,渐成阳痿。

3. 六淫侵袭

气候乍寒,或涉入冰水,寒邪侵袭,久滞肝脉,或久居湿地,或酷暑蒸腾,湿令不去,皆可致阳痿,正如《素问·五常政大论》曰:"太阴司天,湿气下临,肾气上从,黑起水变,埃冒云雨,胸中不利,阴痿气大衰而不起不用。"

4. 饮食不当

膏粱厚味,过食肥甘,或嗜酒过度,酿湿生热,内阻中焦,郁蒸肝胆;或伤及脾胃,酿湿生痰,均可下注宗筋,而致阳痿。另外,过于偏食,或摄入不足,宗筋失养,亦可致阳痿。

5. 跌仆损伤

跌仆损伤,伤及肾府、外肾或玉茎,致经络伤损,气血无以疏通,或致瘀血阻于宗筋络脉,发为阳痿。

6. 久病所累

久病之人,正气虚惫,且易生痰、湿、瘀等病理产物,往往正虚邪实,损伤阳气,导致阳痿。正如《重订济生方·虚损论治》所说:"五劳七伤,真阳衰惫……阳事不举。"

7. 禀赋不足

父母体衰,或有重病大疾在身,所生之子往往禀赋不足。若少年失于调养,影响发育,或先天畸形,均可导致阳痿。

8. 年高体衰

老年天癸渐竭,气血不充,往往多虚多瘀,阻遏阳道,宗筋失养,发为阳痿。此外,独居或夫妇长期两地分居,久旷房事,亦可致败精阻窍,阳事不用;少年男子过早婚配,损伤稚阳,也易患阳痿。

上述阳痿的病因,可单独致病,亦可两种以上病因同时致病,导致较为复杂的证候变化。

二、中医辨证

阳痿的中医辨证,中青年患者实证占多数,情志所伤、湿热浸淫、瘀血阻络是主要病机。老年患者年高体衰,往往同时患有动脉硬化、高脂血症、糖尿病等老年病,虚证或虚实夹杂证占多数,肾阴阳两亏、脾肾亏虚、命门火衰、瘀血阻络、痰湿困阻等病机较多。

(一)肝气郁结证

1. 证候

阳痿伴见胸胁胀满,或窜痛,善太息,情志抑郁,咽部如物梗阻。舌淡苔白,脉弦。

2. 证候分析

肝主宗筋,肝气抑郁可致阳痿。肝主疏泄,疏泄不及则为肝气郁结,情志抑郁不畅;肝为刚脏,其性躁烈,肝气郁结、气机紊乱则胸胁窜痛或胀满;气机不畅,阻于咽部则为梅核气;脉弦为肝气郁结的表现。阳痿之肝气郁结证患者,往往平素多疑善虑,性情懦弱,难以抵制外界情志刺激。

3. 治法

疏肝解郁。肝郁化火者宜疏肝解郁清热。

4. 方药

逍遥散合四逆散加刺蒺藜、紫梢花、川楝子、醋延胡索。方中柴胡、枳实、薄荷疏肝解郁;当归、白芍柔肝养阴;炙甘草缓肝之急;刺蒺藜入肝经,通阳气;紫梢花入肝经,专治阳痿;川楝子、醋延胡索一入气分,一入血分,可疏肝解郁止痛。诸药合用,共奏疏肝理气治疗阳痿之功。

肝气郁结久病不治,易郁久化火,表现为胸胁灼痛、目赤口干、舌红、苔薄黄、脉弦数,治宜丹栀逍遥散加味,以解肝郁、清肝热。

(二)肝气横逆证

1. 证候

阳痿伴见胸胁胀满疼痛,急躁,易怒。舌淡苔薄,脉弦而有力。

2. 证候分析

暴怒伤肝,气机逆乱,宗筋不用则为阳痿。肝为刚脏,疏泄太过则肝气逆乱,气机阻于胸胁,则胀满疼痛;气机上逆,则急躁易怒。气机逆乱于血脉,则脉象弦而有力。患者多平素性情急躁,稍有不顺,则易伤肝动气。

3. 治法

平肝镇逆。

4. 方药

逍遥散加龙骨、牡蛎、石决明、刺蒺藜、羚羊角粉(现多以水牛角代)。此五药皆入肝经,平肝降气,肝气得舒,阳痿可愈。

(三)肝经湿热证

1. 证候

阳痿伴见阴囊潮热,或臊臭坠胀,阴囊痛痒,胸胁胀痛灼热,厌食,腹胀,口苦泛恶,大便不调,小便短赤,肢体困倦,舌质红,苔黄腻,脉滑数。

2. 证候分析

肝经循行于阴器,若湿热客于肝经,循行下注,蕴结于阴器,则阳痿伴见阴囊潮热,甚或臊臭坠胀、阴囊瘙痒;肝经布胁肋,若湿热浸淫则胸胁胀痛灼热;湿热困脾,则厌食、腹胀、大便不调;湿热蕴蒸于上则口苦泛恶,蕴蒸于四肢则肢体困倦;湿热下注膀胱则小便短赤;舌质红、苔黄腻是肝经湿热证明显的外部指征;湿热充斥于脉道则脉象滑数。

3. 治法

清热利湿。

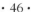

4. 方药

龙胆泻肝汤加蛇床子。方中龙胆草泻肝经实火,以柴胡为肝使,以甘草缓肝急,佐以黄芩、栀子、木通、泽泻、车前子清热利湿,使诸湿热从小便而去,蛇床子燥湿以助阳。加当归、生地黄以养肝。该方妙在泻肝之剂而反佐补肝之药,盖肝为藏血之脏,补血即所以补肝。蛇床子辛苦燥湿,专治阳痿。

(四)瘀血阻络证

1. 证候

阳痿伴见睾丸刺痛,胸胁胀闷窜痛,性情急躁,胁下痞块,或腹、腰、阴部刺痛。舌质紫暗或有瘀斑瘀点,脉涩。

2. 证候分析

气血运行不畅,瘀血阻于宗筋络脉,导致宗筋失养则发为阳痿,以老年男性多见。经络不通,瘀血阻于睾丸,则阳痿伴见睾丸刺痛;瘀血阻于胸胁,则胀闷窜痛;瘀血伤肝,则性情急躁、胁下痞块;瘀血阻于腹、腰、阴部,则可见上述部位刺痛;外科手术、跌仆损伤往往易造成瘀血阻滞;舌质紫暗或有瘀斑瘀点、脉涩是瘀血阻络的典型征象。

3. 治法

活血化瘀通络。

4. 方药

蜈蚣达络汤。方中蜈蚣为君药,通瘀达络,走窜之力最强;川芎、丹参、赤芍、水蛭、九香虫、白僵蚕为臣药,助蜈蚣达络之力;柴胡理气、黄芪补气、紫梢花理气壮阳,共为佐药;牛膝引药下行为使药。诸药配伍,共奏理气活血、通瘀达络以治阳痿之效。

亦可用血府逐瘀汤加水蛭、地龙、路路通。方中水蛭、地龙、路路通活血入络脉;当归、牛膝、红花、桃仁、赤芍、川芎养血活血化瘀;生地黄滋阴;柴胡疏肝理气;枳壳、桔梗、甘草宣利肺气,通利血脉。统观全方,共奏益气、和血、通络之功效。

(五)命门火衰证

1. 证候

阳痿兼见面色㿠白或黧黑,头晕耳鸣,精神萎靡,腰膝酸软或疼痛,畏寒怕冷,或肢冷以下肢为甚,大便久泄不止,或完谷不化,或五更泄,浮肿腰以下甚,按之不起。舌淡胖,苔白,脉沉细。

2. 证候分析

命门少火的温养是性功能正常的必备条件。命门火衰,宗筋失于温煦,则阳痿不举。元阳亏虚,失于温养,则面色㿠白或黧黑;元阳虚急,无以上承精气于脑,则头晕耳鸣、精神萎靡;腰为肾之外府,命火衰微,失于温养,则腰膝酸软,甚则因虚而痛;命火不足,四肢失于温煦,则肢冷,以下肢为甚;下元亏虚,中焦失于温煦,则大便久泄不止,或完谷不化,或五更泄;元阳亏虚,水气不行,凝聚于下,则浮肿腰以下甚,按之不起;舌淡胖、舌苔白、脉象沉细均为命门火衰之征象。

3. 治法

温补命门之火。

4. 方药

寒谷春生丹。该方原为《仙方合集》治疗"虚寒年迈,阳痿精衰无子"而设。方用鹿茸、淫羊藿、巴戟天、肉苁蓉、韭菜子、杜仲、仙茅、蛇床子、附子、肉桂温补命门之火;熟地黄、当归、枸杞子、山茱萸滋阴益肾补肝,取"善补阳者,必于阴中求阳"之意;人参、白术健脾益气,以助生化之源。诸药配伍,温阳益肾、填精补血,共奏培补肾中元阳以治阳痿的功效。

(六)肾阴亏虚证

1. 证候

阳痿伴见腰膝酸软,眩晕耳鸣,失眠多梦,遗精,形体消瘦,潮热盗汗,五心烦热,咽干颧红,溲黄便干。舌红少津,脉细数。

2. 证候分析

肾阴亏虚,宗筋失于濡养则为阳痿。腰为肾之府,肾阴亏虚,肾府无以濡养,则腰膝酸软;肾主骨生髓,脑为髓之海,肾开窍于耳,肾阴亏虚,脑髓空虚,则见眩晕耳鸣;肾阴亏于下,君火动于上,心肾不交,则失眠多梦、遗精频作;阴虚火旺,消烁肌肉,则形体消瘦;阴虚火旺,虚火蒸液,则潮热盗汗;虚火内扰,则五心烦热;虚火内灼,耗伤阴津,津液无以上承则咽干,外蒸则颧红,无水行舟则便干,虚火内灼则溲黄。舌红少津、脉虚数均为肾阴亏虚、阴虚火旺之征象。

3. 治法

滋阴补肾。兼有阴虚火旺者,宜滋阴补肾,兼清虚热。

4. 方药

左归丸。方中重用熟地黄,滋肾以填真阴;枸杞子益精明目;山茱萸涩精收涩;龟板胶、鹿角胶为血肉有情之品,鹿角胶偏于补阳,龟板胶偏于滋阴,二胶合力,沟通任督二脉,益精填髓,以阳中求阴;菟丝子配牛膝,强腰膝,健筋骨;山药益脾滋肾。诸药合用,共奏滋肾填阴、育阳潜阴以治疗阳痿之效。阴虚火旺者,宜上方加生地黄、牡丹皮、女贞子、墨旱莲等清虚火药物,以滋阴降火。

(七)寒滞肝脉证

1. 证候

阳痿伴见少腹牵引睾丸坠胀冷痛,或阴囊收缩引痛,受寒则甚,得热则缓。舌苔白滑,脉沉弦或迟。

2. 证候分析

感受寒邪,凝滞肝脉,宗筋无以屈伸则为阳痿。肝之经络循行于前阴及小腹,寒性收引,寒邪客于肝脉,则少腹牵引睾丸坠胀冷痛,或阴囊收缩引痛;寒为阴邪,易伤阳气,寒滞肝脉,遇寒则伤阳更甚,故受寒则甚,得热则缓。舌苔白滑、脉沉弦或迟均为寒滞肝脉之征象。

3. 治法

温经暖肝散寒。

4. 方药

暖肝煎加山茱萸、九香虫、仙茅、淫羊藿、巴戟天。方中小茴香、肉桂温经祛寒止痛;乌药、沉香温肾散寒行气;枸杞子、当归滋补肝肾;茯苓健脾补中扶正。加山茱萸、九香虫、仙茅、淫羊藿、巴戟天温肾壮阳,祛肝脉之寒邪。诸药合用,共奏温经散寒以治阳痿之功效。

(八)胆虚惊恐伤肾证

1. 证候

阳痿伴见悸动易惊,胆怯多疑,夜多噩梦。舌苔薄白,脉弦细。

2. 证候分析

素来胆虚,多疑善虑,突遭不测,或房事时卒受惊恐,恐则气下,则阳道立痿。胆气不足,则胆怯多疑,悸动易惊;大惊卒恐,惊恐伤肾则夜多噩梦;舌苔薄白、脉弦细皆为胆虚惊恐伤肾之征象。

3. 治法

益肾补肝,壮胆宁神。

4. 方药

启阳娱心丹。启阳娱心丹原为《辨证录》治疗“志意不遂,阳气不舒,心火抑郁而不开,肾火虽旺而不应”之阳痿而设。方中人参、菟丝子、当归、白芍益肾补肝壮胆;远志、茯神、石菖蒲、生酸枣仁宁心安神治惊恐;砂仁、白术、山药、甘草健脾和胃益后天;柴胡、橘红理气,以行惊恐所致气郁。诸药配伍,共奏益肾壮胆宁神治阳痿之功。

(九)肝血虚证

1. 证候

阳痿伴见眩晕耳鸣,面色无华,夜寐多梦,肢体麻木,关节拘急不利,爪甲不荣,视力减退。舌淡苔白,脉细。

2. 证候分析

肝血亏虚,宗筋失养,则阳痿不举。血虚不能上荣,则眩晕耳鸣,面色无华;肝血亏虚,相火易动,则夜寐多梦;肝主筋,其华在爪,肝血亏虚,筋失所养,则肢体麻木,关节拘急不利,爪甲不荣;肝开窍于目,目之所视,赖肝血之濡养,肝血虚则视力减退。舌淡苔白、脉细均为肝血亏虚之征象。

3. 治法

补血养肝。

4. 方药

归脾汤。方中党参、黄芪、白术、甘草补脾益气以生血;当归、生地黄补血益阴;茯神、枣仁养心安神;少佐木香理气醒脾,使补而不滞。诸药合用,共奏荣血养筋以治阳痿之功。

(十)痰湿阻络证

1. 证候

阳痿伴见形体肥胖,胸闷心悸,目窠微浮,胃脘痞满,痰涎壅盛。舌胖大有齿痕,苔白腻,脉滑。

2. 证候分析

湿浊下注,聚于宗筋,经络受阻,则无以令阳器振兴;痰湿充斥于肌肉四肢,则形体肥胖;

阻于胸腔,则胸闷心悸;上充于目,则目窠微浮;痰湿困脾,阻于中焦,运化失职,则胃脘痞满,痰涎壅盛;舌胖大有齿痕、苔白腻、脉滑均为痰湿内阻之征象。

3. 治法

化痰祛湿通络。

4. 方药

僵蚕达络饮。方中白僵蚕味辛咸、性平,无毒,善化痰散结、活血通络以治阳痿,为君药;防己、苍术、半夏、陈皮、茯苓、瓜蒌、薏苡仁助君药祛湿化痰,为臣药;黄芪健脾、露蜂房温运脾阳,生蒲黄散瘀,九香虫和胃散滞,为佐药;桂枝、路路通理气通阳化痰,引诸药直达病所,为使药。诸药并用,共奏化痰、祛湿、通络以治阳痿之功。

(十一)脾胃气虚证

1. 证候

阳痿伴见纳少,腹胀、饭后尤甚,大便溏薄,肢体倦怠,少气懒言,面色萎黄或㿠白,浮肿,或消瘦。舌淡苔白,脉缓弱。

2. 证候分析

阴器之用,以气血为本,而气血之盛衰受阳明脾胃功能强弱之影响。脾胃功能强健,水谷化源充足,气血旺盛,则阴茎得以充养而健。脾胃功能障碍,则宗筋弛纵,萎软不举。脾主运化,运化失职则纳少,腹胀、饭后尤甚,大便溏薄;脾主肌肉四肢,脾虚则肢体倦怠、少气懒言;脾虚精微无以敷布,则面色萎黄或㿠白;脾虚不能运化水湿,水湿溢于皮下则浮肿;脾虚,精微不化,肌肉失养,则消瘦;舌淡苔白、脉缓弱均为脾胃气虚之征象。

3. 治法

补气健脾和胃。

4. 方药

九香长春饮。方中九香虫为君药,健脾益胃,善治阳痿;露蜂房、人参健脾益气起痿;黄芪、白术、茯苓、泽泻运脾化湿,为臣药;山药、白芍补脾益阴,防诸药之过,为佐药;桂枝醒脾通络,引药直达病所,炙甘草健脾和胃,调和诸药,为使药。诸药配伍,共奏治疗中焦气虚阳痿的功效。

三、"六经辨证"理论在阳痿中的应用研究

阳痿之病,病因多种,病机复杂,概言之,病位有上、下、内、外之分,病机有寒、热、虚、实之辨,治疗有扶正祛邪之异。而运用六经辨证,明其病位,分其虚实,辨其寒热,定其法则,用药便可见成效。

1. 从太阳论治

太阳统摄营卫,主一身之表,固护于外,为六经之藩篱,外邪侵袭,太阳首当其冲,正气向外抗邪,太阳经气运行受阻,正气不能温分肉、司开阖,正邪交争,故见头痛、发热、汗出、恶风、脉浮等症。阳痿一病,古今医家多从少阴论治,但太阳营卫之气不和亦可导致阳痿、遗精等病症,仲景在《金匮要略·血痹虚劳病脉证并治》中阐述男子"失精""阴头寒"即于此立论。

勃起功能障碍的中西医结合治疗

阳事之举,赖君火之动,营气不足,阴阳失和,卫失固外,营不内守,心气不宁,营卫之气不能濡养宗筋,故阴茎欲举不能或举而不坚,患者常自汗出,行房时汗出甚,心慌气喘,事后精液自流,常伴头项强痛或腰背酸痛,怕风、怕冷,脉浮等营卫不调之症。治以桂枝加龙骨牡蛎汤调和营卫、宁心固精。

太阳蓄水证:膀胱为水腑,与阴茎相通,病邪循经入腑,以致膀胱气化失职,水道失调,则水湿停蓄,浸淫宗筋,宗筋弛纵而不举。故阳痿小便不利,少腹胀急,渴欲饮水、水入则吐,五苓散主之。若见尿黄,尿痛,舌质红,苔黄腻,脉数者,可用五苓散加滑石、车前草、金钱草清热利湿。

太阳蓄血证:邪热循经深入下焦,热伤血络,血蓄于内,停蓄下焦,瘀阻血络,血行不畅,使阴茎充血障碍,久则痿而不举。故见少腹结急,阴茎根部疼痛,烦躁不安,健忘,舌有瘀点或紫斑,脉沉涩或沉结,桃仁承气汤主之。

2. 从阳明论治

《素问·痿论》曰:"治痿独取阳明。"《临证指南医案》曰:"阳明虚则宗筋纵,盖胃为水谷之海,纳食不旺,精气必虚,况男子外肾,其名为势,若谷气不充,欲求其势之雄壮坚举,不亦难乎?治惟通补阳明而已。"胃家实、燥热盛是阳明病机,兼有夹湿、伤阴等证。阳明胃热,常见于素体火旺、嗜食辛热之人,胃热炽聚,受纳功能失调,胃气耗伤,致气血不足,宗筋失润,逐致阳痿,症见胃脘嘈杂不适、灼痛,纳食不馨,消谷善饥,口干,舌燥,大便干结,舌质红,苔黄少津,脉洪而数,白虎汤主之。若伤阴者,则宜白虎加人参汤或麦门冬汤。若胸中烦躁懊恼,虚烦不得眠,栀子豉汤主之。

阳明湿热证:《素问·生气通天论》曰:"湿热不攘大筋软短,小筋弛长,软短为拘,弛长为痿。"湿热可以致痿,此证多数患者常吃肥腻之品,恣嗜烟酒,损伤脾胃,脾胃受损,湿浊内生,日久化热,或阳明热盛与湿邪相合,或外受湿热,聚于中焦。湿热交蒸于内,浸淫宗筋,宗筋弛纵不收发为阳痿,其人胁胀脘痞,身体困重,阴囊潮湿,小便短赤,大便不爽,苔黄而腻,脉濡数,可用茵陈蒿汤或龙胆泻肝汤主之。

3. 从少阳论治

邪犯少阳,胆火上炎,枢机不运,经气不利,出现口苦,咽干,目眩,往来寒热,胸胁苦满,神情默默,不欲饮食,心烦喜呕,脉弦等症。本病既不在太阳之表,亦非阳明之里,为半表半里证,其治疗原则以和解为主,小柴胡汤是其代表方。由于胆气郁结,气血失于条畅,致宗筋失养而痿。本证好发于性格内向之人,阳痿发生每与情绪变化有关,常伴胸胁苦满,喜太息,神情默默,不欲饮食,少腹睾丸胀闷不舒,苔薄,脉弦。治当疏泄少阳之郁以调畅气血,可用小柴胡汤或逍遥散主之。

4. 从太阴论治

太阴病属脾虚寒湿,脾主运化,脾虚邪陷以致中阳不振,寒湿不化,气机阻滞,升降失常,太阴与阳明同居中焦,关系十分密切,其病变可在一定条件下相互转化,阳明病因清下太过,可损伤脾阳,使病情向太阴方面转化,故有"实则阳明,虚则太阴"之说。在病理状态下,如脾胃素虚,寒湿内阻,或寒湿直犯中焦,或三阳病误治失治,均可损伤脾阳,运化失职,以致气血不足,宗筋失养而阳痿。本病多发于脑力劳动者或久病之后。患者除阳痿之外尚有一派脾虚气血不足之象:食欲不振,肢倦神疲,头重身困,大便不实,夜寐不安,面色无华,舌淡脉弱等,可用理中汤温补脾阳,加温肾壮阳之品。如脾虚生痰,痰湿下注,聚于宗筋,气血受阻而致阳痿。本病多发于平素恣食肥甘,形体肥胖之人,此类患者形体看似笃实,但时常欲念甚旺却阴茎举不从心,或有胸闷恶心,喉间痰滞,舌苔白腻,脉滑。治宜健脾燥湿、化痰利窍,可用理中汤合二陈汤主之。

5. 从少阴论治

少阴属心肾两脏,心主血主火,肾藏真阴真阳之气。邪入少阴,多为心肾虚衰、气血不足的病变,故出现脉微细,但欲寐。因阳气不足,无力鼓动血行,故脉微;阴血不足,脉道不充则脉细。但欲寐是指精神萎靡不振而似睡非睡,疲惫模糊的状态,为心肾虚衰、气血不足、精神失养所致。由于致病因素和体质的不同,故少阴病有从阴寒化和从阳热化两类证型。

阳虚寒化证:自张景岳提出阳痿"火衰者十居七八"之论后,后世治阳痿多从肾阳虚衰论。阳虚寒化证是由心肾阳气虚衰、邪从寒化、阴寒内盛所致,以无热恶寒,身蜷,呕吐,下利清谷,四肢厥逆,精神萎靡,小便清白,脉沉微,舌淡苔白等为主要脉证。若阴寒之邪太盛,逼迫虚阳浮越于外,还可出现面赤,躁扰不宁,反不恶寒等真寒假热征象。阳虚寒化证多见于房劳过度或手淫,或禀赋不足的人,久病之后致真阳耗损,命门火衰而生本病,患者阴茎完全不能勃起,萎缩不动,性欲减退。治以四逆汤加温肾壮阳之品。

阴虚热化证:多由心肾阴液不足,虚热内生,邪从热化,以致阴虚于下,心火亢于上而形成。以心烦不得眠,口燥咽痛,舌红少苔,脉细数等为主要脉证。多由房事不节,恣情纵欲,或手淫过度,致肾精亏损,虚热内生,宗筋被灼而生阳痿。其特点是阳事不举,头晕目眩,夜寐不宁,多梦,精神疲惫,五心烦热,小溲短赤,腰酸膝软,舌红,少苔,脉细数。治疗可用黄连阿胶汤或知柏地黄汤。

6. 从厥阴论治

在十二经脉中,独足厥阴之脉入毛中、循阴器。《灵枢·经筋》曰:"足厥阴之筋,其病⋯⋯阴器不用,伤于内则不起,伤于寒则缩入,伤于热则纵挺不收。"故阳痿一病,与厥阴关系密切,肝主筋、藏血,邪侵厥阴,则肝失条达,肝气郁结,疏泄失职,阴阳之气不能相互贯通,即"阴阳之气不相顺接"。寒邪内盛,阳气衰微,留滞肝脉不去,则血行不畅,宗筋失养而痿。此证可见于冬季水上作业,或夜间工作的体力劳动者,以及素体阳虚受寒、肝气郁结者,多伴阴囊紧缩,少腹痛引睾丸及阴茎根部,可见手足逆冷,脉细,干呕,吐涎沫,头痛等症,治以当归四逆汤或吴茱萸汤主之,并可酌加温肾壮阳之品。

第六章 勃起功能障碍的实验研究

第一节 勃起功能障碍的动物模型特点

一、勃起功能障碍的动物模型概述

由于人体实验的限制,直接进行勃起功能障碍的相关研究存在伦理等多方面因素的影响。因此各种勃起功能障碍的动物模型就扮演了重要角色,这在研究勃起功能障碍的机制方面发挥了重大作用。各种动物模型用于勃起功能障碍的生理、病理、药理学等各方面的研究,有利于临床医生根据不同类型勃起功能障碍的病理生理提出更为有效的治疗措施。动物模型和动物实验结果最终都要类推到人身上,为了其合理性及有效性,动物越像人类越好,选择恰当的动物模型是研究人员首先需要考虑的问题。因此用来制作模型的动物应根据研究者的目的、经济条件和各种动物的特点而选择,常用的动物有鼠、猫、犬、兔子,甚至猴等。这些动物的阴茎各有其解剖特点,如猴的阴茎头不以尿道口为中心左右对称,左侧明显较大。猫的阴茎只有勃起时是向前的。兔子没有阴茎骨,而犬、猫、鼠、猴均有阴茎骨,犬的阴茎骨从阴茎头一直延伸到尿道球部,而猴的阴茎骨仅为约 5 mm 长的遗迹,单独位于左侧较大的海绵体前端。但决定一种动物是否适合用于勃起功能障碍的研究,主要不取决于其解剖特点,而取决于其阴茎的生理特点。

随着时间的推移,动物勃起功能障碍模型已经从大型动物变成了目前以啮齿动物为模型的黄金标准。大型动物模型,如非人类的灵长类动物,因在解剖学和生理学上都与人有相似之处,因此能够将研究发现类推至人类。大型动物的优点是体型大、组织容易获得,但会由于饲养成本高、动物的缺乏及伦理因素而受阻。

犬主要用作药物动力学研究,并被认为是研究心血管药物安全性和毒性的标准模型。但是犬的两个阴茎海绵体互不交通,而且环腺苷酸系统不是犬勃起生理调节的主要系统,不同的犬之间也有较大的差异,因此犬除了用于勃起功能障碍的药物动力学研究外,在其他方面的作用有限。

猫是研究勃起生理比较理想的动物,并在勃起功能障碍的早期研究中发挥了重大作用。因为环鸟苷酸和环腺苷酸第二信使系统在猫中都发挥作用,且与人的勃起生理中的作用十分相似。猫的阴茎体积相对较大,两侧阴茎海绵体也与人一样互相交通。由于其他有效动物模型的出现,以及猫阴茎解剖学上与人有根本性的差异,限制了这种模型的可行性。因此,猫的应用明显减少,近年仅见 Moon 等用猫作为实验动物研究钾离子通道开放剂对阴茎海绵体平滑肌收缩性的影响。

兔子也是研究勃起功能障碍的有效模型,主要用于神经生理和药理学的研究,为1型糖尿病、高胆固醇血症、代谢综合征的勃起功能障碍提供了许多重要的信息。兔子大小适宜,有种属特异性,容易管理和相对经济,更重要的是兔子的阴茎结构与人十分相似,尤其是在调节海绵体张力的神经和非神经因素方面。另外,兔子相比于猫的一个很大优点是没有阴茎骨,海绵体组织相对比较丰富。Bischoff等用清醒状态下的兔子模型研究了伐地那非对勃起功能障碍的药理学作用,避免了麻醉对药物作用的影响,而且动物可以重复使用,节约了成本。这种清醒状态下兔模型的使用将使兔在勃起功能障碍的研究方面发挥更大的作用。

目前,啮齿动物模型是勃起功能障碍研究中最常用的动物模型。其经济实惠、允许进行转基因操作,并且已经建立起许多固定完善的勃起功能障碍模型(1型、2型糖尿病性勃起功能障碍,高胆固醇血症勃起功能障碍,代谢综合征勃起功能障碍),以及具有极好的可重复性。大鼠是在勃起功能障碍研究中应用最多、最广的动物,其价格也是最适宜的,而且在盆腔、阴茎的血管及神经解剖、受体分布、性反应的感觉、运动及反射等方面都与人有较强的相似性,因此绝大多数的勃起功能障碍研究都可以用大鼠作为实验动物。值得指出的是,大鼠阴茎不同区域的组织学结构和对药物的反应是不同的,与人最具生理学相关性的是靠近阴茎海绵体脚的部分。随着现代分子生物学技术的发展,转基因或基因敲除小鼠也应用于勃起功能障碍的研究,已成功制作了一氧化氮合酶、环鸟苷酸依赖蛋白激酶、氧合血红蛋白等的基因敲除小鼠模型,并从中获得了许多重要的认识。

二、常见的勃起功能障碍动物模型

勃起功能障碍的病因错综复杂,一般根据勃起功能障碍的病因建立相应类型的动物模型,常见的勃起功能障碍动物模型主要包括以下几类。

1. 血管性勃起功能障碍动物模型

血管性病变是勃起功能障碍的主要病因,占勃起功能障碍患者的近50%。这是由于勃起功能障碍与心血管病存在共同的危险因素,包括高血压、高血脂、肥胖等。根据阴茎勃起过程的血流动力学特点,任何造成海绵体动脉供血减少的疾病均可能引起血管性勃起功能障碍,如急性血管损伤、动脉粥样硬化、动脉狭窄及心功能异常等。因此,结扎双侧髂内动脉或阴部内动脉可以建立血管性勃起功能障碍的急性模型。Abe等通过结扎新西兰家兔的髂内动脉复制了血管损伤导致的血管性勃起功能障碍模型。El-Sakka等通过腹部正中切口暴露髂血管,在手术显微镜下仔细分离髂静脉直至显露髂内动脉,然后予以结扎的方法制作了双侧髂内动脉结扎的大鼠血管性勃起功能障碍模型,其证实大鼠在结扎后的第3天海绵体内压即明显降低,而且1个月后仍不能恢复;他们还对结扎导致的病理学改变进行了初步探讨,认为这种方法制作的模型是一种可靠的血管性勃起功能障碍模型。Lee等利用这一模型研究了血管内皮生长因子对勃起功能障碍的治疗效果。Lin等则采取结扎阴部内动脉的方式在SD大鼠(大鼠的一个品系,1925年美国Sprague Dawley农场用Wistar大鼠培育而成,其毛色白化)臀部两侧区域做纵形切口,在16倍手术显微镜下分离出阴部内动脉,结扎其主干及阴茎分支。

许多病理情况如高血压、高脂血症、高胆固醇血症、动脉粥样硬化等也可导致海绵体供血不足,其主要机制都是导致海绵体供血动脉的栓塞,但是这些病理过程的发生需要较长的时间,因此模拟这些病理情况制作的勃起功能障碍模型可以称为血管性勃起功能障碍的慢性模型。高脂血症和高胆固醇血症的勃起功能障碍模型的建立以高脂饮食为主,Huang报道了用含2％胆固醇和10％猪油的高脂饮食喂养大鼠5个月后,大鼠不但存在血脂异常,还表现出显著的勃起功能障碍。Bakircioglu等用1％胆固醇饮食喂养大鼠4个月的方法制作了高脂血症勃起功能障碍大鼠模型,并用这一模型研究了某种中草药混合物对勃起功能障碍的治疗作用。Azadzoi等认为这种方法制作勃起功能障碍模型的机制是海绵体的慢性缺血导致了收缩类花生四烯酸产物的增加和损坏了一氧化氮通路介导的海绵体平滑肌松弛反应。国外学者采用喂饲新西兰大白兔低含量胆固醇(0.5％胆固醇)和球囊髂内动脉去内皮化并饲养16～18周的方法建立动脉粥样硬化性勃起功能障碍模型。

高血压与勃起功能障碍可能拥有着共同的危险因素,临床上可将勃起功能障碍看作是尚未被诊断的早期高血压的一种警报标志,流行病学研究也表明高血压人群勃起功能障碍的发病率为27％～36％,是普通人群的2倍。研究发现,高血压大鼠模型海绵体组织发生了显著的形态学变化,海绵体平滑肌异常增生,使阴茎动脉管壁增厚、管腔狭窄,导致勃起时血液灌注减少引起勃起功能障碍。Labazi等以植入微量渗透泵的方式建立了血管紧张素 II 诱导的高血压勃起功能障碍模型,他们在无菌条件下将 SD 大鼠麻醉并植入微量渗透泵,通过持续泵入血管紧张素 II 使其血压显著上升,进而导致其海绵体血管过度收缩,最终引起勃起功能障碍。

L – NAME 是一种 L -精氨酸同构物质,已被广泛应用于抑制一氧化氮的合成,慢性给药可引起高血压等心血管病变。Gur 等以连续 4 周 L – NAME 口服给药的方式成功诱导了SD 大鼠的高血压性勃起功能障碍模型,此法造模成功率高,但有药物剂量不明确等缺点。有国内学者在综合传统方法的基础上进行探索创新,发现通过使用高脂饲料喂养新西兰家兔的同时用球囊导管扩张髂内动脉的方法,可以加速血管性勃起功能障碍模型的形成,并可使粥样硬化病变定位于双侧髂内动脉。

2. 神经性勃起功能障碍动物模型

由于勃起的神经传导通路损害导致勃起功能障碍,称为神经性勃起功能障碍。海绵体神经又称为勃起神经,是调控勃起的最重要的周围神经,因此也成为制作神经性勃起功能障碍的首选神经。外伤、手术或其他医源性因素如脊髓损伤或手术、骨盆骨折合并尿道外伤、周围神经的损伤如膀胱癌、前列腺癌、结直肠癌等盆腔肿瘤根治术中易损伤海绵体神经或阴部神经,破坏神经通路引起勃起功能障碍。因此可通过切断、冷冻或挤压损伤单侧或双侧海绵体神经制作此类模型。

常用的神经性勃起功能障碍模型制作方法是损伤调节勃起功能的神经,如单侧或双侧海绵体神经的切断、冷冻或挤压损伤。在临床上,前列腺手术后并发的勃起功能障碍就是由于海绵体神经损伤所致。有人用干冰冷冻单侧海绵体神经的方法制作神经性勃起功能障碍模型,其发现冷冻所造成的海绵体神经损伤在 1 个月时的显著病理生理改变于第 3 个月时有所恢复,并且伴随着一氧化氮合酶的相应变化。

挤压模型可通过镊子、止血钳和动脉夹等器械对中枢神经进行机械压迫制作,这种手术方式类似于保留神经的盆腔肿瘤根治术,由于 SD 大鼠的海绵体神经分布与人类相似,均位于主骨盆神经节(major pelvic ganglion,MPG)下方,模拟手术损伤该区域导致的勃起功能障碍较为可行。Sezen 等使用镊子挤压大鼠海绵体神经 15 s 建立中枢神经损伤模型,结果显示该大鼠模型海绵体内压降低,阴茎背神经神经型一氧化氮合酶含量减少。Hsieh 等则用止血钳对 SD 大鼠的中枢神经进行持续 2 min 的压迫。El-Sakka 等介绍了另一种建模方法,他们用含有干冰的一次性离心管冷冻单侧海绵体神经,与挤压伤类似,此法不会破坏神经鞘;而神经鞘可以提供轴突再生时到达靶组织所需的通路,有助于勃起功能的恢复。结果显示冷冻所造成的海绵体神经损伤于第 3 个月时有所恢复,并伴有神经型一氧化氮合酶的相应变化。

相比于上述方法,切断中枢神经则是一种模拟中枢神经严重损伤的神经性勃起功能障碍模型,切断中枢神经后,神经鞘的连续性中断,无法形成再生轴突的神经通路,从而造成不可逆的损伤。Mullared 等做下腹正中切口,在显微镜下分离出主骨盆神经节,用手术剪在距离其 5 mm 左右处直接切断中枢神经复制了该模型。Jin 等比较了挤压中枢神经和切断中枢神经两种方法的差异,发现切断中枢神经引起的勃起功能障碍长达 12 周,而挤压中枢神经造成的勃起功能障碍仅持续 4 周。

除损伤调控勃起的周围神经外,一些学者还尝试损伤脊髓勃起和射精反射中枢建立勃起功能障碍动物模型,主要选择损伤第 8 胸椎(T_8)、第 10 胸椎(T_{10})脊髓水平,Allard 等在 C57BL/6 小鼠背部中线做一切口,通过咬骨钳去掉连接第 7 胸椎(T_7)和 T_8 的膜,并用剪刀横断脊髓,随后出现了类似于射精的节律性球海绵体肌收缩和阴茎勃起。结果显示,与具有完整脊髓的动物相比,脊髓横断后的小鼠勃起反应增强,球海绵体肌的肌电图动作电位幅度增加。Rivas 等则选择 T_{10} 作为损伤水平,并发现损伤后的海绵体内压显著增高。

3. 内分泌性勃起功能障碍动物模型

男性性功能障碍与内分泌功能紊乱密切相关,性腺功能减退症、甲状腺功能亢进、高催乳素血症及糖尿病均可引起勃起功能障碍。目前研究较多的内分泌性勃起功能障碍模型是糖尿病大鼠勃起功能障碍模型,经典的方法是用链脲佐菌素(streptozotocin,STZ)诱导的大鼠模型。其给药途径多样,可以皮下、腹腔或静脉给药,剂量为 35~75 mg/kg。此法具有成本低、操作简单快捷等特点,但是也需要掌握剂量,剂量过大会引起其他器官的损伤而导致实验动物死亡;剂量过小则诱发率降低,造成动物浪费,若不慎将药物注入大鼠肠道则会导致动物死亡。近几年随着基因技术的发展,开始出现利用基因敲除技术复制的 1 型糖尿病动物模型。Melman 还介绍了大部分胰腺切除诱导的糖尿病性勃起功能障碍鼠模型及其基因模型 BBZ/WOR(非胰岛素依赖型糖尿病模型)和 BB/WOR(胰岛素依赖型糖尿病模型)。胰腺切除一般选用较大的实验动物,如犬和兔子等,相比于注射链脲佐菌素,其操作较为复杂,在建立糖尿病性勃起功能障碍动物模型的实验中应用较少。链脲佐菌素诱导的模型应用价值最大,相比于大部分胰腺切除的方法其操作相对简单,相比于基因模型,链脲佐菌素模型神经病理改变更为明显,因而得到广泛应用。另外,由于家兔相对于大鼠有较多优点,四氧嘧啶(alloxan)诱导的糖尿病家兔模型近年得到了广泛应用,Abidu-Figueiredo 等采用四氧嘧啶耳缘静脉注射的方式建立了糖尿病性勃起功能障碍兔子模型,四氧嘧啶注射的起始剂量为 100 mg/kg,为了防止首次注射后导致的低血糖,一般在注射后 24 h 内给予 10%葡萄糖饮水,造模成功的标志通常为空腹血糖大于 126 mg/dL。

2 型糖尿病的建模方法则略为复杂,Albersen 等通过对 SD 大鼠进行低剂量的链脲佐菌素腹腔注射合并喂养高脂饮食,建立起 2 型糖尿病相关的勃起功能障碍模型,大鼠通常在糖尿病诱导 12 周后出现勃起功能障碍,可测得阴茎神经型一氧化氮合酶表达降低,平滑肌与胶原纤维比值降低等反映勃起功能障碍的指标。他们认为此法能较好地模拟人类糖尿病性勃起功能障碍的进展过程,并指出这种动物模型比其他大鼠模型更可行。缺点是实验成本较高,造模时间较长,在此基础上同时给予实验动物少量链脲佐菌素,破坏一部分胰岛 B 细胞,可缩短造模时间,成功诱导出接近人类 2 型糖尿病的动物模型。

性腺功能减退症也是内分泌性勃起功能障碍的病因之一,性腺分泌的雄激素(如睾酮)是阴茎正常勃起的重要因素,对男性的生长发育和维持第二性征起到了不可替代的作用,性腺功能减退症、雄激素合成减少或作用障碍等引起雄激素水平下降的疾病均能导致勃起功能障碍。目前国内外学者基本采用手术或药物去势的方式建立雄激素减少的动物模型。主要方法为将大鼠麻醉固定后,在阴囊处做前正中线切口,暴露睾丸,分离并结扎输精管后行睾丸切除术。Baba 等通过去势的方法制作内分泌性勃起功能障碍模型,研究了睾酮对一氧化氮通路的影响,但应用这种方法进行的研究并不多。其他类型的内分泌性勃起功能障碍模型研究较少。

4. 心理性勃起功能障碍动物模型

心理性勃起功能障碍动物模型是一种研究人类勃起功能障碍发病的理想模型,但由于人的心理活动较为复杂,在动物身上模拟人类的精神心理因素十分困难。

Brien 等成功地建立了性行为焦虑导致的心理性勃起功能障碍模型,并利用这一模型研究发现,焦虑时的交感神经系统过度兴奋是心理性勃起功能障碍的重要原因。我国的王秋林等采用重复悬吊加激惹的方法来建立心理性勃起功能障碍动物模型,结果模型组大鼠在造模 1 周时性活动能力开始下降,造模 2 周后,模型组大鼠骑乘潜伏期、插入潜伏期明显延长,射精潜伏期明显缩短,插入次数明显减少,性活动的发生率也明显降低。人类复杂的精神心理因素很难在动物身上模拟,要建立一种"纯粹"的心理应激动物模型还需解决很多问题。

5. 老年性勃起功能障碍动物模型

有研究报道男性体内睾酮分泌水平随年龄增长而逐渐降低,睾酮水平降低会出现一系列症状,如乏力、情绪低落、肌力减退、性功能减退等,勃起功能障碍是其主要表现之一。此类与增龄相关的勃起功能障碍模型可直接筛选有勃起功能障碍的老年大鼠。刘波等发现衰老大鼠阴茎组织诱导型一氧化氮合酶表达增多,细胞凋亡现象明显增加,认为衰老可能是老年性阴茎勃起功能障碍的机制之一。

6. 其他勃起功能障碍动物模型

慢性肾功能衰竭(chronic renal failure,CRF)亦能引起勃起功能障碍,目前认为勃起功能障碍与慢性肾功能衰竭所致的神经及血管病变有关。吴建军等采用目前应用最广的一种慢性肾功能衰竭造模方法,5/6 肾脏切除术,成功建立大鼠慢性肾功能衰竭模型。其认为慢性肾功能衰竭患者可能由于内皮细胞功能结构损害,引起勃起组织对副交感神经递质乙酰胆碱不敏感,使一氧化氮合成减少,导致一氧化氮-环鸟苷酸信号通路缺陷及平滑肌细胞数目减少和结构功能损害,直接影响平滑肌的舒张功能而导致勃起功能障碍。

低氧血症患者有较高的勃起功能障碍发病率,海绵体长期慢性缺氧可发生纤维化,可能是最终导致勃起功能障碍的原因之一。鹿占鹏等将 SD 大鼠置于密闭低氧舱中饲养,舱内按照预定值充入氮氧混合气体,形成 10% 氧浓度的常压低氧环境,6 周后成功地制作出低氧勃起功能障碍动物模型,并发现低氧分压致大鼠勃起功能受损和神经型一氧化氮合酶、内皮型一氧化氮合酶的表达下降有关。

第二节　勃起功能障碍动物模型的勃起功能检测及评价方法

如何筛选勃起功能障碍动物模型并对其进行检测和评价也是勃起功能障碍研究中十分重要的一环。但实际上勃起功能障碍动物模型检测及评价方法较少,足以证明检测和评价阴茎勃起功能较为困难,目前常见的检测和评价方法有以下几种。

1. 交配试验

交配试验仍是现阶段研究勃起功能障碍的常见手段之一,其简便快速,但有一定的局限性,即便能正常勃起的大鼠交配试验也可为阴性。具体操作为将雄性实验大鼠和处在发情期的雌性实验大鼠置于同一笼内,周围环境安静、光线明显,适应环境 10 min 后,观察30 min 或至第一次性交成功为止。国内外某些研究建立了数个交配参数评价其勃起功能,如爬高潜伏期、爬高次数、插入次数、插入潜伏期和射精潜伏期等。但阴茎勃起只是上述参数的影响因素之一,即使是具有正常勃起功能的动物,由于缺乏主动性,也会影响上述交配参数。

2. 直接观察性行为

国内大部分学者常选用药物诱导勃起并直接观察性行为的方式,如皮下注射阿扑吗啡(apomorphine,APO),或海绵体内注射罂粟碱等,此方式较为简便。以雄性 SD 大鼠为例,一般操作方法为先将雄性大鼠放在观察箱中适应 10 min,灯光调暗,室内保持安静,然后将浓度为 80 μg/kg 的阿扑吗啡注射于大鼠颈项皮肤松弛处。常观测的指标为记录 30 min 内的勃起次数。阴茎头充血及末端阴茎体出现即可算作勃起 1 次。待成功诱导勃起后,通过观察大鼠的各种性行为如伸展肢体、打呵欠,从而检测、评价其阴茎的勃起功能,但是这种勃起测量和评价方法受观察者主观因素影响较大,是其不足之处。

3. 海绵体测压试验

测量动物模型的海绵体内压是评价和筛选勃起功能障碍动物模型的主要手段。该法最早由 Lewis 等在公牛的实验中采用。测量海绵体内压主要采用穿刺测压法,以大鼠海绵体穿刺测压为例,实验前需将生理记录仪的压力传感器与肝素化的注射器和静脉输液针连接,随后将动物麻醉,仰卧位,四肢固定,在动物下腹正中切口,手术暴露海绵体组织及海绵体白膜,用静脉输液针穿刺,固定后连接压力感受器,由生理记录仪记录海绵体内压变化曲线,同时采用电刺激诱发阴茎勃起。除穿刺测压法之外,随着传感器小型化技术和无线传输技术的发展,通过植入遥测装置持续监测海绵体内压能克服早期穿刺测压法的一些缺点,使海绵体内压能更稳定、持续、可靠地反映动物各种生理状况下勃起功能的情况。

4. 肌电图图谱

测量动物性行为时,肌电图图谱也是评价勃起功能的方法之一。Miura 等发现大鼠在进行不同性行为时,其坐骨海绵体肌与球海绵体肌的肌电图图谱不同。一般方法为事先将电极埋于大鼠坐骨海绵体肌与球海绵体肌的肌体,待大鼠勃起时记录肌电图图谱来评价其勃起功能。

5. 其他检测及评价方法

除了上述常见的检测评价方法,还有学者采用彩色多普勒双功能超声评价阴茎勃起功能,Khodari 等利用激光多普勒监测 SD 大鼠全身和阴茎血流。海绵体动脉的血流量与勃起功能密切相关,因此以彩色多普勒双功能超声检测阴茎的血流变化可间接反映阴茎的勃起功能。Khodari 及团队还在注射阿扑吗啡诱发阴茎勃起前后用硬度计测量大鼠的阴茎硬度,此法能直观反映其勃起功能,但直接测量阴茎硬度操作难度较大,一般应用于较大的实验动物,随着该模型动物趋于小型化,硬度计的应用也越来越少。

综上所述,各种勃起功能障碍动物模型的出现与应用,在勃起生理与勃起功能障碍的研究中发挥了重大作用。由于每种模型都有其研究的侧重点和局限性,因此需要了解常用模型的优缺点以便合理选择各类模型。

参 考 文 献

陈斌,王益鑫,黄旭元,等.2006.血管性勃起功能障碍动物模型的建立.中国男科学杂志,20(3):11-17.

崔险峰,张云山,邢俊平.2006.阴茎勃起动物模型的建立和监测研究进展.山西医药杂志,35(10):907,908.

郭应禄,胡礼泉.2004.男科学.北京:人民卫生出版社,568.

刘波,刘继红,王涛,等.2006.衰老对大鼠阴茎组织诱导型一氧化氮合酶的表达和细胞凋亡的影响.中华男科学杂志,12(3):251-253,257.

鹿占鹏,于大鹏.2007.低氧分压对大鼠勃起功能的影响.中国男科学杂志,21(3):24-26.

颜俊锋,吕伯东.2016.阴茎海绵体内压测定技术在阴茎勃起功能障碍动物模型中的应用.中华男科学杂志,22(4):352-355.

虞海峰,陈昭典.2004.糖尿病勃起功能障碍的研究进展.杭州医学高等专科学校学报,25(2):76-78.

赵善坤,康然,刘路浩,等.2015.改良阴茎海绵体穿刺法在大鼠阴茎海绵体内压测定中的应用研究.中华泌尿外科杂志,36(12):941-945.

Abe Y, Hotta Y, Okumura K, et al. 2012. Temporal changes in erectile function and endothelium-dependent relaxing response of corpus cavernosal smooth muscle after ischemia by ligation of bilateral internal iliac arteries in the rabbit. Journal of Pharmacological Science,120(3):250-253.

Abidu-Figueiro M, Ribeiro I C, Chagas M A, et al. 2011. The penis in diabetes: structural analysis of connective tissue and smooth muscle alterations in a rabbit model. BJU international,108(3):400-404.

Albersen M, Lin G, Fandel T M, et al. 2011. Functional, metabolic, and morphologic characteristics of a novel rat model of type 2 diabetes-associat erectile dysfunction. Urology,78(2):476. e1-476. e8.

Allard J, munds N J. 2008. Reflex penile erection in anesthetiz mice: an exploratory study. Neuroscience,155(1):283-290.

Azadzoi K M, Krane R J, Saenz de Tejada I, et al. 1999. Relative roles of cyclooxygenase and nitric oxide synthase pathways in ischemia-induced increased contraction of cavernosal smooth muscle. The Journal of Urology,161(4):1324-1328.

Azadzoi K M, Siroky M B, Goldstein I. 1996. Study of etiologic relationship of arterial atherosclerosis to corporal veno-occlusive dysfunction in the rabbit. The Journal of Urology, 155(5): 1795 – 1800.

Baba K, Yajima M, Carrier S, et al. 2000. Delayed testosterone replacement restores nitric oxide synthase-containing nerve fibres and the erectile response in rat penis. BJU International, 85(7): 953 – 958.

Bakircioglu M E, Hsu K, El-Sakka A, et al. 2000. Effect of a Chinese herbal medicine mixture on a rat model of hypercholesterolemic erectile dysfunction. The Journal of Urology, 164(5): 1798 – 1801.

Behr-Roussel D, Bernabe J, Compagnie S, et al. 2002. Distinct mechanisms implicated in atherosclerosis-induced erectile dysfunction in rabbits. Atherosclerosis, 162(2): 355 – 362.

Besiroglu H, Otunctemur A, Ozbek E. 2015. The relationship between metabolic syndrome, its components, and erectile dysfunction: a systematic review and a meta-analysis of observational studies. The Journal of Sexual Medicine, 12(6): 1309 – 1318.

Binmoammar T A, Hassounah S, Alsaad S, et al. 2016. The impact of poor glycaemic control on the prevalence of erectile dysfunction in men with type 2 diabetes mellitus: a systematic review. JRSM open, 7(3): 2054270415622602.

Bischoff E, Niewoehner U, Haning H, et al. 2001. The oral efficacy of vardenafil hydrochloride for inducing penile erection in a conscious rabbit model. The Journal of Urology, 165(4): 1316 – 1318.

Bischoff E. 2001. Rabbits as models for impotence research. International Journal of Impotence Research, 13 (3): 146 – 148.

Brien S E, Smallegange C, Gofton W T, et al. 2002. Development of a rat model of sexual performance anxiety: effect of behavioural and pharmacological hyperadrenergic stimulation on APO-induced erections. International Journal of Impotence Research, 14(2): 107 – 115.

Burnett A L, Johns D G, Kriegsfeld L J, et al. 1998. Ejaculatory abnormalities in mice with targeted disruption of the gene for heme oxygenase – 2. Nature Medicine, 4(1): 84 – 87.

Derby C A, Mohr B A, Goldstein I, et al. 2000. Modifiable risk factors and erectile dysfunction: can lifestyle changes modify risk?. Urology, 56(2): 302 – 306.

Elsakka A I, Hassan M U, Selph C, et al. 1998. Effect of cavernous nerve freezing on protein and gene expression of nitric oxide synthase in the rat penis and pelvic ganglia. The Journal of Urology, 160(6Pt1): 2245 – 2252.

El-Sakka A, Yen T S, Lin C S, et al. 2001. Traumatic arteriogenic erectile dysfunction: a rat model. International Journal of Impotence Research, 13(3): 162 – 171.

Feldman H A, Goldstein I, Hatzichristou D G, et al. 1994. Impotence and its medical and psychosocial correlates: results of the Massachusetts male aging study. The Journal of Urology, 151(1): 54 – 61.

Gratzke C, Angulo J, Chitaley K, et al. 2010. Anatomy, physiology, and pathophysiology of erectile dysfunction. The Journal of Sexual Medicine, 7(2): 445 – 475.

Gur S, Kadowitz P J, Gurkan L, et al. 2010. Chronic inhibition of nitricoxide synthase induces hypertension and erectile dysfunction in the rat that is not reversed by sildenafil. BJU International, 106(1): 78 – 83.

Hamdan F B, Al-matubsi H Y. 2009. Assessment of erectile dysfunction in diabetic patients. International Journal of Andrology, 32(2): 176 – 185.

Hatzimouratidis K, Giuliano F, Moncada I, et al. 2016. EAU guidelines on erectile dysfunction, premature ejaculation, penile curvature and priapism. European Accociation of Urology, 46.

Hedlund P, Aszodi A, Pfeifer A, et al. 2000. Erectile dysfunctionin cyclic GMP-dependent kinase I-deficient mice. Proceedings of the National Academy of Sciences of the United States of America, 97(5): 2349 – 2354.

Hellstrom WJ. 2001. Functional measurements of penile erection in feline, canine and primate animal models. International Journal of Impotence Research, 13 (3): 149,150.

Hsieh P S, Bochinski D J, Lin G T, et al. 2003. The effect of vascular endothelial growth factor and brain-deriv neurotrophic factor on cavernosal nerve regeneration in a nerve-crush rat model. BJU international, 92(4): 470 – 475.

Huang Y C, Ning H, Shindel A W, et al. 2010. The effect of intracavernous injection of adipose tissue-deriv stem cells on hyperlipidemia-associat erectile dysfunction in a rat model. The Journal of Sexual Medicine, 7(4Pt1): 1391 – 1400.

Jackson G, Montorsi P, Adams M A, et al. 2010. Cardiovascular aspects of sexual medicine. The Journal of Sexual Medicine, 7(4): 1608 – 1626.

Jin H R, Chung Y G, Kim W J, et al. 2010. A mouse model of cavernous nerve injury-induc erectile dysfunction: functional and morphological characterization of the corpus cavernosum. The Journal of Sexual Medicine, 7 (10): 3351 – 3364.

勃起功能障碍的中西医结合治疗

Kapoor M S, Khan S A, Gupta S K, et al. 2015. Animal models of erectile dysfunction. Journal of Pharmacological & Toxicological Methods, 76: 43 - 54.

Khodari M, Souktani R, Le Coz O, et al. 2012. Monitoring of erectile and urethral sphincter dysfunctions in a rat model mimicking radical prostatectomy damage. The Journal of Sexual Medicine, 9(11): 2827 - 2837.

Kriegsfeld L J, Demas G E, Huang P L, et al. 1999. Ejaculatory abnormalities in mice lacking the gene for endothelial nitric oxide synthase (eNOS－/－). Physiology & Behavior, 67(4): 561 - 566.

Kubin M, Wagner G, Fugl-Meyer A R. 2003. Epidemiology of erectile dysfunction. International Journal of Impotence Research, 15(1): 63 - 71.

Labazi H, Wynne B M, Tostes R, et al. 2013. Metformin treatment improves erectile function in an angiotensin Ⅱ model of erectile dysfunction. The Journal of Sexual Medicine, 10(9): 2154 - 2164.

Lee M C, El-Sakka A I, Graziottin T M, et al. 2002. The effect of vascular endothelial growth factor on a rat model of traumatic arteriogenic erectile dysfunction. J Urol, 167(2Pt1): 761 - 767.

Lewis J E, Walker D F, Beckett S D, et al. 1968. Blood pressure within the corpus cavernosum penis of the bull. Reproduction, 17(1): 155,156.

Li H, Dubocq F, Jiang Y, et al. 1999. Effect of surgically induc varicocele on testicular blood flow and Sertoli cell function. Urology, 53(6): 1258 - 1262.

Lin C S, Ho H C, Gholami S, et al. 2001. Gene expression profiling of an arteriogenic impotence model. Biochemical and biophysical research communications, Biochem Biophys Res Commun, 285(2): 565 - 569.

Melman A. 2001. Pathophysiologic basis of erectile dysfunction. What can we learn from animal models. International Journal of Impotence Research, 13(3): 140 - 142.

Miura T, Kondo Y, Akimoto M, et al. 2001. Electromyography of male rat perineal musculature during copulatory behavior. Urologia Internationalis, 67(3): 240 - 245.

Moon D G, Byun H S, Kim J J. 1999. A KATP-channel opener as a potential treatment modality for erectile dysfunction. BJU International, 83(7): 837 - 841.

Morales A, Buvat J, Gooren L J, et al. 2010. Endocrine aspects of sexual dysfunction in men. J Sex M, 1(1): 69 - 81.

Mulhall J P, Verma N, Deveci S, et al. 2014. Sildenafil citrate improves erectile function after castration in a rat model. BJU International, 113(4): 656 - 661.

Mullerad M, Donohue J F, Li P S, et al. 2006. Functional sequelae of cavernous nerve injury in the rat: Is there model dependency. The Journal of Sexual Medicine, 3(1): 77 - 83.

Park J K, Lee S O, Cui W S, et al. 2005. Activity of angiotensin peptides in clitoral cavernosum of alloxan induc diabetic rabbit. European Urology, 48(6): 1042 - 1050.

Pereira V A, Abidu-Figueiro M, Pereira-Sampaio M A, et al. 2013. Sinusoidal constriction and vascular hypertrophy in the diabetes-induc rabbit penis. International Braz J Urol, 39(3): 424 - 431.

Rivas D A, Chancellor M B, Huang B, et al. 1995. Erectile response to topical, intraurethral and intracorporal pharmacotherapy in a rat model of spinal cord injury. The Journal of Spinal Cord Medicine, 18(4): 245 - 250.

Salonia A, Castagna G, Antonino Saccà, et al. 2012. Is Erectile Dysfunction a Reliable Proxy of General Male Health Status? The Case for the International Index of Erectile Function — Erectile Function Domain. The Journal of Sexual Medicine, 9: 2708 - 2715.

Seidman S N. 2003. The aging male: androgens, erectile dysfunction, and depression. The Journal of Clinical Psychiatry, 64(10): 31 - 37.

Sezen S F, Hoke A, Burnett A L, et al. 2001. Immunophilin ligand FK506 is neuroprotective for penile innervation. Nature Medicine, 7(10): 1073,1074.

Shim H J, Lee E J, Kim J H, et al. 2001. Subacute toxicities and toxicokinetics of a new erectogenic, DA - 8159, after single and 4 - week repeated oral administration in dogs. Biopharmaceutics & Drug disposition, 22(3): 109 - 117.

Smith A D. 1988. Psychologic factors in the multidisciplinary evaluation and treatment of erectile dysfunction. The Urologic Clinics of North America, 15(1): 41 - 51.

第七章 不同勃起功能障碍

第一节 心理性勃起功能障碍

勃起功能障碍根据病因可分为心理性勃起功能障碍、器质性勃起功能障碍和混合性勃起功能障碍三大类,本节重点讨论心理性勃起功能障碍的相关问题。

一、心理性勃起功能障碍的定义

勃起功能障碍是指男性持续或反复不能达到或维持阴茎勃起以完成满意的性生活。心理性勃起功能障碍是指因心理因素造成的持续或反复不能达到或维持阴茎勃起以完成满意的性生活。

勃起功能障碍的患者中85%~90%具有心理性勃起功能障碍,其中部分患者可能合并器质性因素,即混合型勃起功能障碍,如临床上看到许多年轻人主诉勃起功能障碍,详细检查可发现其合并慢性前列腺炎,而更多的患者以慢性前列腺炎就诊,详询病史发现相当一部分人合并勃起功能障碍。

二、心理性勃起功能障碍的生理和临床特点

随着生物医学模式的转变,人们对心理因素在生理、病理等多方面的作用越来越重视。现实生活中文化生活的丰富、工作节奏的改变、人际交往的变化等诸多因素的出现,对人们心理健康的影响越来越多,也越来越大。

心理学涉及人的认知、情绪、人格、行为、人际关系等多方面,其通过不同的环节影响人的精神活动。而男性的阴茎勃起通过高级神经支配,也极易受到精神因素的影响。

中国传统文化对性一直秉持禁忌、回避的态度,甚至把性看作下流、肮脏的东西。因此缺乏良好的性知识教育,谈到性就觉得羞涩,甚至谈性色变,不懂得如何享受性的愉悦,或者不懂得如何进行性交,以致在性交时不能勃起,这些都属于认知异常造成的心理性勃起功能障碍。

男性对性伴侣的态度、喜好、厌恶都会通过精神、情绪影响其勃起功能。临床上常见到男性和不喜欢或厌倦的女性性生活时表现为勃起功能障碍,而和喜欢、爱慕的女性在一起就能正常性生活就属于情绪影响的心理性勃起功能障碍。临床上可遇到夫妻双方一同来就诊,女方明显表现出对性生活的不满意,而男方寡言或否认,分别询问病史可能会得知其夫妻感情不和,男方认为已无感情可言,并非性功能障碍。对女性的敬畏、恐惧是心理性勃起

勃起功能障碍的中西医结合治疗

功能障碍的另一种形式,面对性伴侣或妻子,如果男方明显感觉自己低人一等,在某些方面如工作条件、社会地位、经济收入、形象面貌、家庭环境等劣于对方,也会产生自卑、恐惧等心理而导致勃起功能障碍。

焦虑是目前比较常见的心理异常表现之一。随着社会的发展,经济、文化、人际关系带来的差异不断加大,工作压力大、同事间发展不平衡、经济收入方面出现差别等,都是现代社会年轻人心理焦虑的原因。焦虑所造成的不良后果,除了表现在人格情绪方面外,还有较常见的表现之一就是心理性勃起功能障碍。

对某些疾病的担忧、焦虑也是临床上常见的心理性勃起功能障碍的原因。许多慢性前列腺炎的患者担心癌变、不育、经济负担等,都可诱发心理性勃起功能障碍。虽然慢性前列腺炎诱发勃起功能障碍可能是混合因素,但是详细询问会发现多数患者有晨勃,可初步判定为心理性勃起功能障碍。

不良的生活习惯也是心理性勃起功能障碍的常见原因。沉迷于网络、手机、夜生活,缺乏规律的生活活动均可引发心理性勃起功能障碍。手淫是造成心理性勃起功能障碍的另一常见原因,手淫时对外生殖器超强度的刺激及它所带来的性心理感受往往是正常性交时所没有的,久而久之,患者更乐于享受手淫,而在性生活时表现为勃起功能障碍。

多个国家的流行病学调查发现,和几十年前相比,勃起功能障碍的发生率越来越高,尤其是年轻人的发病率上升更快,而色情内容的泛滥是其原因之一。自 2007 年金赛研究所报告色情内容对性的影响以来,全世界在这一方面已做了大量研究。随着通信、信息、网络的发展,色情内容通过书刊、视频等迅速扩散,大量年轻人从不同方式接触到色情内容而深受其影响。研究显示,色情内容中离奇的性伴侣、荒诞的性心理和奇异的性感受,很难在现实中得以实现,它大大降低了现实生活中男性对性伴侣的欣赏、期待,降低了其对性的要求和欲望,因此男性或表现为勃起功能障碍,或很难达到性高潮。

总之,心理性勃起功能障碍的生理特点是生理正常而心理不正常,检查无疾病但性生活不正常,自然情况下(如睡眠状态)可勃起但性交时不勃起。

三、心理性勃起功能障碍的诊断

心理性勃起功能障碍的诊断属于排除式诊断,即对于主诉勃起功能障碍的患者,要排除器质性病变才能做出诊断。因此心理性勃起功能障碍患者的临床特点是找不到器质性勃起功能障碍的原因,但是通过详细了解病史或心理咨询、测试可发现其某些心理方面的异常。

(一) 详细询问病史

应详细询问患者的性生活史、外伤手术史、疾病及用药史、情感史。

心理性勃起功能障碍患者的性生活史特点之一是发病比较突然,或在一定诱发因素下突然发病,如因各种因素突然造成的一次性交失败可使患者产生性心理障碍而引发心理性勃起功能障碍;也可能因一次不洁性交担心感染性传播疾病而引发心理性勃起功能障碍;或因不当性交后担心对方怀孕会给对方造成伤害而诱发;或受到心理创伤而诱发,如各种事件造成忧伤、焦虑、恐惧、担忧、愤恨等。另一特点是睡眠等自然状态或手淫、臆想、色情音像刺激可勃起,但是性交时不能勃起。

外伤常是勃起功能障碍的原因,脊柱外伤、骨盆骨折、尿道外伤、颅脑外伤,以及这些外伤的手术治疗,可直接伤及与勃起有关的神经、血管而造成器质性勃起功能障碍,也有可能因外伤后对情绪、心理的影响而引发心理性勃起功能障碍,应予以鉴别。

患者的疾病及用药史也很重要,影响血管、神经功能的疾病都可能引起勃起功能障碍,如高血压、糖尿病、精神性疾病及影响勃起功能的药物,这些在相应的章中都有详细论述。

情感史对心理性勃起功能障碍的诊断非常重要,生理健康的男性和心爱的异性在一起,性生活基本上是成功、和谐的,和不喜欢的异性在一起常常会影响其性的冲动和功能。夫妻间一旦感情上产生隔阂势必影响性生活,男性的直接表现就是心理性勃起功能障碍。

(二)体格检查

全面系统的体格检查非常重要,其目的是排除与勃起功能障碍有关的神经系统、内分泌系统、心血管系统的异常及生殖器官的发育缺陷和异常。躯体神经功能障碍如偏瘫可影响勃起,简单的提睾反射、肛门括约肌反射也可反映盆底神经功能是否正常。甲状腺功能异常也有相应的体征,甲状腺功能亢进不仅可触摸到肿大的甲状腺,还可表现出突眼、心率增快等。生殖器官发育异常如小睾丸、阴茎发育异常等均可经体格检查而发现。

(三)实验室检查

实验室检查的目的也是了解并排除影响勃起功能的疾病,一般检查项目包括血、尿常规,肝肾功能,血糖,尿糖及性激素。通过这些检查可排除泌尿系统感染、糖尿病、肝肾功能不全所造成的勃起功能障碍。性激素检查则可发现睾酮低下、催乳素增高等与性激素有关的勃起功能障碍。此外,需结合患者特殊情况进行相应检查,如怀疑甲状腺功能异常者需测定甲状腺激素,血压不正常者则需检测肾素、血管紧张素、儿茶酚胺、醛固酮等。

(四)勃起功能指数评分

对于主诉为勃起功能障碍的患者,一般可依据国际勃起功能指数-5问卷评分表进行评估,患者针对表中的5个问题客观回答并评分,如总得分低于21分说明患者勃起功能异常,但是究竟属于哪一类勃起功能障碍则需进一步鉴别。

(五)夜间勃起功能检测

夜间勃起功能检测是鉴别心理性和器质性勃起功能障碍的重要手段,它是观察人在睡眠状态下勃起功能的自然反应,睡眠状态下排除了各种心理因素的干扰,勃起功能正常的人自然会有勃起,而具有器质性损害的人则可能不出现勃起。夜间勃起功能正常则说明是心理性勃起功能障碍。临床上常询问就诊者有无晨勃(就是一个简单的夜间勃起功能试验),有晨勃者初步说明其没有器质性病变。

没有夜间勃起检测设备时可使用简单的邮票试验,即睡眠前把打有花孔的两张邮票紧密粘贴在阴茎上,入睡后如有勃起则邮票花孔的薄弱处会被拉断,说明勃起反射正常,如不被拉断则说明没有勃起,可能存在器质性功能障碍。

无论是夜间勃起功能检测还是邮票试验都要注意受试者的睡眠状况,只有进入睡眠才能得到比较真实的结果,如受试者失眠或故意不睡则会影响结果的客观性。

如何正确评价和应用上述检查结果,需要对具体对象做出具体分析,部分患者属于混合型勃起功能障碍,更需区别对待。一个糖尿病患者合并勃起功能障碍,可能是器质性的,也可能是心理性的,或者是混合型的,所以对每一个患者都要具体情况具体分析,才能得出正确诊断,给予正确治疗。

(六)心理咨询及问卷调查

导致勃起功能障碍的心理因素有时是明确的,很容易在病史问诊中了解到,但是有时又是非常隐秘的,患者或医生都很难从一般对话中得到答案,有时患者还可能刻意隐瞒,此时需由心理医生进行详细的心理调查,从患者不经意的反应中寻找蛛丝马迹。

前已述及心理性勃起功能障碍的诊断是排除性诊断,需排除其他各种类型的器质性病变,所需的神经系统检查、心血管系统检查、内分泌系统检查已在器质性勃起功能障碍的相关章节中介绍,本节不再赘述。

四、心理性勃起功能障碍的治疗

心理性勃起功能障碍的治疗以心理治疗为主,药物治疗为辅,或者把药物治疗作为心理治疗的手段之一,如暗示治疗。

(一)心理治疗

我国传统医学有"心病还要心药医"之说,就是心理治疗的典范,情绪、感情等受到伤害,就要通过情绪、感情等心理因素调节。

最常见的心理伤害包括性无知、性失败造成的性恐惧,工作、生活压力造成的焦虑,人际关系造成的抑郁,感情不好造成的厌恶等。针对不同的原因要予以不同的心理疏导,帮助其克服心理障碍。对于因为性无知或性失败造成的性恐惧心理,要针对性地进行性知识教育,要让患者正确认识性和性活动,寻找失败原因并加以克服;对工作生活压力造成的焦虑要排解压力,愉快生活,加强锻炼,提高身心健康水平;对人际关系造成的抑郁,要树立正确的人生观,学会沟通,学习正确处理人际关系,正确对待自己,正确对待同事,正确处理家庭关系和夫妻感情。

心理教育、心理治疗是一门科学,但患者心理不正常时,可能不和医生沟通,不愿暴露心声,医生就更需要耐心细致地做患者的思想工作,和患者交心、交朋友,才有可能了解患者的真实思想状态和病因。

(二)性行为治疗

行为治疗是指依据条件反射原理和社会学习理论矫正人们不良行为的一种心理治疗方法,性行为治疗则是针对异常性行为采取的行为治疗,其中的行为塑造和松弛反应训练特别适用于心理性勃起功能障碍的患者。性感集中训练也有利于因性生活不和谐所造成的心理性勃起功能障碍患者。

（三）药物治疗

心理性勃起功能障碍的治疗主要是心理治疗和行为治疗,药物治疗可以作为一种辅助治疗或者暗示治疗。当患者对心理治疗信心不足时,可给予其磷酸二酯酶 V 型抑制剂(枸橼酸西地那非片、他达拉非片、盐酸伐地那非片)等做为辅助,让患者顺利地、高质量地完成性生活,从而树立信心,克服不良情绪,以恢复其正常的勃起功能。除此之外,补肾壮阳类的中草药、中成药都可用于心理性勃起功能障碍的辅助疗法。

（四）中医药治疗

中医学对人体的认识是整体的、全面的,其认为七情六欲会影响人的功能,从理论上把心理性勃起功能障碍和器质性勃起功能障碍做了完美结合。喜、怒、忧、思、悲、恐、惊是人的七种情绪变化,均会影响到眼、耳、鼻、舌、身、意的生理欲望和需求。七情和脏腑密切相关,七情分属五行而配五脏,《黄帝内经》等指出"悲哀愁忧则心动,心动则五脏六腑皆摇"、思虑伤心、愁忧伤脾、悲哀伤肝、喜乐伤肺、大怒伤肾等七情对五脏的影响。脏器功能受损必然影响到功能。针对勃起功能障碍患者的辨证施治,不同的患者需行不同的方案。常用的中成药制剂壮阳参地丸、龟龄集、建阳片等都可用于勃起功能障碍者。

祖国医学通过七情六欲和脏腑的联系,把心理-器官-功能联系到了一起,难以用西医的观点区分心理性和器质性勃起功能障碍,从整体的观点看,祖国医学对勃起功能障碍的认识更符合事物的内在联系和发展变化规律,如果我们认为心理性勃起功能障碍只是情绪、精神方面的变化,而没有器官方面的变化可能是不全面的,最近有人用磁共振波谱研究海马区 N-乙酰天冬氨酸、肌酸含量,发现心理性勃起功能障碍患者的这两种物质均明显低于正常对照者,故认为心理性勃起功能障碍可能不单纯是功能性疾病,海马区可能参与了心理性勃起功能障碍的病理生理过程,心理性勃起功能障碍可能存在潜在的病因和病理生理机制。因此,我们要充分利用现代医学科学的手段,结合传统医学的理论,全面深入研究勃起功能障碍,以不断加深对勃起功能障碍的认识,提高治疗效果。

第二节 神经性勃起功能障碍

一、神经性勃起功能障碍的定义

神经性勃起功能障碍(neurogenic erectile dysfunction,NED)是指由中枢(包括脊髓和脊髓上通路)或周围神经通路受损所引起的阴茎不能持续获得或维持足够的勃起硬度以完成满意的性生活。本病在各种勃起功能障碍中占 10%～19%。其常见的病因是帕金森病、脊髓损伤、脊柱裂,以及盆腔根治性手术等所致的支配海绵体神经的直接或间接损伤。退行性变(多发性硬化、帕金森病、多发性萎缩等)、脊柱创伤或疾病、卒中、中枢神经系统肿瘤损伤中枢神经;1 型或 2 型糖尿病、慢性肾功能衰竭、多发性神经病变、手术(骨盆或者腹膜后大手术、根治性前列腺切除术、结直肠手术等)、尿道手术(尿道狭窄成形术等)损伤周围神经。勃起功能障碍在祖国医学中被描述为阴茎萎软不举,举而不坚或坚而不久,不能达到满意的性生活,称为阳痿。祖国医学认为神经性勃起功能障碍是由不同邪气侵及机体,损伤正气所致。

在美国,脊髓损伤每年新发病例可达到 10 000 人,目前大约有 300 000 脊髓损伤后遗症的患者,其中 82% 是处于生育年龄的男性,其性功能已严重受损;我国学者郝定均对 605 例脊髓损伤男性患者调查发现,其中勃起功能正常的仅占 2.81%。先天性脊柱裂在新生儿中的发病率约为 1/1 000,这些患儿成年后通常也会出现不同程度的勃起功能障碍。Game X 的调查显示,75% 的脊柱裂和脊髓脊膜膨出患者都存在不同程度的勃起功能障碍。

目前,国内前列腺癌发病率不断上升,根治性前列腺切除术术后勃起功能障碍的发生率高达 10%~100%。因此,寻求神经性勃起功能障碍的病因与合理的治疗措施,受到越来越多学者们的关注和研究。

二、神经性勃起功能障碍的病理生理特点

为了更好地理解神经性勃起功能障碍的病理生理特点,我们先回顾一下西医有关阴茎勃起的生理过程。西医理论认为,阴茎勃起是在大脑高级中枢和脊髓低级中枢双重支配,神经、内分泌调控下以阴茎海绵体充血为特点的神经血管现象,勃起受脊髓交感、副交感神经中枢的协同控制。

勃起的高级中枢位于大脑皮质和皮质下中枢。大脑皮质中枢主要是大脑边缘系统,正常情况下,视觉、听觉、嗅觉、味觉或幻觉等兴奋冲动在大脑视前叶内侧区整合、下丘脑的室旁核调控后,传导至脊髓勃起中枢,引起心理性勃起;触觉刺激产生的兴奋冲动一部分上行传导至大脑产生感觉,另一部分直接兴奋脊髓勃起中枢,诱导反射性勃起,实现阴茎勃起的高级中枢调控,高级中枢兴奋释放的中枢神经递质主要是一氧化氮和多巴胺。

勃起的低级中枢位于胸腰髓第 11 胸椎至第 2 腰椎(T_{11}~L_2)(低级泌精中枢)和骶髓第 2 骶椎至第 4 骶椎(S_2~S_4)(低级射精运动中枢)。起源于骶髓 S_2~S_4 节段中间外侧柱的副交感节前神经(盆神经)与起源于胸髓 T_{11}~L_2 中间外侧柱的交感节前神经(下腹下神经)在盆丛汇合并交换神经元后,发出海绵体神经支配海绵体。海绵体神经的副交感神经兴奋,神经末梢释放乙酰胆碱,作用于血管内皮细胞,在一氧化氮合酶催化下释放一氧化氮,引起海绵体血管平滑肌舒张,使阴茎充血肿胀、阴茎勃起。而海绵体神经的交感神经兴奋时神经末梢释放中枢神经递质去甲肾上腺素,与 α 受体结合诱发海绵体平滑肌收缩,调控和维持阴茎疲软状态。

根据以上阴茎勃起的生理特点,神经性勃起功能障碍的病理生理变化取决于各种损伤的性质、神经受损平面和程度。损伤平面在 T_{10} 以上的完全性高位脊髓损伤以高级中枢受损的患者,由于阴茎勃起的低级中枢保留完整,所以 93%~95% 的患者可以保留反射性勃起;而大多数完全性低位脊髓损伤、先天性脊柱裂与病损侵及骶髓副交感神经中枢或勃起传出通路的患者,往往导致反射性勃起功能障碍,如脊柱裂、骶髓圆锥或马尾损伤的患者,低级副交感神经中枢或传出神经通路发育不全或结构受损,表现的就是反射性勃起功能障碍。

三、神经性勃起功能障碍的诊断

神经性勃起功能障碍的诊断与其他疾病的诊断一样，也是建立在全面的病史、系统又有重点的体格检查及必要的辅助检查基础之上的。但其诊断更重视病史和专项检查，它有全面的勃起功能量表评估与分级，来达到其诊断的三个目的：① 发现可逆的神经损伤并予以纠正；② 寻找神经性勃起功能障碍的原发疾病或神经损害的病因，并尽可能通过治疗原发病恢复勃起功能；③ 评估神经性勃起功能障碍的严重程度并指导治疗。

现将神经性勃起功能障碍诊断中的注意要点归纳如下。

1. 病史采集

重点询问患者是否存在导致神经性勃起功能障碍的病因和相关的危险因素。须明确有无伴发心血管病、高血压、高脂血症、糖尿病、代谢综合征、肝肾功能不全等疾病；有无神经系统疾病，如多发性硬化、重症肌无力、脑萎缩、睡眠障碍等；有无阴茎畸形、阴茎海绵体硬结症等前列腺与生殖系统疾病。另外一个重要方面是了解其手术、外伤史，要明确有无中枢神经系统、腰椎和(或)脊髓外伤或手术史，骨盆骨折尿道损伤史，有无生殖器外伤史；有无盆腔脏器(前列腺、膀胱、肠道)手术或放疗史，有无腹膜后淋巴结清扫史，有无生殖器手术史。最后还要明确有无药物性勃起功能障碍，要区别是原发病引起的勃起功能障碍，还是原发病与药物共同引起勃起功能障碍。因为常用的氢氯噻嗪、螺内酯等利尿药，地西泮、氯丙嗪、氟哌啶醇等抗精神病药，丙米嗪、多塞平等抗抑郁药，利血平、维拉帕米、美托洛尔等降压药，普罗帕酮、地高辛等心脏疾病用药，非那雄胺片、黄体酮、泼尼松等激素及相关药物，阿托品等抗胆碱药，大麻、尼古丁等成瘾药，西咪替丁、雷尼替丁等 H_2 受体拮抗剂，环磷酰胺、甲氨蝶呤等细胞毒类药物，以及乙醇、吲哚美辛、甲氧氯普胺等 10 多大类药物都可以引起勃起功能障碍。

作为诊断勃起功能障碍的重要工具，国际勃起功能指数-5问卷评分和勃起硬度分级在神经性勃起功能障碍诊断中同样重要，这两个客观指标的评估结果，不但可以判断神经性勃起功能障碍的严重程度，还是疗效评价的可靠指标。

2. 体格检查

在完成一般体检的基础上，神经性勃起功能障碍患者的第二性征、生殖系统、神经系统的检查应作为重点，须注意患者体型、喉结、胡须、体毛分布、乳腺发育等第二性征，尤其是与中枢及周围神经相关的病理反射，下腹、会阴与阴茎下肢的深浅感觉检查，球海绵体反射、提睾肌反射等，50 岁以上患者直肠指检应作为常规检查。

3. 辅助检查

实验室方面神经性勃起功能障碍与一般勃起功能障碍一样需做血液生化、生殖激素、甲状腺功能等检查外，糖化血红蛋白、50 岁以上患者的前列腺特异性抗原应作为必查项目。虽然大多数男性勃起功能障碍患者可能无法通过实验室检查获得准确诊断，但可借此发现引起男性勃起功能障碍的部分原因和并存的疾病。

神经性勃起功能障碍的特殊检查包括勃起功能障碍的常规特检项目及与勃起神经相关的特检项目。常规的特检项目如下。

（1）夜间勃起功能检测　　　是客观检测阴茎硬度的唯一方法，通过检测可以鉴别心理性和器质性勃起功能障碍，也是勃起功能障碍法医学、司法鉴定的国家标准。

（2）视听性刺激（audiovisual sexual stimulation，AVSS）检测　　　是一种清醒状态下，结合视听刺激进行的无创性功能检查方式，可作为快速诊断的选择，结果判定可参考夜间勃起功能检测的标准。视听性刺激检测适合于勃起功能障碍的初步筛查，如出现不正常结果，应进一步行夜间勃起功能检测。

（3）海绵体内血管活性药物注射试验　　　用于评估阴茎血管功能。

（4）阴茎彩色多普勒双功能超声检查　　　用于诊断血管性勃起功能障碍。

（5）海绵体造影　　　是海绵体动态灌注测压与海绵体造影术的简称，主要用于静脉性勃起功能障碍的诊断。

（6）与勃起神经相关的特检项目　　　目前可以选择的有阴茎感觉阈值测定、球海绵体反射潜伏时间、海绵体肌电图、躯体感觉诱发电位及括约肌肌电图等。自从阴部神经诱发电位引入临床检测以来，神经性勃起功能的检测有了最新进展而且技术也已成熟，能检测从外周到中枢的感觉传导通路及从中枢到外周的运动传导通路的功能状况（详见第三章第五节）。

四、神经性勃起功能障碍的中西医结合治疗

神经性勃起功能障碍有明确的基础疾病，所以其治疗原则是先治疗基础疾病或基础疾病与勃起功能障碍的同时治疗。治疗需特别注意原发疾病、勃起神经的保护、减少与避免使用抑制勃起的药物等各个方面，实行个体化的阴茎康复综合治疗方案。

现就神经性勃起功能障碍的基础治疗、西医的常用疗法与进展、中医药治疗三个方面做简要介绍。

（一）基础治疗

治疗神经性勃起功能障碍也要注意生活方式的调整，养成良好的生活习惯：戒烟、每天坚持适度的有氧运动、合理饮食、规律作息及根据不同年龄段进行规律的性生活等，应特别注意与神经性勃起功能障碍有关的基础疾病与危险因素的治疗，通过治疗基础疾病，部分神经性勃起功能障碍患者可以达到治愈。如心血管疾病、糖尿病、高脂血症、抑郁症等合并的勃起功能障碍，通过合理选择治疗药物不仅可使这些基础疾病得到治疗，而且可以治愈部分勃起功能障碍。研究发现，在新诊断的糖尿病患者中，有 1/3 的患者同时存在勃起功能障碍，在糖尿病病史 6 年以上的患者中，超过一半患者同时合并勃起功能障碍，一旦糖尿病得到控制，周围神经营养得到改善，神经性勃起功能障碍也会好转或发生延缓。

在神经性勃起功能障碍的治疗中要鼓励患者去认识性生活是生活质量的重要组成部分，适当调动患者及其伴侣对性生活的兴趣，并鼓励他们在心理或药物等治疗下适当增加性生活频率，重温或重新逐步学习性生活的技巧，因人施教，增进夫妻感情，促进阴茎康复。

（二）西医治疗

1. 口服药物治疗

（1）磷酸二酯酶Ⅴ型抑制剂（phosphodiesterase type 5 inhibitor，PDE5I）　　　是勃起功

能障碍治疗的首选药物。该药物通过抑制海绵体中的磷酸二酯酶V型,减少环鸟苷酸的降解而提高磷酸二酯酶V型的浓度,使海绵体平滑肌舒张、阴茎动脉血流增加,海绵体窦充血、膨胀,最终促进阴茎勃起。口服磷酸二酯酶V型抑制剂是目前神经性勃起功能障碍的首选治疗方法,大量文献已经证实其对多种神经性勃起功能障碍患者是安全、有效的。研究发现,在尿道损伤、脊髓损伤、根治性前列腺切除术后、直肠癌术后勃起功能障碍患者的阴茎康复中磷酸二酯酶V型抑制剂均显示良好的疗效。

目前国内常用的磷酸二酯酶V型抑制剂包括西地那非、他达拉非和伐地那非,这三种磷酸二酯酶V型抑制剂的药理作用机制相似,口服后在性刺激状态下能诱发有效勃起,对勃起功能障碍患者总体有效率在80%左右。其使用方法根据个人习惯与年龄特点如下。

1) 按需使用:是常用的治疗方式。西地那非按需使用的推荐剂量分别是50 mg和100 mg,有效率分别为77%和84%,治疗过程中可根据疗效与不良反应调整剂量。他达拉非按需使用的推荐剂量为10 mg和20 mg,有效率分别为67%和81%。伐地那非按需使用的推荐剂量为10 mg和20 mg,有效率分别为76%和80%。

2) 规律使用:是另一种可供选择的治疗方式。他达拉非具有半衰期长(17.5 h)及有效浓度可维持36 h的特点,该药小剂量每日服用已广泛应用于临床。已有临床数据表明,2.5 mg与5 mg他达拉非每日服用均可改善不同程度勃起功能障碍患者的勃起功能,且具有良好的耐受性。近年来有多数研究支持他达拉非5 mg每日服用还可缓解良性前列腺增生引起的下尿路症状(lower urinary tract symptoms, LUTS),因此,他达拉非小剂量每日服用治疗方案对勃起功能障碍合并下尿路症状患者具有一定的临床优势。

根据神经性勃起功能障碍患者的病理特点,磷酸二酯酶V型抑制剂更适合于这些患者规律使用。

但磷酸二酯酶V型抑制剂治疗神经性勃起功能障碍也有一定的不良反应与局限性,少数患者使用磷酸二酯酶V型抑制剂后存在一定的头痛、面色潮红、肌痛、眩光、蓝视等不良反应,但相比临床疗效还是利多弊少,经过医生指导,患者还是可以耐受轻微不良反应的。然而,磷酸二酯酶V型抑制剂对于骶髓副交感传出通路结构受损(包括低位脊髓损伤和双侧海绵体神经损伤)所引起的神经性勃起功能障碍,治疗效果并不理想;而且磷酸二酯酶V型抑制剂的副作用有可能会加重中枢神经系统疾病患者的神经系统疾病。对于磷酸二酯酶V型抑制剂治疗失败或有禁忌证的神经性勃起功能障碍患者,可以尝试其他治疗方法。

(2) 雄激素　　神经性勃起功能障碍患者常常合并原发或继发的男性性腺功能减退,给予雄激素治疗除可增强其性欲,亦可改善其勃起功能。睾酮水平较低的勃起功能障碍患者,雄激素补充治疗能改善初次使用磷酸二酯酶V型抑制剂无反应患者的勃起功能,与磷酸二酯酶V型抑制剂合用可以起到协同作用。目前用于勃起功能障碍治疗的口服雄激素主要是十一酸睾酮胶囊,临床使用前建议查生殖激素,50岁以上患者还需查前列腺特异性抗原以提高十一酸睾酮使用的安全性与合理性。

2. 非药物治疗

神经性勃起功能障碍的非药物治疗方法有物理治疗(真空负压装置、低能量冲击波治疗)、海绵体内血管活性药物注射、经尿道给药等。

(1) 真空负压装置　　真空负压装置是通过负压吸引导致阴茎充血,再于阴茎根部置压缩环以维持阴茎勃起,它作为一项非侵入性的治疗方法,常被用于治疗神经性勃起功能障碍和血管性勃起功能障碍。文献报道称其对各种病因所致勃起功能障碍的有效率在27%~94%。老年人群可与普通人群获得同样的疗效,且其更适合于性生活频率低的老年患者及寻求非药物治疗的患者。真空负压装置禁用于有出血性疾病或正在服用抗凝剂的患者,治疗副作用包括疼痛、射精困难、瘀斑、青紫及麻木等,发生率不足30%。疼痛、射精困难和麻木是最常见的并发症。

真空负压装置用于阴茎康复治疗通常在术后2周就可进行,每日1次,每次10 min,或连续两次负压吸引,每次5 min,间隔短暂的吸引释放,连续3~12个月。

(2)体外低能量冲击波治疗　　近年来,体外低能量冲击波治疗(low-intensity extracorporeal shockwave therapy,LI-ESWT)正成为一种治疗勃起功能障碍的新疗法。在最初的一项随机双盲对照研究中,对使用磷酸二酯酶Ⅴ型抑制剂治疗有效的勃起功能障碍患者,体外低能量冲击波治疗不论在短期临床效果还是生理影响方面都有积极的作用。该疗法在国内已经上市并在欧洲及美国开展了多项长期临床研究。Rosen等报道该疗法对使用磷酸二酯酶Ⅴ型抑制剂有反应的勃起功能障碍患者治疗有效率为70%。而Kitrey等研究发现其对使用磷酸二酯酶Ⅴ型抑制剂无反应的勃起功能障碍患者也有一定的帮助,经过治疗有60.8%的患者对磷酸二酯酶Ⅴ型抑制剂从无反应变成有反应。此外,Gruenwald等研究表明,体外低能量冲击波治疗对糖尿病性勃起功能障碍患者治疗有效率为56%。

(3)海绵体内血管活性药物注射试验　　1982年,Vimg等首次报道了海绵体内注射罂粟碱治疗勃起功能障碍后,越来越多的血管活性药物被研究,前列地尔作为目前唯一被美国食品药品监督管理局批准的用于海绵体内注射的药物,是治疗勃起功能障碍的二线药物,尤其适用于盆腔手术后所致的神经性勃起功能障碍患者。对口服磷酸二酯酶Ⅴ型抑制剂无效的勃起功能障碍患者,可以建议其使用海绵体注射疗法,其有效率可达85%,目前常用的血管活性药物如下。

1)前列地尔(prostaglandin E,PGE):通过刺激平滑肌细胞表面受体产生腺苷酸环化酶,促使腺苷三磷酸转化为环腺苷酸,从而使海绵体平滑肌细胞内钙离子浓度下降,导致平滑肌松弛。剂量为5~40 μg,勃起通常在注射后5~15 min出现,勃起的持续时间与注射剂量有关,总体有效率超过70%。并发症主要为阴茎疼痛,少见阴茎持续性勃起、阴茎异常勃起及海绵体纤维化、轻微低血压。

2)罂粟碱(papaverine):此为非特异性磷酸二酯酶抑制剂,其通过阻断环鸟苷酸和环腺苷酸降解,使细胞内钙离子浓度下降,导致海绵体内平滑肌松弛,剂量是30~60 mg。目前因罂粟碱单独使用并发症发生率较高,故最常用于联合用药。应用罂粟碱的并发症主要为阴茎异常勃起和海绵体纤维化。

3)酚妥拉明(phentolamine):应用于联合治疗以提高效果,单独用药效果较差。

4)联合用药:联合用药治疗可以利用药物的不同作用机制,使患者在尽可能获益的情况下减少每种药物的剂量,从而减轻不良反应。罂粟碱(7.5~45 mg)联合酚妥拉明(0.25~1.5 mg),或罂粟碱(8~16 mg)联合酚妥拉明(0.2~0.4 mg)、前列地尔(10~20 μg),已被广泛使用,并且提高了有效率。罂粟碱、酚妥拉明、前列地尔三种药物联合应用的有效率最高,可达92%。这种联合用药与前列地尔单独用药的副作用相仿,但是由于减少了前列地尔用量,从而使阴茎疼痛的发生率下降。

海绵体内血管活性药物注射试验主要用于使用磷酸二酯酶V型抑制剂无效或疗效不佳者。研究发现,海绵体内血管活性药物注射试验治疗使用磷酸二酯酶V型抑制剂无反应的勃起功能障碍患者,对于全部神经性及50%的动脉性勃起功能障碍有效,尤其是脊髓低位如圆锥及马尾损伤的患者,总有效率为88%。该试验使用中应注意预防阴茎异常勃起等并发症的发生。

(4)经尿道给药 一种前列地尔的经尿道给药剂型可以有效治疗勃起功能障碍,患者性交勃起满意度可达30%～65.9%,但其有效率明显低于经海绵体内注射疗法。前列地尔经尿道给药最常见的不良反应是局部疼痛(29%～41%)和低血压带来的头晕(1.9%～14%),阴茎纤维化和异常勃起非常罕见(<1%),尿道出血(5%)和泌尿道感染(0.2%)与经尿道给药方式有关。该疗法可为不愿接受注射的患者提供另一种选择。20多年前就上市的尿道内给药制剂是前列腺素 E、乳膏(比法尔)。

3.手术治疗

随着勃起功能障碍药物治疗效果的提高,非手术治疗方式的普及,以及对勃起功能障碍发病机制了解的深入,外科手术治疗逐渐减少,但仍有一些勃起功能障碍患者经各种治疗方法均无效,最后需要手术加以解决。外科手术治疗的方式主要是阴茎假体植入术。目前认为阴茎假体植入术的适应证和禁忌证如下。

(1)适应证 ① 口服药物及其他治疗无效的患者;② 不能接受或不能耐受已有治疗方法的患者。

(2)绝对禁忌证 存在全身、皮肤或尿道感染者。

(3)相对禁忌证 ① 存在阴茎严重畸形、尿道狭窄、阴茎发育不良、阴茎血管瘤的患者;② 未有效治疗的精神心理障碍患者。

阴茎假体植入前,应向患者及其配偶充分告知阴茎假体植入手术的相关信息,包括产品性能,术中、术后并发症及再次手术可能性等,手术前进行充分的术前准备,降低感染风险,糖尿病患者术前应严格控制血糖。

阴茎假体植入术并发症包括感染,机械故障,侵蚀穿入尿道或者阴茎、阴囊,还包括假体自发性充盈、阴茎头膨胀感差、勃起短缩、液泵体或储液囊移位等,其中最主要的并发症为感染和机械故障。

4.治疗新进展

(1)干细胞移植 Bochinski 等首次将脑源性神经生长因子转入胚胎干细胞,再将其注射到海绵体神经损伤大鼠的海绵体内,3 个月后电刺激海绵体神经发现大鼠海绵体内压明显升高,组织化学染色证实海绵体神经成功再生。此后,国内外学者对不同种类的干细胞(联合或不联合基因)治疗海绵体神经损伤后勃起功能障碍的效果进行了大量的实验研究。多数研究证实海绵体内注射干细胞可以显著改善海绵体神经损伤大鼠的勃起功能。干细胞可沿着神经迁移到盆神经节,使盆神经节内基质细胞衍生因子-1表达量明显增加,而基质细胞衍生因子-1作为趋化因子对干细胞可能有趋化作用。干细胞可能通过旁分泌的作用,分泌特定的生物分子(如神经营养因子等)来营养神经元,促进轴突再生,修复神经损伤。动物实验的成功为临床探索干细胞移植治疗神经性勃起功能障碍奠定了基础。

近年的研究证实干细胞可以诱导分化为神经细胞,而且能分泌多种神经营养因子,干细胞移植在治疗脊髓损伤后感觉运动功能障碍的研究方面已经取得了突破性的进展,为脊髓损伤的治疗带来了新的希望,但在脊髓损伤后尤其是脊髓圆锥或马尾损伤所导致的神经性勃起功能障碍的治疗方面鲜有报道,干细胞移植在修复低位脊髓损伤所导致的神经性勃起功能障碍的可行性方面有待继续探讨。

(2)神经移植　尽管保留神经血管束的根治性前列腺切除术在不断完善,该手术术后勃起功能障碍的发生率也不断降低,但报道显示前列腺癌术后神经性勃起功能障碍的发生率仍高达12%～96%。如何治疗前列腺癌术后的神经性勃起功能障碍,国内外学者早年就开始进行大量的研究。

自从1991年Quitilan等最先探索的自体神经移植修复海绵体神经损伤大鼠勃起功能的可行性研究与1998年Malessy首次提出肋间神经肌皮神经移位,成功重建了25例臂丛神经根撕脱伤患者的屈肘功能以来,国内外学者对自体神经移植治疗海绵体神经损伤所导致的勃起功能障碍进行了一系列的临床研究。Namiki等进行了为期3年的纵向研究发现,保留单侧神经血管束联合对侧腓肠神经移植的前列腺癌患者在术后3个月可恢复控尿,术后1年勃起功能与保留双侧神经血管束的患者无明显差异,显著优于仅行单侧神经血管束保留的患者。

Matsmira等探索了海藻酸钠凝胶海绵(一种生物可降解材料)在海绵体神经再生和勃起功能修复中的作用,电刺激凝胶海绵移植后的海绵体神经可记录到海绵体内压明显升高;同时形态学研究结果也证实海绵体神经可以再生并重新支配海绵体。基础研究初步证实了各种移植物在修复海绵体神经损伤大鼠勃起功能方面的可行性,但这一结论在人体的结果如何有待于进一步的临床验证。

沈洲等的动物实验证实:① 生殖股神经生殖支移位海绵体神经后,生殖股神经生殖支可以再生长入海绵体,并建立新的勃起反射传出神经通路(脊髓L_1、L_2前角运动神经元-生殖股神经生殖支-再生神经-海绵体);② 生殖股神经生殖支移位海绵体神经后,部分大鼠可恢复自主交配行为,电刺激大鼠生殖股神经生殖支可引起海绵体内压显著升高,表明神经移位可部分修复大鼠的勃起功能;③ 生殖股神经生殖支移位海绵体神经后,大量一氧化氮合酶阳性的再生神经纤维,重新支配海绵体,可以明显减轻海绵体组织的纤维化。如何将这一动物实验结果应用于临床并取得成果有待大家进一步探索。

国内外学者通过动物实验及临床研究发现,重建受损的盆腔内神经,可以使性功能得以保留和恢复。胡礼泉教授领导的研究小组对大鼠离断的海绵体神经直接进行显微吻合,修复海绵体神经的连续性,观察术后1个月、3个月大鼠的阴茎勃起情况。术后1个月时,修复的海绵体神经型一氧化氮合酶染色阳性,3个月时其阴茎恢复勃起功能。利用腓肠神经显微吻合,连接大鼠断裂缺损的海绵体神经,4个月后电刺激大鼠盆神经,阴茎出现勃起活动,重建海绵体神经纤维神经型一氧化氮合酶染色阳性。Joffe等对22例行根治性前列腺切除术,术中保留一侧海绵体神经同时对侧行生殖股神经移植的患者,随访23个月,其中3例患者完全恢复,勃起功能评分26～30分,3例轻度勃起功能障碍患者勃起功能评分22～25分,1例中度勃起功能障碍患者勃起功能评分11～16分,15例重度勃起功能障碍患者勃起功能评分小于11分。8例患者术后大腿及阴囊有轻度麻木感。Muneuchi等对22例前列腺癌患者进行了腓肠神经移植,16 例单侧移植,6 例双侧移植,随访 1 年后,单侧移植组 60%恢复勃起功能,40%能完成性交;双侧移植组勃起功能恢复率为 40%,均不能完成性交,但他们认为可能是 1 年时间患者神经还未恢复,随访更长时间后勃起功能恢复率可能会更高。Chang 等报道 110 例双侧海绵体重建和 160 例单侧海绵体重建患者,其中 50%～60%有勃起活动,20%～30%有性能力。

(三) 中医药治疗

祖国医学对阳痿的诊断与治疗积累了丰富的临床经验,中医通过严密的辨证结合,而且中药能够通过多靶点、多系统、多部位作用于全身整体,温和而持久,来改善全身症状,而且许多中药具有雄激素样作用,可在治疗勃起功能障碍的同时提高性欲,显示了中医药治疗神经性勃起功能障碍的独到之处。中医学理论认为,神经性勃起功能障碍是外邪入侵,损伤正气,根据外邪原因的不同,呈现不同的舌苔与脉象,表现出阴虚、阳虚、阴阳两虚、气虚、气滞血瘀、痰湿寒凝等不同病证,然后以本虚表实为核心进行辨证论治。针灸、推拿、食疗及中药外敷等中医疗法对阳痿同样具有较好的临床疗效。中医辨证论治在神经性勃起功能障碍患者的正气恢复、身心调理中具有独到之处。

第三节　血管性勃起功能障碍

一、血管性勃起功能障碍的定义

血管性勃起功能障碍是指男性的阴茎内部血管发生某些病变,造成阴茎内部动脉的血液供给不足,或静脉的阻碍关闭机制失调等导致男性阴茎勃起异常。血管性勃起功能障碍按照病因可分为"动脉性勃起功能障碍"和"静脉性勃起功能障碍"两大类。动脉性勃起功能障碍常见于主髂动脉及阴部动脉粥样硬化、下尿道损伤、骨盆骨折等因素导致的海绵体动脉管腔狭窄,或创伤性动脉阻塞,使血液灌注压力降低和流量减少,表现为阴茎完全勃起硬度不足或潜伏期延长等勃起障碍症状。而静脉勃起功能障碍是在阴茎动脉灌注充足,但出现静脉泄漏过度引起的阴茎勃起障碍,此时阴茎动脉灌注量不能补偿其静脉泄漏量,阴茎勃起不能达到足够的硬度,勃起维持时间过短不足以完成性生活。

血管性勃起功能障碍的病因包括心血管疾病(高血压、冠心病、周围血管病变)、糖尿病、高脂血症、大手术(根治性前列腺切除术)或放疗(骨盆或腹膜后肿瘤)。

二、血管性勃起功能障碍的病理生理特点

1. 勃起功能障碍与心血管疾病在发病机制上的关系

勃起功能障碍与心血管疾病的共因关系,主要体现在动脉粥样硬化的诸多危险因素(老年、吸烟、糖尿病、脂代谢紊乱、肥胖和少动)也可导致勃起功能障碍。不同种族的多个流行

勃起功能障碍的中西医结合治疗

病学调查报告均表明,勃起功能障碍的患病率随着年龄的增长逐年增高。包括著名的美国麻省老年男性调查在内的多个种族的流行病学调查结果都表明,吸烟是勃起功能障碍的促发因素。另外,吸烟还可增加勃起功能障碍其他危险因素,诸如高血压、糖尿病和血脂异常的致病性。肥胖、坐位工作、运动少者易患勃起功能障碍。勃起功能障碍常致焦虑和抑郁,从而导致心血管疾病。

（1）高血压　　作为男性勃起功能障碍常见的病因,高血压人群中勃起功能障碍发生率远高于血压正常人群。流行病学研究发现,勃起功能障碍在非高血压人群中发生率为16%,在高血压人群中,发病率则高达32.1%。高血压可通过血管顺应性降低、血管内皮损伤、信号转导改变,导致勃起功能障碍发生。

动脉血管顺应性是指血液在血管流动过程中由于压力的变化所引起的血管容积的变化,它取决于动脉腔径的大小和管壁硬度,是动脉血管舒张功能的表现,并且血管顺应性的改变与心血管疾病的发生密切相关。高血压时,大动脉的管腔增大,管壁增厚,血流速度减慢,管腔顺应性降低。Averbeck 等证实勃起功能障碍患者血管顺应性与正常人群相比,差异具有统计学意义（$P<0.05$）,并且血管顺应性与国际勃起功能指数-5问卷评分呈明显正相关,这提示勃起功能障碍患者血管顺应性明显下降。因此,高血压大动脉顺应性减低是发生高血压性勃起功能障碍的重要病理基础。

血管内皮细胞能分泌多种活性物质,包括内皮源性舒张因子（endothelium derived relaxing factor，EDRF）、内皮素（endothelin，ET）、血管紧张素（angiotonin）、前列腺素 E_2（prostaglandin E_2，PGE_2）、血栓素 A_2（thromboxane A_2，TXA_2）、组织纤溶酶原激活物（tissue-type plasminogen activator，tPA）和血管性假血友病因子（von Willebrand factor，vWF）等。正常生理情况下,内皮源性舒张因子发挥血管舒张作用,而内皮素、血管紧张素、血栓素 A_2、$PGF2\alpha$ 具有血管收缩作用。两种因素共同调节血流,维持全身血管收缩与舒张的动态平衡。其中,收缩血管作用最强的因子是内皮素。高血压患者由于体内氧化应激作用增强,内皮源性舒张因子与内皮素的动态平衡被打破,出现平滑肌不同程度收缩,进而导致血管内皮受损。同时其体内过多的氧自由基能通过脂类过氧化清除与勃起功能密切相关的一氧化氮分子,形成亚硝酸盐,致使左旋精氨酸-一氧化氮-环磷酸鸟苷信号通路受阻,引起阴茎血管舒张功能受损,从而导致器质性勃起功能障碍。同时,勃起功能障碍也可以作为血管内皮损害的早期标志。

（2）周围血管疾病　　阴茎勃起硬度维持需要充分的海绵体灌注压,其取决于正常的动脉血流灌入和静脉关闭机制。血管性勃起功能障碍的病理生理学基础是海绵体血流动力学的改变。静脉性勃起功能障碍的发病率较高,占勃起功能障碍患者的25%~78%,包括各种原因导致的静脉闭合功能障碍或静脉漏。正常的静脉系统是维持海绵体压力的要素,但其调节机制尚不清楚,通常认为其主要依赖于海绵体的平滑肌。静脉病变常见的原因有先天性静脉发育不全、各种原因造成的瓣膜功能受损、异常静脉交通支和阴茎异常勃起手术治疗后造成的异常分流等。老年人的静脉退化、吸烟、创伤、糖尿病等可能使静脉受损后出现闭合功能障碍。外周动脉狭窄可导致供血减少。理论上讲,动脉性勃起功能障碍患者的狭窄性病变可发生于髂动脉-阴部动脉-阴茎动脉系统的任何部位,但血管造影的研究表明,约90%的患者狭窄发生在阴茎总动脉和阴部内动脉,而且,约30%的血管性勃起功能障碍患者存在阴茎动脉段梗阻性病变,约15%的血管性勃起功能障碍患者存在阴部内动脉梗阻性病变。

(3) 心血管相关药物　　β-肾上腺素能受体阻滞剂因能强化阴茎α-肾上腺素能受体的作用而可能导致勃起功能障碍。其中普萘洛尔研究最多。噻嗪类利尿剂也可能导致勃起功能障碍,但原因不明,可能与低血锌有关。螺内酯可能引起勃起功能障碍、性欲减退和乳腺发育。长期应用地高辛可通过抑制性欲、减少性冲动和阻碍一氧化氮引起的海绵体窦平滑肌舒张而导致勃起功能障碍。其机制与此药对心肌细胞的正性肌力作用相似,即作为细胞内外钠离子和钙离子的交换,导致细胞内钙离子浓度增高和海绵体窦平滑肌收缩,从而影响勃起功能。

2. 勃起功能障碍与糖尿病在发病机制上的关系

糖尿病性勃起功能障碍是糖尿病的常见并发症之一,发病率较高且与心血管病变等有密切的关联。糖尿病性勃起功能障碍发病机制复杂,其是糖尿病性血管神经病变、内分泌改变和社会心理等因素共同作用的结果,目前,糖尿病性勃起功能障碍的发病率尚缺乏精确统计。研究报告称,勃起功能障碍影响了全世界35%～90%的糖尿病患者。

(1) 糖尿病神经病变　　神经系统调节在阴茎勃起过程中起到重要的作用。因此,神经病变是糖尿病性勃起功能障碍的重要发病机制之一。糖尿病患者体内糖代谢异常导致神经损伤,如轴突病变和脱髓鞘等,使支配阴茎的神经传导通路发生障碍,进一步引起支配海绵体的血管肠肽能、胆碱能和肾上腺素能等神经纤维受到损伤并产生阴茎静脉漏。同时,山梨醇旁路代谢增强引起山梨醇沉积,致神经营养障碍,使周围神经末梢发生结构和功能上的非炎症性改变,进一步损伤神经系统,导致一氧化氮的有效生成量减少,降低平滑肌内环鸟苷酸的水平,从而导致阴茎对性刺激的感觉和传导功能障碍,最终导致糖尿病性勃起功能障碍的发生。

(2) 内皮细胞功能紊乱　　阴茎内皮细胞之间的信号转导在引发和维持勃起行为中起到重要作用。在高糖环境下,会引起内皮细胞间一系列的神经递质、细胞因子及其受体的病变,包括一氧化氮和环鸟苷酸的通路变化、晚期糖基化终末产物(advanced glycation end product,AGE)损伤、内皮素-1及其受体的改变。高糖环境下,导致一氧化氮的有效生成量减少,进一步减少平滑肌内环鸟苷酸的生成,从而影响到海绵体的舒张,导致糖尿病性勃起功能障碍的发生。内皮素-1是一种有较强作用的血管收缩剂,在糖尿病患者体内,内皮素-1与其受体及内皮细胞的超微结构变化都有可能引起阴茎血管的收缩,从而最终导致勃起功能障碍的发生。

(3) 血管组织病变　　海绵体主要由平滑肌和胞外胶原基质构成。糖尿病患者体内糖脂代谢紊乱会造成大血管病变,使海绵体内动脉发生粥样硬化,降低海绵体窦灌注量,同时小血管病变会造成静脉丛闭合能力丧失,从而导致平滑肌减少和超微结构改变。胶原沉积增加,基膜增厚,大量间充质组织增生及内皮细胞减少等改变,进一步影响海绵体中相关蛋白。例如,平滑肌肌球重链和平滑肌肌动蛋白的表达,从而改变平滑肌组织结构,直接导致勃起功能受损并引起海绵体内转化生长因子-β(transforming growth factor-β,TGF-β)表达增高与过度纤维化,导致阴茎海绵体硬结症的发生。大量研究证明,糖尿病状态下,海绵体白膜厚度增加,胶原结构排列紊乱,海绵体顺应性下降,舒张功能减低,提示海绵体白膜可能影响静脉丛的闭合功能,降低海绵体窦的血容量。

3. 勃起功能障碍与高血脂在发病机制上的关系

勃起功能障碍的发病与脂代谢关系密切。Wei 等的临床研究发现,总胆固醇大于 6.22 mmol/L 者比小于 4.14 mmol/L 者更易患勃起功能障碍,而高密度脂蛋白胆固醇大于 1.55 mmol/L 则可阻止勃起功能障碍的发生。其机制是脂代谢紊乱改变了阴茎供血动脉内皮细胞的功能,损伤了海绵体平滑肌对内皮依赖性血管舒张因子的舒张反应。其中氧化的低密度脂蛋白胆固醇是主要的致病因子。

(1)动脉粥样硬化 最初,人们简单地认为高脂血症通过下腹的海绵体动脉及其供应动脉发生动脉粥样硬化,形成粥样斑块,使动脉管腔狭窄,导致海绵体动脉的血流减少,从而致使勃起功能障碍的发生。但近来的研究发现,高脂血症引起动脉狭窄和闭塞可能不是其导致勃起功能障碍的唯一机制,而很可能是其晚期机制。

(2)内皮细胞和平滑肌细胞功能紊乱 高脂血症早期即可影响阴茎的内皮细胞和平滑肌细胞,使阴茎的勃起功能受损。

1)内皮细胞性因素:脂质代谢紊乱使内皮细胞损伤,出现局部炎症反应,导致了炎性细胞在内皮下的聚集。炎性细胞是超氧阴离子的重要来源,超氧阴离子能和一氧化氮在血管内皮或平滑肌细胞内结合生成氧化亚硝酸根离子,而后者可导致血管收缩及内皮细胞的凋亡,从而影响勃起功能。这些结果说明高脂血症引起内皮依赖的平滑肌舒张功能和内皮型一氧化氮合酶活性下降。

2)平滑肌病变:海绵体平滑肌张力在调控阴茎血流动力学变化过程中起关键性调控作用,而脂蛋白可直接作用于海绵体平滑肌钙离子通道引起勃起功能障碍。

4. 根治性前列腺切除术血管损伤导致的勃起功能障碍

海绵体的血供主要来自阴部内动脉,阴部内动脉沿膀胱后外侧及前列腺的前外侧表面走行,盆腔脏器切除手术(前列腺或膀胱癌根治)要分离并保护该血管不被损伤。任何形式(开放、腹腔镜、机器人)的根治性前列腺切除术(radical prostatectomy,RP)对于临床上局限性前列腺癌的患者及预期寿命至少 10 年的患者来说是一种广泛被执行的手术。随着较年轻患者前列腺癌的诊断越来越常见,这种后遗症变得越来越重要。研究显示,根治性前列腺切除术后有 25%～75%患者出现勃起功能障碍,在腹腔镜根治性前列腺切除术(laparoscopic radical prostatectomy,LRP)和机器人辅助根治性前列腺切除术之间没有明显差异。除保留神经血管束和患者年龄因素之外,外科医生的经验似乎是主要因素。根治性前列腺切除术后勃起功能障碍的发生是多因素的。副阴部内动脉是阴茎血供的主要来源,有些海绵体的唯一血供即来自副阴部内动脉。在一项利用经直肠和会阴超声的研究中发现,这些动脉对阴茎勃起起到重要作用。研究证实在开放根治性前列腺切除术中对副阴部内动脉的保护有助于勃起功能障碍的恢复和缩短恢复时间。副阴部内动脉损伤的发生率各家报道不一,在开放根治性前列腺切除术中约为 4%,而腹腔镜根治性前列腺切除术中,副阴部内动脉损伤的比例(25%～30%)明显高于开放手术。这些动脉在术前 MRI 或 CT 中均可发现。

三、血管性勃起功能障碍的诊断

血管性勃起功能障碍是器质性勃起功能障碍的一种,在高度怀疑血管性勃起功能障碍的基础上,可以通过判断阴茎血流动力学情况,来估计阴茎的动脉或静脉是否有问题。

1. 基本检查

(1)病史采集　　血管性勃起功能障碍的诊断是建立在全面的病史采集、系统又有重点的体格检查及必要的辅助检查基础之上。血管性勃起功能障碍的病史采集重点围绕与血管性勃起功能障碍相关的病因展开,包括心血管病、高血压、糖尿病、高脂血症、吸烟、盆腔手术史,以及放疗史。

(2)体格检查　　血管性勃起功能障碍主要检查外周血管系统。注意触摸股动脉、足背动脉及阴茎背动脉,其中阴茎背动脉较细小,需仔细触摸。患者取平卧位,医生将手指轻轻放在阴茎背侧根部即可触到动脉搏动,在动脉硬化、外伤和老年男性中阴茎背动脉搏动减弱或消失。如果先前3～6个月内未测血压和心率者要测血压和心率,尤其是心血管疾病患者。

(3)实验室检查　　除常规检查外,应根据血管性勃起功能障碍患者情况进行个体化检查。如果患者近期未做过空腹血糖或糖化血红蛋白及血脂检查,则应做这些检查。

2. 特殊检查

(1)早期血管功能评估　　目前用于血管性勃起功能障碍早期的血管功能评估的方法主要包括肱动脉血流介导的舒张反应、微循环血管内皮功能和阴茎血管一氧化氮释放试验。其原理都是通过袖带充气阻断动脉血流后采集数据,用于反映血管内皮功能。肱动脉血流介导的舒张反应及阴茎血管一氧化氮释放试验的计算方式:(动脉反应性充血后内径-管径基础值)/管径基础值。微循环血管内皮功能则由软件直接计算反应性充血指数。另有研究显示,血清中内皮素-1、内皮祖细胞及高敏C反应蛋白能够反映整体血管内皮损伤状态,部分针对血管性勃起功能障碍患者的研究同样显示这些血清标志物能够用于评估血管内皮功能状态,但其对血管性勃起功能障碍的诊断价值仍需进一步评估。

(2)夜间阴茎勃起试验　　详见第三章。

(3)阴茎彩色多普勒双功能超声检查　　详见第三章。

(4)海绵体内血管活性药物注射试验　　详见第三章。

(5)海绵体测压　　详见第三章。

(6)海绵体造影　　详见第三章。

(7)阴部内动脉造影(internal pudendal arteriogram,IPA)　　主要适应证:① 骨盆外伤后勃起功能障碍;② 原发性勃起功能障碍疑有阴部动脉血管畸形;③ 夜间勃起功能和海绵体内血管活性药物注射试验反应阴性;④ 彩色多普勒双功能超声检查检查显示动脉供血不全并准备行血管重建手术者。造影方法:患者平卧于血管造影检查台,从一侧股动脉穿刺插入动脉导管,在荧屏监视下,导管通过腹主动脉进入对侧髂动脉并伸至髂内动脉;令患者倾斜30°,阴茎偏向非造影侧,注入造影剂60 mL(20 s内),连续每秒摄片,共30 s,再将导管后退至穿刺侧髂动脉,进入髂内动脉后,同样方法注入造影剂及摄片。可清晰地观察阴部内动脉、阴茎背动脉、海绵体动脉及其分支显影情况。阴部内动脉造影是较为精确的检查方法,可以明确阴茎动脉病变部位及程度,有无血管畸形等,并可同时进行扩血管或介入治疗。但该技术为有创性检查,可导致出血或动脉内膜剥脱等并发症。其作为诊断方法应谨慎使用,并且须严格掌握其适应证。如果供应阴茎的动脉血管有阻塞,有关动脉就不能很好地显示。

四、血管性勃起功能障碍的治疗

（一）基础治疗

围绕血管性勃起功能障碍的危险因素如吸烟、酗酒、高血脂、肥胖、药物滥用等和原发疾病如糖尿病、高血压、阴茎海绵体硬结症、内分泌系统疾病等开展基础治疗。

（二）药物治疗

1. 磷酸二酯酶Ⅴ型抑制剂

在勃起功能障碍患者中与血管内皮损伤相关的器质性疾病（糖尿病、高血压、高血脂、动脉硬化及长期烟酒影响等）的发生率明显增高，同样在这些器质性疾病患者中勃起功能障碍的发生率也较高，提示血管内皮功能不但在心血管疾病的发病和进展中起关键作用，对勃起功能也有着重要影响，而且内皮功能改变也是全身动脉粥样硬化的早期病理生理改变。

近年来随着对勃起功能障碍研究的深入，发现勃起功能障碍具有与许多心血管疾病相同的致病机制和共同的危险因素，同时在患有心血管疾病及具有潜在心血管疾病风险的人群中勃起功能障碍的发生率更高。Lojanapiwat 等认为血管内皮功能的损伤是勃起功能障碍与心血管疾病的一个共同的发病机制，勃起功能障碍可能是潜在的心血管疾病的早期征兆。许多研究证实，勃起功能障碍与血管内皮功能障碍（包括血浆内皮素-1和黏附分子水平升高、循环内皮祖细胞减少、肿瘤坏死因子出现等）密切相关。血管内皮功能受损，导致血管收缩、舒张功能下降，是导致血管性勃起功能障碍的主要原因，因此，促进受损的海绵体血管内皮修复将是主流的勃起功能障碍治疗新策略。而将勃起功能障碍与血管内皮功能作为未来心脑血管疾病发生风险的预测和评估指标也正受到越来越广泛的关注和研究。

血管性勃起功能障碍患者由于血管内皮损伤造成内皮型一氧化氮合酶表达下调，合成一氧化氮减少，破坏了一氧化氮/内皮素的动态平衡，使血管处于收缩状态，长期缺血、供养不足造成一些一氧化氮合酶抑制剂的积累，降低了一氧化氮合酶的活性，进一步损伤平滑肌舒张功能。目前，对于大多数勃起功能障碍患者来说，口服磷酸二酯酶Ⅴ型抑制剂为一线治疗方法。集中于一氧化氮-环鸟苷酸信号通路的磷酸二酯酶Ⅴ型抑制剂安全、有效、方便，易被多数患者接受，且其药物作用的生理性机制也相对明确。磷酸二酯酶Ⅴ型抑制剂能特异性地阻断性刺激后释放的一氧化氮诱导生成的环鸟苷酸降解，通过抑制磷酸二酯酶Ⅴ型而使环鸟苷酸降解减少，提高其浓度，进一步使细胞内钙离子浓度下降，有利于维持海绵体平滑肌的舒张，海绵体窦膨胀而血液充盈，使阴茎坚硬勃起。作为一线药物，磷酸二酯酶Ⅴ型抑制剂对大多数勃起功能障碍患者的有效率达 $60\%\sim70\%$。

2. 海绵体注射和经尿道给药治疗

海绵体注射和经尿道给药治疗是治疗勃起功能障碍的二线治疗方法，具有起效快速和效果确切的特点。阴茎勃起通常在海绵体注射药物后 10 min 内发生，不需要有性欲或其他性刺激。对口服药物治疗无效的勃起功能障碍患者，采用海绵体注射疗法，其有效率高达 85%。临床常用的药物包括前列地尔、罂粟碱、酚妥拉明和血管活性肠肽。联合用药的治疗方法能利用药物不同的作用机制，减少每种药物的使用剂量，降低不良反应的发生。各种联合用药中,罂粟碱、酚妥拉明和前列地尔组合有效率最高,达 92%。海绵体注射的主要并发症是阴茎异常勃起、阴茎纤维化和阴茎疼痛。前列地尔也用于经尿道给药治疗勃起功能障碍,其成功率为 43%～69%,其不良反应包括阴茎疼痛、尿道疼痛或烧灼感、低血压、晕厥和阴茎异常勃起等。

(三) 体外低能量冲击波治疗

冲击波是一种频率在 16 Hz～20 MHz 的双向声波,通常将能流密度>0.6 mJ/mm^2 的冲击波用于结石的治疗,而将能流密度<0.1 mJ/mm^2 的冲击波作为中低能量输出,用于骨骼、肌肉、软组织系统疾病的治疗。针对低强度体外冲击波在组织修复功能中的作用,不同学者先后做了大量的研究,表明其可以刺激血管生长相关因子的表达,如内皮型一氧化氮合酶、血管内皮生长因子,以及增殖细胞核抗原(proliferating cell nuclear antigen, PCNA)等,从而扩张血管,促进血液循环。

基于动物实验理论中的研究,体外低能量冲击波治疗可以促进新血管形成,增强阴茎灌注,从根本上改变勃起功能障碍病理生理学变化,使阴茎能够重新自发勃起,国外学者提出了阴茎复原的理念。将该治疗方法应用在临床上作为勃起功能障碍的一种新兴治疗手段最早见于 Vardi 等的报道,勃起功能障碍患者接受总共为期 9 周(3 周体外低能量冲击波治疗,每周 1 次+3 周间歇期+3 周体外低能量冲击波治疗,每周 1 次)的治疗,1 个月后随访发现,患者国际勃起功能指数-5 问卷评分与治疗前相比差异显著(13.5±4.1 分 v.s.20.9±5.8 分,$P<0.01$),并且这种差异持续到治疗结束后 6 个月。此外,在整个治疗及随访期间,未见疼痛等任何不良反应。在 Olsen 等的一项前瞻性、随机、双盲、安慰剂对照的实验中,有相当一部分患者在接受体外低能量冲击波治疗 2 年后可以无须药物进行正常性交,提示体外低能量冲击波治疗对于部分勃起功能障碍患者有治愈的希望。该研究从根本上为治愈勃起功能障碍带来了曙光,但依旧需要更多的国际多中心研究,更长期的随访以验证这个可能。Chung 等入组了 30 例勃起功能障碍患者,除了得到与上述研究相似的结果,他们还发现,体外低能量冲击波治疗对于血管性勃起功能障碍患者的疗效较治疗行根治性前列腺切除术后勃起功能障碍患者的疗效更为显著($P<0.05$),这可能与手术后患者海绵体神经损伤伴随更多纤维化相关因子的表达,从而影响了勃起功能障碍患者血管和神经的再生有关。Hisasue 等的研究也表明体外低能量冲击波治疗可以显著改善勃起功能障碍。同时,他们通过 Logistic 回归分析还发现年龄和合并症也是影响体外低能量冲击波治疗疗效的预测因子,<65 岁且合并症≤2 的勃起功能障碍患者在治疗后 1 个月、6 个月的国际勃起功能指数-5问卷评分和阴茎勃起硬度分级有显著改善;≥65 岁且合并症≤2 的勃起功能障碍患者仅在体外低能量冲击波治疗 1 个月后勃起硬度分级有显著改善。此外,临床上有 20%～30% 的勃起功能障碍患者对磷酸二酯酶 V 型抑制剂治疗存在耐药性,这可能与部分勃起功能障碍患者血管内皮受损较为严重有关(糖尿病性勃起功能障碍)。文献表明,勃起功能障碍患者对于磷酸二酯酶 V 型抑制剂的耐药性与血管内皮受损的程度呈正相关,即血管内皮受损越严重,磷酸二酯酶 V 型抑制剂疗效越差,尤其是静脉性勃起功能障碍。磷酸二酯酶 V 型抑制剂的治疗靶点位于磷酸二酯酶 V 型,但如果患者本身内源性一氧化氮产生不足,即便一氧化氮零分解,也难以维持阴茎的勃起。Kitrey 等在一项随机空白对照试验中报道了

体外低能量冲击波治疗在磷酸二酯酶Ⅴ型抑制剂耐药患者中的治疗效果，他们入组了58例对磷酸二酯酶Ⅴ型抑制剂效果不敏感或无反应的勃起功能障碍患者，发现54.1%的患者在体外低能量冲击波治疗后勃起硬度分级可达到3级，即硬度足以插入女性阴道，40.5%的患者国际勃起功能指数-5问卷评分明显增高，提示体外低能量冲击波治疗对于磷酸二酯酶Ⅴ型抑制剂耐药的患者也具有疗效，可以将磷酸二酯酶Ⅴ型抑制剂耐药者转变为敏感者。Bechara等一项开放性、前瞻性的纵向研究发现，体外低能量冲击波治疗可以改善50%以上的勃起功能障碍患者对磷酸二酯酶Ⅴ型抑制剂的耐药性。Gruenwald等亦报道磷酸二酯酶Ⅴ型抑制剂耐药患者在使用体外低能量冲击波治疗后，继续服用磷酸二酯酶Ⅴ型抑制剂，国际勃起功能指数-5问卷平均评分由12.3分上升到18.8分，与上述结果一致。这些结果均提示体外低能量冲击波治疗有望从根本上修复阴茎病理损伤，从而治愈勃起功能障碍。

（四）真空负压装置

负压吸引治疗作为一种安全、有效和非侵入性的勃起功能障碍治疗手段，早在1996年即被美国泌尿外科协会推荐为勃起功能障碍替代治疗方案，可用于治疗各种类型的勃起功能障碍，包括各种有创治疗和口服药物治疗无效的患者。有研究报道负压吸引治疗勃起功能障碍的有效率为67%，另有报道其对于使用磷酸二酯酶Ⅴ型抑制剂治疗无效的勃起功能障碍的有效率为77.1%。目前负压吸引治疗的具体机制尚未得到详细的阐明，可能有以下两点：① 通过真空负压吸引使海绵体充盈，恢复海绵体白膜的弹性，促进阴茎动脉血管被动扩张，加大了阴茎动脉血流流量，增加海绵体血容量和海绵体白膜厚度，提高海绵体内压力，使阴茎增大增粗、勃起持久有力；② 通过加快血液循环，减少血栓形成，扩张堵塞的血管，改善阴茎内皮血管功能，帮助改善勃起功能。它的优点是价廉、副作用少，但是此装置引起的勃起属于非自然状态下的勃起，阴茎皮肤温度低，约半数患者感觉效果不满意。其不良反应包括阴茎疼痛、麻木和射精延迟等。

（五）基因治疗

血管性勃起功能障碍在分子层面的病理机制有一氧化氮释放减少，海绵体平滑肌紧张，以及另外一些阴茎自身内在因素。必须指出的是，这些环节并非各自独立，而是相互关联的。目前治疗多为针对这些环节改善勃起功能。特别是基因治疗，直接从分子细胞水平入手，致力于长期效果。虽然经过多年仍处于动物实验阶段，但其报道效果令人振奋，前景广阔。

1. 一氧化氮减少及平滑肌舒张功能损伤

血管性勃起功能障碍患者由于血管内皮损伤造成内皮型一氧化氮合酶表达下调，合成一氧化氮减少，破坏了一氧化氮/内皮素动态平衡，血管处于收缩状态，长期缺血供氧不足能造成一些一氧化氮合酶抑制剂的累积，降低一氧化氮合酶的活性，进一步损伤平滑肌舒张功能。过量的一氧化氮能通过与一氧化氮合酶抑制剂结合形成过氧化亚硝酸盐减少其积累。L-精氨酸是一氧化氮合酶合成一氧化氮的前体，能与一氧化氮合酶抑制剂竞争性结合一氧化氮合酶，因此，被作为治疗勃起功能障碍的口服药物来研究。通过合成一氧化氮，激活一氧化氮合酶活性，增加海绵体组织内皮依赖途径的松弛。长期口服适量的L-精氨酸可能是一种有效改善内皮细胞功能的方法。目前的研究集中于 L-精氨酸与其他药物联合治疗,已取得不错的效果。

Gonzalez-Cadavid 认为通过基因治疗促进一氧化氮合酶表达,可以导致一氧化氮增加,并能增加海绵体平滑肌的顺应性,改善勃起功能。而且一氧化氮合酶的基因治疗是作用于一氧化氮合酶调控环节的,与一氧化氮合酶的类型无关,增加诱导型一氧化氮合酶的表达对神经型一氧化氮合酶和内皮型一氧化氮合酶的增加都有效。早期方法是从鼠和人的阴茎克隆出诱导型一氧化氮合酶的 cDNA,然后注入鼠的阴茎内。阴茎内诱导型一氧化氮合酶的表达可维持 10 d,能改善勃起功能且无异常勃起等副作用。近来使用阴茎神经元一氧化碳合酶的 cDNA,在辅助病毒依赖型腺病毒载体(helper-dependent adenoviral vector,HDAd)携带下注入大鼠阴茎,效果可维持 17 d,且无第一代辅助病毒依赖型腺病毒载体所引起的免疫反应。另一种方法是阻断神经型一氧化氮合酶抑制剂(proteineous inhibitor of neuronal nitric oxide synthase,PIN)的表达,神经型一氧化氮合酶抑制剂能结合神经型一氧化氮合酶羧基末端的 PDZ 配体,抑制其转录。这种方法既可通过编码神经型一氧化氮合酶的蛋白抑制剂的反义 cDNA 质粒,也可通过神经型一氧化氮合酶的蛋白抑制剂的 siRNA 破坏其表达来达到此目的。

血管内皮生长因子(vascular endothelial growthfactor,VEGF)在动物实验中被证实也能有效治疗血管性勃起功能障碍。它能引起内皮型一氧化氮合酶和诱导型一氧化氮合酶升高,减轻缺氧、高脂血症对平滑肌细胞的损伤。最近的研究显示阴茎内注射血管内皮生长因子能恢复促-抗凋亡基因表达的平衡,通过减少海绵体平滑肌的凋亡改善其舒张功能。另外,钾离子、钙离子通道的状态现在也被认为与平滑肌顺应性密切相关,阻止钙离子进入平滑肌细胞与肌钙蛋白结合可减轻平滑肌的紧张状态。一些促进钾离子通道开放和增加降钙素基因相关肽的表达从而降低钙离子浓度的基因治疗在动物实验被证明能明显改进海绵体顺应性。

还有一些其他基因治疗方法的探索:抗氧化应激超氧化物歧化酶(superoxide dismutase,SOD)有保护细胞免受氧化反应损害、清除过氧化物作用;脑源性的神经营养因子(brain-derived neurotrophic factor,BDNF)在高胆固醇模型大鼠中能减少胆固醇沉积对血管内皮细胞、海绵体平滑肌细胞及神经细胞的损害;降钙素基因相关肽是一种存在于海绵体神经、动脉和平滑肌细胞中的舒张血管活性多肽,利用基因转移也可改善海绵体舒张功能。

2. 环鸟苷酸降解过多过快

磷酸二酯酶能降解环鸟苷酸,使阴茎恢复疲软,抑制磷酸二酯酶能增加环鸟苷酸的积累,从而改善勃起。Lin 用带有 siRNA 的病毒载体注入大鼠阴茎内,3 个月后观察勃起功能。结果发现 siRNA 能大大减少磷酸二酯酶 V 型的表达(约 88.2%),从而延长了环鸟苷酸在阴茎体内的积聚时间,改善勃起功能。尽管目前其在人类身上的安全性和有效性还未知,但因其效果明显,且局部给药能避免口服磷酸二酯酶 V 型抑制剂的全身副反应,故此技术值得期待。

3. 海绵体纤维化

海绵体纤维化是血管性勃起功能障碍的一个重要特征。海绵体平滑肌细胞为胶原纤维所替代是海绵体纤维化的病理过程。人海绵体平滑肌细胞主要合成 I 型、Ⅲ 型胶原。转化生长因子-β 在海绵体纤维化过程中有十分重要的作用,它能诱导这两种胶原合成增加。海绵体纤维化可以通过一些与治疗阴茎海绵体硬结症相同的方法来逆转,如口服秋水仙碱,海绵体内维拉帕米注射及一些免疫疗法都是针对抑制转化生长因子-β 的,但至今临床鲜有成功报道。目前对老龄大鼠的研究表明,诱导型一氧化氮合酶的增加可能是海绵体纤维化的保护机制,诱导型一氧化氮合酶能释放一氧化氮及伴随产生过氧化亚硝酸盐,促使细胞凋亡,蛋白质水解,减少胶原形成。抑制诱导型一氧化氮合酶表达会导致海绵体内胶原沉积剧增。因此,诱导型一氧化氮合酶的基因治疗也能作为抗海绵体纤维化的方法之一,但仍需进一步评估其安全性。

(六) 介入治疗

20 世纪 80 年代,一些文献报道了使用球囊血管成形术,治疗中青年男性的动脉性勃起功能障碍。这些研究缺乏标准的术前诊断和评估,术后随访时间短,而且大部分血管造影提示狭窄部位在管径相对较粗的动脉,如髂总动脉和髂内动脉,仅有几例报道狭窄位于阴部内动脉和阴茎总动脉。近年来,Rogers 等最先报道勃起功能障碍患者盆腔动脉疾病的血管造影特征,这些勃起功能障碍患者使用磷酸二酯酶 V 型抑制剂治疗不理想,而且可能合并存在冠心病。该研究发现阴部内动脉存在与冠状动脉类似的动脉粥样硬化性狭窄,阴部内动脉的平均管径稍小于冠状动脉的平均管径。最近,一项研究对使用磷酸二酯酶 V 型抑制剂治疗不理想的勃起功能障碍患者,使用佐他莫司(zotarolimus)药物洗脱外周支架系统治疗,以评估血管内介入治疗对勃起功能障碍患者的疗效。该研究共纳入 30 例勃起功能障碍患者,术中共放置 45 个支架。所有患者手术顺利,术后 30 d 内无外周远端组织坏疽形成。术后 3 个月随访,68% 的患者勃起功能有改善,但有 8 例(26%)患者随访丢失。所以该文章的局限在于纳入病例较少,随访丢失病例过多。尽管存在局限,但研究结果表明,血管成形和支架植入技术安全(至少在短期内),并能改善勃起功能障碍患者的勃起功能。最新的一项研究报道,阴茎动脉的血管成形术安全可行,对于初期使用磷酸二酯酶 V 型抑制剂治疗不理想且合并单独的阴茎动脉狭窄的勃起功能障碍患者,该方法改善勃起功能的有效率达到 60%。该研究共纳入 25 例勃起功能障碍患者,术后 1 个月、3 个月、6 个月随访,勃起功能改善的有效率分别是 75%、65% 和 60%。阴茎动脉血管成形术和支架植入术治疗动脉性勃起功能障碍的短期疗效明显,但远期疗效有待于进一步研究。

(七) 手术治疗

血管性勃起功能障碍的手术治疗手段主要包括阴茎血管手术和阴茎起勃器植入术。明确的器质性病变是任何手术指征的基础。血管性勃起功能障碍属于器质性勃起功能障碍的一种,是由于阴茎的血管系统(包括动脉和静脉)发生病变后导致阴茎勃起时动脉供血不足或静脉闭塞功能障碍。因此,阴茎血管手术治疗分为阴茎动脉阻塞性勃起功能障碍的手术和阴茎静脉漏性勃起功能障碍的外科治疗。

1. 阴茎动脉手术

阴茎动脉手术常见的是阴茎血管重建术,适用于动脉灌注严重减低,同时其阴茎浅动脉与阴茎深动脉存在交通支的患者。目前,阴茎血管重建术是唯一一种能长期完全恢复阴茎正常勃起的治疗方式,而不必通过体外器械、长期应用药物和阴茎起勃器的植入。

阴茎供血不足按解剖结构可分为两大类:一类是近端动脉供血不足,包括主-髂动脉处病变,其病理变化主要为大动脉炎、粥样斑块堵塞于主-髂动脉水平或髂内动脉起始端;另一类是远端动脉供血不足,包括髂内动脉、阴部内动脉及其分支病变,主要是动脉粥样硬化。青年人骨盆骨折亦可导致阴部内动脉及其分支的损伤。

阴茎血管重建术包括阴茎海绵体血管直接成形术;腹壁下动脉与海绵体白膜及海绵体直接吻合;腹壁下动脉与阴茎背动脉吻合;遇到海绵体动脉双侧堵塞时,可行阴茎背深静脉动脉化。

阴茎血管重建术治疗勃起功能障碍的原理是在堵塞或狭窄的髂腹下动脉和阴茎海绵体动脉床之间建立动脉旁路,提高阴茎海绵体内动脉灌流压和血流量,以达到治疗勃起功能障碍的目的。血管重建手术失败的部分原因可能是很多接受手术的患者已经有严重的终末器官疾病。因此,即使血管损害可能也是病理进程的一部分,对这些患者血管重建手术是注定要失败的。另外,在一些动脉重建手术中,还存在一个损伤的动脉系统重建后血流不足的问题。阴茎海绵体组织的阻力很大,除非有足够的血流进入海绵体组织,否则血管重建手术可能也要失败。

Michal 于 20 世纪 70 年代初首先报道了通过阴茎动脉分流术治疗勃起功能障碍,使用的供体血管为腹壁下动脉。起初,Michal 将腹壁下动脉与海绵体直接吻合,有效率为 35%,但 1 年后满意率非常低,后来他又发明了腹壁下动脉与阴茎背动脉吻合,有效率达 56%。此后,Virag 等对其进行了改良,出现了一系列阴茎背深静脉为受体血管的术式。Crespo 等发明了直接使用腹壁下动脉作为供体血管来进行阴茎海绵体动脉血管重建。到目前为止,已有多种关于阴茎血管重建术的报告,但由于缺乏长期随访的资料,难以确定标准的手术方法和选择标准,因此,阴茎血管重建术并没有得到普及。

5% 的性功能障碍患者中可查出原发性局部动脉病变,这些患者有可能通过血管重建术得以治疗。但是在实施血管重建术之前,必须了解阴茎勃起的解剖结构和血流动力学检查来判断其病因,从而选择适当的手术方式。

阴茎的动脉血供主要源于双侧髂内动脉的分支——双侧阴部内动脉,阴部内动脉穿过阴部管*,发出第一个分支——阴囊动脉,第二分支——尿道支,最后分支形成阴茎背动脉和海绵体动脉。海绵体动脉是阴茎勃起的主要血供动脉。然而,阴茎动脉造影检查发现,约 20% 的勃起功能障碍患者存在异常的动脉解剖(表 7-1)。最常见的病变是海绵体动脉交联和阴茎背动脉远端穿孔,静脉变异也经常发生。

表 7-1　通过动脉造影显示勃起功能障碍患者阴茎动脉解剖的变异情况

变　　异	Jarow 患者百分比(%)	Bookstein 患者百分比(%)
阴茎海绵体背侧穿孔	29	91
海绵体动脉附加分支	29	57
双侧海绵体动脉来自同一条阴茎动脉	41	13
双侧海绵体动脉缺如	2	4
海绵体起源畸变	12	9

---

*　位于坐骨直肠窝的外侧壁,坐骨结节下缘上方约 3 cm,自骶结节韧带内下缘(坐骨小孔处)延至尿生殖隔后缘,为自后外方斜向前下内方的矢状位的扁管状裂隙,由闭孔内肌盘膜形成的内外侧壁围成。

临床上筛选阴茎动脉血管重建的勃起功能障碍患者,可以按照以下几个步骤进行。

第一,应明确患者的勃起功能障碍完全因动脉病变所致。凡是既往存在可能相关的损伤者,如骨盆骨折和会阴部外伤,均应进行详细的病史采集、体格检查和心理咨询,同时应明确血清游离睾酮水平足够高。

第二,应进行海绵体内血管活性药物注射试验。注射药物的剂量常因人而异,一般为前列地尔 $10\sim20\ \mu g$,或罂粟碱 $15\sim60\ mg$(或加酚妥拉明 $1\sim2\ mg$)。注药后 10 min 之内测量阴茎长度、周径及勃起硬度。勃起硬度≥Ⅲ级,持续 30 min 以上为阳性勃起反应;若勃起硬度≤Ⅱ级,提示有血管病变;硬度Ⅱ~Ⅲ级为可疑。注药 15 min 后阴茎缓慢勃起,常表明阴茎动脉供血不全(详见血管性勃起功能障碍的诊断部分)。

第三,进行阴茎彩色多普勒双功能超声检查。该检查一直以来用于评估器官动脉血流情况。20 世纪 80 年代早期,Lue 和其同事首次将彩色多普勒双功能超声应用于勃起功能障碍检查。其主要优点是能够实时监测阴茎海绵体动脉。

阴茎彩色多普勒双功能超声是目前用于诊断血管性勃起功能障碍最有价值的方法之一。评价阴茎内血管功能的常用参数:海绵体动脉直径、收缩期动脉最大血流速度、舒张末期血流速度和阻力指数。目前该方法还没有统一的正常值,一般认为注射血管活性药物后阴茎海绵体动脉直径>0.7 mm 或增大 75% 以上,收缩期动脉最大血流速度≥30 cm/s,舒张末期血流速度<5 cm/s,阻力指数>0.8 为正常。收缩期动脉最大血流速度>30 cm/s,舒张末期血流速度>5 cm/s,阻力指数<0.8,提示阴茎静脉闭塞功能不全。收缩期动脉最大血流速度<25 cm/s 则认为海绵体动脉存在阻塞。

第四,进行选择性阴部内动脉造影术。选择性阴部内动脉造影术的目的是为了对发生阻塞性病变的动脉血管进行定位和定性,同时也可以获得阴茎动脉血管和用于外科重建的可能供体和受体血管的全貌。选择性阴部内动脉造影术采用 Seldinger 技术的标准方式,主要适应证:① 骨盆外伤后勃起功能障碍者;② 原发性勃起功能障碍,疑有阴部内动脉血管畸形者;③ 夜间勃起功能和阴茎海绵体内血管活性药物注射试验反应阴性,需要进一步诊断者;④ 彩色多普勒双功能超声检查显示动脉供血不全并准备行血管重建手术者。选择性阴部内动脉造影术可以明确动脉病变部位和程度,并可同时进行扩张或介入治疗。由于该技术并非绝对安全,可造成出血或动脉内膜剥脱等并发症,所以要慎重采用。

(1)阴茎血管重建手术适应证　　年龄小于 55 岁;不吸烟或已戒烟者;未合并糖尿病;无静脉漏存在;性欲正常;性生活时阴茎硬度降低,即进行多方面努力或较长时间刺激,阴茎勃起硬度不理想;激素及神经学检查正常;彩色多普勒双功能超声检查和动脉灌注性海绵体压力测定提示静脉关闭机制的各项指标正常;双侧或单侧腹壁下动脉-海绵体动脉网远端梗阻,梗阻部位通常为阴茎总动脉或海绵体动脉,可以进行远端搭桥;腹壁下动脉足够长,使其能吻合至梗阻动脉的远端。

(2)阴茎血管重建手术常用术式　　腹壁下动脉-阴茎背动脉吻合术(血管成形);腹壁下动脉-阴茎背深静脉吻合术(静脉动脉化)。

1)腹壁下动脉-阴茎背动脉吻合术(血管成形):从手术技术角度看,腹壁下动脉-阴茎背动脉吻合术可分为 3 个步骤(阴茎背动脉的分离、腹壁下动脉的分离和显微血管吻合术)。

A. 阴茎背动脉的分离:《坎贝尔-沃尔什泌尿外科学》《格林泌尿外科手术学》等建议行

绕阴茎根部做耻骨下阴囊前壁弧形切口,通常取所选腹壁下动脉的对侧,在距阴茎根部两横指(2 cm)水平,自阴茎根部背侧至阴囊中隔做弧形切口。逐层切开皮肤、肉膜,将阴茎拉直,沿海绵体白膜或阴茎体外侧钝性分离,从切口中翻出阴茎,游离阴茎根部背动脉。然后将阴茎复原至正常解剖位置,用皮钉暂时关闭切口。

B. 腹壁下动脉的分离:可以选脐下至阴茎根部做腹正中切口、腹正中旁切口,也可以沿皮肤张力线(langerline)做腹部半月形切口。熟练者多做脐下至阴茎根部的腹正中切口,当供体腹壁下动脉过短、有数支分支或患者形体不适合做标准的腹部横切口时可以选择腹正中旁切口。初学者多选择沿皮肤张力线做腹部半月形切口。

切口起点为从耻骨至脐全长的中上 3/4 处,然后沿皮肤张力线向外侧切开约 5 cm,切口皮下脂肪,纵向切开腹直肌筋膜。找到腹直肌与其下方腹膜外脂肪组织的界限,进入腹膜外间隙,显露腹壁下动脉,分离腹壁下动脉需从其自髂外动脉发出处一直到脐水平,长 15~20 cm,结扎切断其他近端分支,将远端钳夹切断,准备与阴茎背动脉吻合。此处腹壁下动脉远端的分叉予以保留,可利用血管分叉与双侧阴茎背动脉吻合。整个分离过程中都应用盐酸罂粟碱进行局部灌洗,分离时将所使用的微型双极电刀设置为低电流,刚好能够止血即可,这样可以避免对血管造成热损伤,为保护血管,可将动脉与其周围静脉和脂肪组织整块进行分离。

经阴茎根部切口向下腹部切口方向分离腹股沟管,建立皮下隧道。用一把细长血管钳从腹股沟管隧道内,将腹壁下动脉断端牵引至阴茎根部。注意检查腹壁下动脉起始处,确保局部无扭转、成角或打折,充分止血,分两层关闭腹部切口。

C. 显微血管吻合术:显露阴茎背侧神经血管束近端,根据之前的血管造影和阴茎彩色多普勒双功能超声检查选择进行血管吻合的位置。关键是吻合点必须位于动脉阻塞性病变远端。由于阴茎背动脉与海绵体动脉相通,因此通常选择端-端吻合比较好。如果血管造影未能显示阴茎背动脉与海绵体动脉相通,则将腹壁下动脉端-侧吻合到完整的阴茎背动脉上。亦可将阴茎背动脉近端结扎,将腹壁下动脉与阴茎背动脉远端做端-端吻合。进行吻合时,可在吻合部下方垫一块反色塑料板,以便在显微镜下能清楚地显示血管。然后用 10-0 尼龙线,单边针,长 100 mm,149°弧形针间断缝合,进行腹壁下动脉和阴茎背动脉之间的端-端吻合术,放大倍数为 10 倍。先由腹壁下动脉进针,进针位置在距边缘 1 mm 处,由外向内进针,然后从海绵体动脉距其边缘 1 mm 处由内向外出针,随后进行打结。通常总共需缝合 15 针以上。完成吻合后,将吻合部回纳入自然解剖位置,注意两端张力保持一致。

吻合完毕,松开动脉夹,可见动脉搏动,表示吻合成功。彻底止血,腹部切口放置引流,逐层缝合切口。

术后在动脉血管吻合完成后立即快速静脉推注 100 mL 的 40% 低分子右旋糖酐,并在随后 5 d 内保持 20 mL/h 的速度静脉滴注。患者应每天口服 1 片阿司匹林。因肝素和右旋糖酐联合使用副作用太大,故术后不必使用肝素。患者术后应避免吸烟和进食含有收缩血管作用的食物。术后 7 d 伤口拆线,禁止性生活 6 周。

2)腹壁下动脉-阴茎背深静脉吻合术(静脉动脉化):Virag 首先提出将阴茎背深静脉动脉化来治疗血管性勃起功能障碍的手术方案,随后其他学者将此手术进行了数次改进。这种手术主要适用于单纯性阴茎静脉闭合功能不全的勃起功能障碍、单纯性动脉性勃起功能障碍和上述两种机制联合缺陷的勃起功能障碍患者。阴茎背深静脉动脉化的手术成功率有限。

（3）阴茎血管重建手术并发症

1）阴茎水肿：是阴茎血管手术的常见并发症，可在术后用小张力弹性绷带包扎阴茎。

2）阴茎麻木：发生率大约为20%，在显露阴茎背动脉时注意保护阴茎背神经可以避免此类并发症的发生，如果没有完全切断主要的阴茎感觉神经，阴茎的感觉通常在术后12～18个月恢复。

3）切口瘢痕收缩：严重的瘢痕收缩可以造成阴茎短缩，保留阴茎悬韧带和固有韧带可以显著减少阴茎短缩的发生。有时需要行瘢痕松解术，同时行"Z"字形切口松解整形手术或阴囊皮瓣转移。

4）血管吻合口出血：血管吻合口破裂将造成难以控制的动脉出血。因此，建议至少在术后6周以后再开始性生活。

5）阴茎头充血：主要发生在阴茎背深静脉动脉化的术后，包括腹壁下动脉-阴茎背深静脉吻合术（静脉动脉化）和腹壁下动脉-阴茎背深静脉吻合术＋静脉结扎术。这两种手术术后将有可能出现阴茎头充血，其发生率为7%～13%。严重者如果得不到技术减压处理，会导致阴茎头缺血性坏死。故部分学者已经质疑该手术方式带来的可能收益，因此建议条件不成熟的机构不要开展这两类手术。

（4）阴茎血管重建手术效果评价　　手术效果可见表7-2，表中列举了动脉性勃起功能障碍手术的预后。总体而言，远期成功率为40%～70%。Goldstein 和 Bastuba 报道，自1981～2006年进行了1 500例腹壁下动脉端端吻合阴茎背动脉手术，手术成功率为65%～70%。其观察的指标包括国际勃起功能指数显著提高，术后彩超证实海绵体动脉收缩期最大血流速度显著增加，术后选择性腹壁下动脉造影显示，腹壁下动脉和阴茎背动脉吻合通畅。

表7-2　动脉手术治疗勃起功能障碍的成功率

作者（时间/年）	病例数	成功率（%）
Virag（1982）	36	41.6
Michao（1986）	73	60
Sarrmaon（1997）	114	48
Kayigil（2000）	10	70
Goldstein（2006）	1 500	65～70

2. 阴茎静脉手术

阴茎在疲软状态时，海绵体窦的平滑肌处于收缩状态，静脉回流无阻力而较通畅。当勃起时，海绵体平滑肌松弛，海绵体窦血液充盈，海绵体内压增高，压迫白膜下静脉丛而增加静脉流出阻力。当阴茎海绵体内压增高时阴茎坚硬，静脉流出阻力达到顶点，这时导静脉血流因海绵体白膜的延伸而被阻断，称为海绵体静脉闭塞机制。勃起的消退是由于血管收缩剂（如肾上腺素）引起血管和海绵体平滑肌收缩，进而海绵体内压降低，使白膜下静脉和导静脉开放的结果。

在静脉闭合功能发生障碍的情况下，海绵体内充盈的血液达不到维持正常勃起的血液量，便产生勃起功能障碍。大部分海绵体静脉闭塞机制受损是由于静脉窦平滑肌功能不全或被纤维组织替代导致静脉窦无法充分扩张引起的。其他较少数的原因包括海绵体白膜完整性缺失,以及先天性或动脉性异常静脉通道。阴茎静脉手术也可以用于先天性阴茎海绵体静脉异常引流的患者。但是,多数因勃起功能障碍接受静脉手术的患者都有明显的海绵体内组织病变。因此,通过减少静脉血流的静脉手术可能只起到暂时缓解的作用。

1902 年,Wooten 首先报道阴茎背深静脉结扎手术,此后关于阴茎静脉闭合功能不全的手术治疗存在许多不同的观点。1979 年,Ebbehoj 和 Wagner 利用诊断性动态海绵体造影技术提出的术式被确认为第一个纠正海绵体组织异常泄漏的现代手术方法。目前,对于静脉闭塞功能障碍性勃起功能障碍,没有明确的标准化诊断程序,随机对照的临床研究结果并不充分,其手术的有效性尚待验证。

静脉性勃起功能障碍首选阴茎海绵体彩色多普勒双功能超声检查。该检查能对阴茎海绵体动脉血流和静脉闭塞情况进行评估。一旦患者被确诊为静脉漏性勃起功能障碍,应该给患者提供目的明确的治疗方案和可使用的各种保守治疗方法。经该检查诊断为轻度或中度静脉闭塞性疾病的勃起功能障碍患者,口服磷酸二酯酶Ⅴ型抑制剂可能有较好的疗效。如果其他治疗方法失败,且患者愿意接受手术治疗,可考虑行静脉结扎手术,则需再做进一步检查。

海绵体内灌注压测定海绵体造影(dynamic infusion cavernosometry and cavenography,DCC)对于诊断静脉漏性勃起功能障碍和寻找漏点位置起重要作用。虽然阴茎静脉闭塞功能障碍(静脉漏)性勃起功能障碍的血流动力学基本明确,但目前仍较难鉴别功能性异常(平滑肌功能障碍)和解剖结构缺陷(海绵体白膜异常)。

确定有静脉漏性勃起功能障碍,按照预定流量泵入等渗造影剂,在维持海绵体灌注速度的同时,加入血管造影剂后,进行 X 线摄片或 CT 三维重建,可以寻找到静脉漏的漏点,最常见的静脉漏位于阴茎背深静脉、海绵体静脉和阴茎海绵体脚静脉,根据阴茎静脉漏的部位选择不同的手术方式。阴茎静脉漏的患者中,单纯阴茎背深静脉漏者仅占 10%,绝大多数患者同时存在几种静脉漏。对于单纯阴茎背深静脉漏者采用静脉结扎手术效果好,而混合性静脉漏者手术效果差,需采用其他治疗方法。阴茎静脉漏的手术分为两类:阴茎静脉阻断术和阴茎背深静脉动脉化手术。

(1)阴茎静脉手术适应证　　单纯静脉漏,海绵体平滑肌、海绵体白膜结构及功能正常;阴茎海绵体动脉供血正常。

(2)阴茎静脉手术常用术式　　阴茎背深静脉结扎术;阴茎背深静脉白膜下包埋术;阴茎海绵体脚静脉结扎术;阴茎海绵体脚白膜折叠＋静脉结扎术;阴茎背深静脉动脉化手术;尿道海绵体松解术;阴茎海绵体静脉动脉化;选择性阴茎静脉栓塞术;上述术式的组合;腹腔镜下腹膜外阴茎静脉结扎术。

1)阴茎背深静脉结扎术:《坎贝尔-沃尔什泌尿外科学》《格林泌尿外科手术学》等建议行绕阴茎根部做耻骨下阴囊前壁弧形切口,切口上至耻骨下缘,下至阴茎根部下方的阴囊中隔。切开皮肤、肉膜,分离出深静脉系统和浅静脉系统的交通支,用 3-0 肠线分别结扎并离断,经切口翻出阴茎体。

在一侧阴茎海绵体基底部白膜插入一根 19 号蝴蝶针,用 3-0 肠线荷包缝合固定在白膜上。向海绵体内注入 30 mg 罂粟碱,10 min 后注入靛蓝盐水(12 mL 靛蓝＋250 mL 生理盐水),观察有无回流的静脉。每次注射完毕后注意夹闭蝴蝶针,检查完毕后夹闭蝴蝶针,手术后可用其再次进行术中海绵体造影。

在阴茎根部找到阴茎浅悬韧带,将其离断,暴露下方的阴茎深悬韧带。在靠近耻骨联合下缘离断阴茎悬韧带,必须离断整个阴茎悬韧带,才能暴露耻骨下区深处。分离时注意结扎从耻骨下方发出汇入阴茎背浅静脉系统的小静脉,以及连通背浅静脉和背深静脉系统的交通静脉,否则将可能导致严重而难以控制的出血,同时也将影响近端的静脉分离操作。

在耻骨下区深处,在阴茎背深静脉上方沿中线切开阴茎筋膜。在此区域阴茎背深静脉往往无分支。将阴茎背深静脉与海绵体白膜分离开,用 0 号丝线结扎,并离断。

在阴茎背深静脉下方,可找到海绵体静脉,若静脉漏主要发生于海绵体静脉,则需在阴茎根部继续分离海绵体静脉,将其结扎并离断。分离时注意保护好在这些静脉外侧走行的海绵体动脉和神经干。

若阴茎背深静脉是静脉漏的主要部位,则可沿阴茎背侧中线,在阴茎筋膜下方,朝阴茎头方向(远端)分离背深静脉。注意应严格沿中线进行分离,以免损伤两侧走行的动脉和神经。用 3-0 肠线结扎并离断自阴茎背深静脉向两侧发出的螺旋静脉和导静脉。有时可见两条阴茎背深静脉主干,此时应分别对其进行分离。

向阴茎头方向继续分离阴茎背深静脉,直到距阴茎头 1～2 cm 处,此区域可见阴茎背深静脉主干呈扇形分叉为数支,偶尔可见一支较粗的静脉从海绵体白膜发出,结扎此静脉后用 3-0 肠线"8"字缝合关闭此条静脉导致的海绵体窦裂隙。

同时,应仔细检查阴茎海绵体和尿道海绵体交汇处,结扎并离断连通两海绵体的螺旋静脉。

完成静脉分离和结扎后,经之前留置的 19 号蝴蝶针注入 30 mg 罂粟碱,10 min 后进行海绵体测压,若手术已经结扎了所有异常静脉,在持续盐水灌注速率低于 5 mL/min 时,阴茎便能产生坚硬的勃起。测试成功后,将阴茎悬韧带缝合到耻骨下缘,尽量靠近阴茎根部缝合,以延长阴茎,防止术后阴茎短缩。注意缝合对齐各层结构,以免局部过度瘢痕化而导致阴茎短缩,以及避免海绵体与皮肤粘连而影响勃起。术后用无菌纱布包扎阴茎,并用弹力绷带再次包扎,注意包扎不要太紧,以免造成阴茎头水肿。

2) 阴茎海绵体脚结扎术:若阴茎海绵体造影证实静脉漏仅存在于阴茎海绵体脚静脉,则可采取阴茎海绵体脚结扎术。患者截石位,经会阴部切口暴露尿道球部附近的阴茎海绵体脚,然后用 0.64 cm(1/4 英寸)宽的 Mersilene 绷带结扎阴茎海绵体脚。此时,从阴茎海绵体脚边缘回流的静脉被阻断。同时结扎阴茎海绵体脚边缘引出的小静脉。阴茎海绵体脚结扎术通常不与阴茎背深静脉结扎术同时进行,而一般是作为一个二线手术方案。Lue 等近期报道了 11 例阴茎海绵体脚结扎术,患者均经海绵体压力测定,同时海绵体造影明确静脉漏部位仅位于阴茎海绵体脚。平均随访 34 个月,其中 9 例患者勃起功能得到明显改善。

3) 尿道海绵体松解术:该手术做阴茎阴囊切口,暴露尿道海绵体,并与阴茎海绵体分离开,随后结扎并离断所有连同尿道海绵体与阴茎海绵体的静脉分支,针对其他一些局部静脉漏的问题,还可选择其他更直接的治疗方式。

4) 阴茎海绵体静脉动脉化:该手术原理是通过阻断阴茎背深静脉的回流而增加海绵体内血流量,使动脉血流入和静脉血流出之间的平衡发生改变,以增加海绵体的充血量。Virag 首先将阴茎背深静脉动脉化的手术用于治疗血管性勃起功能障碍,随后其他学者将此手术进行了数次改进。但阴茎海绵体静脉动脉化治疗血管性勃起功能障碍的手术成功率令人沮丧，同时伴有阴茎头充血甚至坏死等并发症，故目前临床应用不多。

5）选择性阴茎静脉栓塞术：在局部麻醉下，阴茎根部背侧做 2 cm 切口，暴露阴茎背深静脉，插入 4～5F 导管直到前列腺前部静脉和阴部静脉，从导管注入硬化剂。Peskicioglu 等在 2000 年报道了阴茎背深静脉栓塞术治疗静脉性勃起功能障碍，短期疗效成功率高达 68.7％。Bookstein 等报道 44 人行阴茎静脉栓塞术治疗，3 个月后 22 人（50％）恢复了勃起功能。

（3）阴茎静脉手术并发症　　阴茎静脉手术的并发症大体上分为早期并发症和晚期并发症两类。

1）早期并发症：阴茎体和阴囊浅表瘀青，阴茎水肿，多系静脉结扎后影响血液回流所致，一般多于术后 2～3 周自行消退。夜间勃起疼痛多在术后 24～48 h 出现，1 周后一般均可自行消失。

2）晚期并发症：阴茎短缩发生率约为 20％，但这种程度的短缩不会对阴茎勃起功能和性交造成影响。阴茎麻木发生率约为 20％，在显露阴茎背深静脉时注意保护阴茎背神经可以避免此类并发症的发生，如果没有完全切断主要的阴茎感觉神经，阴茎的感觉通常在术后 12～18 个月恢复。

（4）阴茎静脉手术效果评价　　阴茎静脉手术近期手术成功率为 40％～60％，由于部分患者术后利用阴茎海绵体内血管活性药物注射试验能够获得满意的勃起，因此术后症状改善和手术成功的总有效率为 60％～70％。但其远期手术失败率高达 75％，手术失败常常发生在术后 2 年内。目前最佳的远期疗效是由 Sasso 等在 1999 年报道的，23 名患者中 17 例（74％）在术后 1 年内获得正常勃起功能，其中 12 例患者在此后继续维持正常的勃起功能。该病例组的患者术前经过了严格的筛选，因此，Sasso 等提出，对拟行阴茎海绵体静脉结扎的患者术前应做如下检查：活检阴茎海绵体内平滑肌比例大于 30％、海绵体肌电图、海绵体血气分析等。2006 年 Hsu 等报道，对首次阴茎静脉结扎术失败的 45 例患者再次进行静脉分离结扎术。其中 35 例远期疗效良好（78％），总改善率高达 91％。他们认为，手术效果如此理想，主要归功于两次手术共显微结扎了 76～125 处静脉位点，且术中没有使用电凝。

然而，目前并没有哪项检查能够完全准确地评估患者阴茎静脉闭塞情况，对于那些经保守治疗失败而又不愿意接受阴茎假体植入术的患者而言，阴茎静脉结扎术仍不失为一种较为合理的治疗方案。

3. 阴茎假体（阴茎起勃器）植入术

阴茎假体包括半硬性柔韧假体（目前已经淘汰）和液性假体。液性假体分为单件套假体、两件套假体和三件套假体。三件套假体包括成对的圆柱体，一个植入阴囊内的调节泵和一个植入盆腔膀胱前间隙的储液囊。

阴茎假体植入术适应证：其他治疗方法失败的慢性、器质性男性勃起功能障碍。

阴茎假体植入术禁忌证：阴茎海绵体严重纤维化、阴茎明显短小者；有全身严重性疾病，如心、肺、肾、肝等功能严重衰竭，恶性肿瘤晚期，全身出血性疾病，糖尿病等；患有活动性感染，尤其是泌尿生殖道感染者；患有明显的排尿障碍，尿道狭窄，如残余尿明显增多，或有严重的神经源性膀胱者。

阴茎假体通常通过三种路径植入：冠状沟下、耻骨下和阴茎阴囊交界部。路径的选择通常由假体类型、患者解剖条件、手术史和术者习惯决定。

阴茎假体植入术可在区域麻醉或全身麻醉下进行。

国内外文献报道，阴茎假体植入术并发症有海绵体白膜穿孔、海绵体纵隔交叉穿孔、感染、糜烂、连接接头脱落、阴茎缩短、阴茎头塌陷、术后疼痛、机械故障等。只要规范操作，并发症的发生一般比较低。

Carson 等报道阴茎假体植入术后，患者满意度为 92%，患者配偶满意度为 96%。机械可靠性 3 年为 92%，5 年为 86%。

阴茎假体植入患者，术后可能需要行 MRI 检查，以评价假体状况，或诊断其他疾病。

第四节　内分泌性勃起功能障碍

一、内分泌性勃起功能障碍的定义

内分泌性勃起功能障碍暂无明确定义。有学者认为阴茎勃起有赖于精神、心理、神经、血管和内分泌之间复杂的协调关系，如果由于内分泌的原因破坏了这一协同配合的功能而造成勃起功能障碍，即为内分泌性勃起功能障碍。根据内分泌疾病引起勃起功能障碍与下丘脑-垂体-性腺轴是否相关，可以将内分泌性勃起功能障碍分为与性腺轴相关及与性腺轴不相关两种类型。与下丘脑-垂体-性腺轴相关的内分泌性勃起功能障碍的疾病包括性腺功能减退症、高催乳素血症、甲状腺功能亢进或减退、肾上腺皮质功能亢进或减退（库欣病等）、全垂体功能减退、多发性内分泌功能障碍等。而与性腺轴不相关的内分泌性勃起功能障碍，主要为糖尿病性勃起功能障碍，其病理生理学涉及神经病变、血管病变、内分泌异常、社会心理因素等多方面。

二、内分泌性勃起功能障碍的病理生理特点

（一）与下丘脑-垂体-性腺轴相关的内分泌性勃起功能障碍

与性腺轴相关的内分泌性勃起功能障碍，其发病机制与性腺轴上相关激素代谢水平的变化密切相关，这些激素主要包括睾酮、催乳素、甲状腺素、肾上腺皮质激素。

1. 与睾酮相关的内分泌性疾病

睾酮是男性体内的主要雄激素，主要由睾丸间质细胞产生，能促进男性生殖器官、肌肉、骨骼和躯体的生长发育，是维持男性第二性征、性欲和勃起功能所需的重要激素。睾酮的合成与分泌受下丘脑-垂体-性腺轴的调节，下丘脑通过分泌促性腺激素释放素，刺激垂体前叶合成并分泌黄体生成素和卵泡刺激素，黄体生成素刺激睾丸间质细胞合成并分泌睾酮，睾酮可反馈作用于下丘脑和垂体而抑制黄体生成素释放。与睾酮相关的内分泌性疾病主要包括原发性性腺功能减退症和继发性性腺功能减退症。

性腺功能减退症是由于睾丸功能障碍,或者下丘脑-垂体-性腺轴一个或多个环节的功能障碍导致。在中年男性中,生理性性腺功能减退症的发生率为 2.1%～12.8%,40～79 岁人群低睾酮和性腺功能减退症的发病率为 2.1%～5.7%。性腺功能减退症在老年男性、肥胖男性、并存疾病较多及身体健康状态欠佳的男性中发病更为普遍,临床上将男性性腺功能减退症分为原发性和继发性,其中原发性睾丸功能障碍是性腺功能减退症最常见的原因,可导致睾酮水平低下,精子发生障碍和促性腺激素(黄体生成素和卵泡刺激素)升高。

原发性性腺功能减退症,即高促性腺激素性性腺功能减退症,主要是指病变发生在睾丸,患者血清睾酮降低,而卵泡刺激素和黄体生成素水平可升高。这类患者大多有严重的不可逆的睾丸功能损害,如克兰费尔特综合征,男性特纳综合征,先天性双侧无睾症,睾丸的损伤、缺失、炎症、肿瘤为双侧损害者,双侧隐睾及耻骨区放疗或全身化疗后。

继发性性腺功能减退症,即低促性腺激素性性腺功能减退症,主要是指病变发生在下丘脑、垂体,患者血清睾酮降低,黄体生成素和卵泡刺激素也降低。常见病因有下丘脑或垂体的创伤、炎症、肿瘤、放疗,高催乳素血症,选择性黄体生成素综合征,卡尔曼综合征,普拉德-威利综合征,劳-穆-比综合征等。

2. 与催乳素相关的内分泌性疾病

催乳素是一种多肽蛋白,由垂体前叶的催乳素细胞合成和分泌,经肝脏降解、肾脏排泄。在生理状态下催乳素可增加黄体生成素受体的数量,使黄体生成素作用于睾丸间质细胞发挥促睾酮生成的作用,睾丸中催乳素受体只作用于睾丸间质组织。催乳素在前列腺中可增加雄激素的吸收和 5α-还原酶活性,催乳素还可促进睾酮在精囊腺中的作用,而睾酮维持催乳素受体在精囊腺中的数量。当上述调节失衡,催乳素过度分泌,可引起高催乳素血症。引起血催乳素升高的常见因素有生理性因素、药物性因素和病理性因素。生理性因素,如运动、进食、睡眠、性交、乳头刺激、应激等,可引起催乳素暂时性升高;过量的催乳素对下丘脑形成反馈并抑制促性腺激素释放激素的释放及垂体对促性腺激素释放激素的反应,抑制垂体卵泡刺激素、黄体生成素的分泌,使之分泌减少或丧失分泌节律,导致睾丸直接或间接受到严重损害,睾酮水平降低,从而出现勃起功能障碍。

3. 与甲状腺素相关的内分泌性疾病

甲状腺激素(thyroid hormones,TH)对男性性功能及不育影响的相关研究也逐步深入。甲状腺是人体重要的内分泌腺,其分泌到血液中具有生物活性的甲状腺激素有甲状腺素(T4)及三碘甲状腺原氨酸(T3),它们广泛参与机体的生长发育、三大物质代谢等多种功能活动。近年来,大量实验研究及临床资料证实,甲状腺功能对维持下丘脑-垂体-性腺轴的稳定起重要作用;甲状腺激素在内分泌轴方面通过复杂的网络信号传导路径对类固醇激素的合成与分泌产生重要影响。男性勃起功能、生殖激素水平、睾丸功能等在甲状腺功能紊乱时会发生异常变化,进而影响男性性功能及生殖。

(1)甲状腺功能亢进 对性功能障碍男性的一项多中心研究发现,甲状腺功能亢进患者中出现勃起功能障碍症状高达 60%,促甲状腺激素分泌的抑制与勃起功能障碍相关,提示甲状腺功能亢进患者患勃起功能障碍的风险增加,对甲状腺功能亢进患者应同时对其勃起功能进行评估。已经有研究证实甲状腺功能亢进可诱发阴茎海绵体中一氧化氮合酶的下降而减少一氧化氮、一氧化碳的生成,出现血管扩张作用减弱,从而引起勃起功能障碍的发生。此外,甲状腺功能亢进还可通过甲状腺激素的变化打破生殖激素的平衡,引起生殖激素的紊乱。Ridgway等及Vignozzi等在对甲状腺功能亢进患者生殖激素变化进行研究时发现,三碘甲状腺原氨酸可促进性激素结合球蛋白的合成,而性激素结合球蛋白可结合游离睾酮和雌二醇,睾酮与性激素结合球蛋白的结合能力比雌二醇高3倍,勃起功能障碍出现的可能原因是甲状腺功能亢进患者雌激素增高相对强于雄激素,机体出现相对高雌激素状态而诱发勃起功能障碍。另外,当甲状腺功能亢进患者出现过度劳累、肌痛、情绪不稳、性腺功能改变时都可引起勃起功能障碍。

（2）甲状腺功能减退　甲状腺功能减退伴发勃起功能障碍,可能与睾酮分泌减少和催乳素水平增高有关。在甲状腺激素对大鼠阴茎海绵体内一氧化氮合酶及一氧化碳含量影响的研究中发现,甲状腺功能减退大鼠阴茎海绵体内一氧化氮合酶含量低于甲状腺功能亢进大鼠,说明甲状腺功能减退诱发低一氧化氮合酶作用强于甲状腺功能亢进,因此,甲状腺功能减退更能通过对血管的损伤引起患者出现勃起功能障碍。经治疗后,甲状腺功能减退大鼠阴茎海绵体内一氧化氮合酶含量得到恢复,与对照组没有明显差异,表明甲状腺功能减退虽然可以引起阴茎海绵体内一氧化氮合酶含量降低,但经适当治疗后,此种损害是可逆的。此外,甲状腺功能减退患者易伴发高催乳素血症,高催乳素血症可伴发抑制性神经递质5-羟色胺的增高而引起勃起功能障碍。甲状腺激素水平低下,还可引起脂质代谢及血糖调节受损进而加重勃起功能障碍,而且甲状腺功能减退患者伴发情绪抑郁、性欲下降等均可导致勃起功能障碍发生。

4. 与肾上腺皮质激素相关的内分泌性疾病

在引起勃起功能障碍的内分泌疾病中,与肾上腺皮质激素相关的疾病主要是皮质醇增多症。皮质醇增多症患者血清中皮质醇水平升高,抑制下丘脑促性腺激素释放激素分泌、垂体对促性腺激素释放激素的反应和睾丸间质细胞合成分泌睾酮,从而导致继发性性腺功能减退,睾酮水平降低,卵泡刺激素和黄体生成素水平降低。肢端肥大症患者血清催乳素升高可部分解释其性腺功能障碍的发生。

（二）与下丘脑-垂体-性腺轴不相关的内分泌性勃起功能障碍

与性腺轴不相关的内分泌性勃起功能障碍,主要为糖尿病性勃起功能障碍,其病理生理特点较为复杂,涉及神经病变、血管病变、内分泌异常、社会心理因素等多个方面。

1. 糖尿病性勃起功能障碍的神经因素

糖尿病容易发生微血管病变,引起神经缺血导致周围神经和自主神经症状。持续高血糖状态可以诱导产生过量的氧自由基,进一步影响神经、平滑肌和内皮功能。男性阴茎的勃起需要交感神经、副交感神经、躯体感觉和中枢神经系统等的共同参与,每一个环节都可以受到糖尿病的影响。糖尿病性神经病变在糖尿病性勃起功能障碍的发生发展中起着重要的作用,其发病机制是复杂的病理生理过程,涉及高血糖、山梨醇旁路、肌醇耗竭、蛋白质非酶糖基化、神经血流减少、缺氧等诸多因素。

糖尿病性神经病变主要与多元醇、蛋白激酶C(protein kinase C，PKC)这两条通路有关。在多元醇通路中,葡萄糖转化为山梨醇后进一步氧化成果糖,高血糖环境下氧化应激增强,导致还原型烟酰胺腺嘌呤二核苷酸磷酸(还原型辅酶Ⅱ)(reduced nicotinamide adenine dinucleotide phosphate，NADPH)消耗过多,使山梨醇直接或间接积累。在蛋白激酶C通路中,内皮蛋白激酶C的活化导致内皮依赖性血管舒张功能障碍,一氧化氮、内皮源性超极化因子(endotheliumderived hyperpolarizing factor，EDHF)、内皮素-1、前列腺素E_2、血栓素A_2及血管内皮生长因子的表达受到抑制,还原型烟酰胺腺嘌呤二核苷酸磷酸氧化酶激活导致活性氧(reactive oxygen species，ROS)生成,从而引起神经性病变,使海绵体静脉闭合失常,从而导致勃起功能障碍。

2. 糖尿病性勃起功能障碍的血管因素

糖尿病性勃起功能障碍与大血管病变及微血管病变均有密切关系。糖尿病患者大血管发生粥样硬化可直接导致阴茎血流灌注不足,微循环障碍、微血管瘤形成和微血管基膜增厚等糖尿病微血管病变可导致海绵体缺血、缺氧,两者协同作用,加重阴茎血管病变。

在糖尿病状态下,海绵体白膜厚度增加,胶原结构排列紊乱,海绵体顺应性下降,舒张功能减低,提示海绵体白膜可能影响静脉丛的闭合功能,降低海绵体窦的血容量。此外,长期高血糖会抑制海绵体组织一氧化氮合酶活性,内皮型一氧化氮合酶出现解偶联现象,产生的超氧分子对内皮细胞有直接毒性,并进一步阻碍一氧化氮的生成,使血管舒张功能下降,明显损害勃起功能,增加了阴茎中蛋白质的氧化修饰,降低内皮型一氧化氮合酶的表达,直接导致了海绵体平滑肌的结构和功能改变。同时,糖尿病患者体内较高水平的晚期糖基化终末产物不仅会影响多个器官的正常生理功能和结构完整性,还会导致血管壁增厚、弹性下降、内皮功能障碍及动脉粥样硬化,促进细胞凋亡,从而影响海绵体内诱导型一氧化氮合酶的活性,减低阴茎海绵体的依从性,产生的氧自由基也会引发平滑肌松弛损伤,进而加重勃起功能障碍的情况。这两种因素均会导致一氧化氮的有效生成量减少,进一步减少平滑肌内环鸟苷酸的生成,从而影响到海绵体的舒张,导致糖尿病性勃起功能障碍的发生。

3. 糖尿病性勃起功能障碍的内分泌因素

性激素水平异常可能是糖尿病性勃起功能障碍的病理生理机制之一。对糖尿病性勃起功能障碍患者进行研究发现,患者体内血清睾酮水平明显降低。与健康男性相比,40～69岁男性中2型糖尿病患者的血清游离睾酮浓度降低,男性迟发性性腺功能减退症的发病率增高。但是目前对糖尿病引起睾酮水平降低机制的认识尚未统一,一种观点认为睾酮水平降低是由于糖尿病引起睾丸结构改变所致,然而另一种观点认为睾酮水平与糖尿病引起的下丘脑和(或)垂体结构异常有关。

雄激素在阴茎勃起中起重要作用,首先其能诱发性欲及阴茎自发勃起,糖尿病性勃起功能障碍患者的性欲明显下降,可能与其血清睾酮水平降低有关;其次,雄激素调节海绵体血液的灌注和回流,维持勃起状态;雄激素还可调节一氧化氮合酶的活性,影响海绵体局部一氧化氮含量,参与阴茎勃起过程。糖尿病所致的低睾酮水平可能通过降低性欲,减少海绵体血液灌注,降低阴茎组织神经型一氧化氮合酶的表达,使一氧化氮含量降低,血管舒张功能下降,从而诱发勃起功能障碍。此外,睾酮水平下降也会导致性欲降低,从而影响勃起功能。

4. 糖尿病性勃起功能障碍的社会心理因素

除了血糖异常导致的相关血管、神经和内分泌病变外,社会压力和焦虑抑郁情绪也是糖尿病性勃起功能障碍发生的重要影响因素。抑郁症患者中发生糖尿病的比例和糖尿病患者中发生抑郁症的比例均较高,糖尿病并发抑郁症是多因素作用的结果。抑郁症和勃起功能障碍相互作用、相互影响,但是抑郁症与糖尿病性勃起功能障碍是否为因果关系尚未完全明确,两者有可能是双向的互为因果关系。抑郁症患者的勃起功能障碍可能是抑郁症的一个症状或是抗抑郁治疗过程中的药物不良反应,而糖尿病性勃起功能障碍患者也可因自卑等心理负担而导致抑郁症的发生。糖尿病性勃起功能障碍伴抑郁症的病理生理机制可能涉及一氧化氮水平的降低。抑郁症患者的长期焦虑情绪使交感神经兴奋,释放去甲肾上腺素引起血管收缩,致血浆一氧化氮浓度降低,平滑肌内环鸟苷酸的生成减少,从而影响到海绵体的舒张,导致糖尿病性勃起功能障碍的发生。

三、内分泌性勃起功能障碍的诊断

前文已详述勃起功能障碍的诊断方法,此处不再赘述。内分泌性勃起功能障碍的诊断主要从病史、临床表现、体格检查和实验室检查等方面进行。

(一) 病史

询问病史应注意内分泌性勃起功能障碍具有以下特点:① 内分泌性勃起功能障碍患者多有先天性疾病,如染色体异常、无睾畸形等,比较典型的染色体异常是克兰费尔特综合征。② 内分泌性勃起功能障碍患者多有全身疾病、睾丸外伤或老年性性腺功能减退,如尿毒症、肝硬化的男性大多有睾丸萎缩、勃起功能障碍及乳房女性化。如皮质醇增多症最常见的病因是使用外源性皮质激素,通过病史可以得知。③ 内分泌性勃起功能障碍属于器质性勃起功能障碍。

(二) 临床表现

内分泌性勃起功能障碍患者的临床表现包括不同程度的勃起功能障碍和原发病的表现。

性腺功能减退症患者因血清睾酮水平降低出现男性性征女性化、性欲下降和勃起功能障碍。其中,克兰费尔特综合征患者身材瘦高(主要为下肢过长)、睾丸小而硬、曲细精管萎缩呈玻璃样变,乳房女性化,男性性征不全呈类阉割型,可伴无精子症。特纳综合征患者表现为身材矮小、蹼颈、低位耳、上睑下垂、肘外翻和心血管异常,大多伴有隐睾或睾丸萎缩和生精功能障碍。卡尔曼综合征最为典型的临床表现是同时存在嗅觉障碍和性腺功能减退及发育不良,这也是诊断卡尔曼综合征的必备条件,也可伴随其他的先天性异常,如先天性耳聋、唇裂、腭裂、颅面不对称、色盲和肾畸形等。男性高催乳素血症患者主要表现为勃起功能障碍、性欲减退、精子数量减少、不育、第二性征减退、骨质疏松等。

(三) 体格检查

体格检查重点注意第二性征、外周血管、生殖系统和神经系统的检查。第二性征检查:注意患者皮肤、体型、骨骼及肌肉发育情况,有无喉结、胡须、体毛分布与疏密程度,有无男性乳腺发育等。外周血管检查:注意触摸股动脉、足背动脉及阴茎背动脉搏动强弱。阴茎背动脉较细小,需仔细触摸。患者取平卧位,医生将手指轻轻放在其阴茎背侧根部即可触到动脉搏动。对于动脉硬化、外伤和老年男性患者,此动脉搏动减弱或消失。生殖系统检查:注意阴茎大小,有无畸形和硬结,睾丸是否正常。神经系统检查:会阴部感觉、腹壁反射、提睾反射、膝反射、球海绵体肌反射等。球海绵体肌反射检查方法为患者取膝胸卧位,检查者右手食指伸入肛门,了解肛门括约肌张力。待患者肛门括约肌松弛时,以左手两指快速挤压阴茎头,位于肛门的右手食指可以感受到括约肌反射性收缩,若反射减弱或无反射则提示神经反射障碍。

(四)实验室检查

实验室检查是内分泌性勃起功能障碍的一个重要的定性检查方法和手段,对其有重大的诊断和治疗意义。下面主要介绍针对原发病的实验室检查项目,包括激素水平测定和染色体核型检查。激素水平测定包括睾酮、催乳素、卵泡刺激素、黄体生成素、肾上腺皮质激素等。此外,血常规、尿常规、空腹血糖、高密度脂蛋白胆固醇、低密度脂蛋白胆固醇及肝肾功能检查对辅助诊断内分泌性勃起功能障碍也是必要的。

1. 激素水平测定

(1)睾酮 睾酮水平测定主要用于性腺功能减退症的辅助诊断,性腺功能减退症是一类复杂的疾病,早期诊断是其治疗的关键。使用可靠方法测定发现持续存在的睾酮水平低下(至少两次检测)和雄激素缺乏引起的症状和体征是诊断性腺功能减退症的依据。当患者存在血清睾酮水平低于正常参考范围及雄激素缺乏相关症状时,应当给予短疗程、适当剂量的睾酮补充治疗,根据治疗反应最终明确是否存在性腺功能减退症。在此应该指出的是,随着时间的推移,有一大部分患者从继发性性腺功能减退症中恢复,在对没有明确下丘脑或垂体疾病的患者进行睾酮治疗时,重新评估显得非常重要。

然而,睾酮补充治疗疗效反应的具体评判标准依然不明确,包括具体评价指标及评价参考范围。此外,睾酮参考范围的界定及睾酮的标准化检测方法仍有不足。Bhasin 等通过对4 项队列研究(包括 Framingham 心脏研究、欧洲男性老龄化研究、男性骨质疏松性骨折研究、骨质疏松症男性研究)进行分析,重新界定了 19~39 岁欧美健康非肥胖男性的睾酮参考范围:250~900 ng/dL。关于睾酮水平在不同年龄组健康人群之间的差异,目前已有大量研究发现,男性总睾酮水平在 20~30 岁之后随年龄增加而逐渐下降,但仅有 2%的 40~80 岁男性合并有"年龄相关性腺功能减退症",目前尚没有可靠证据支持对年龄相关性腺功能减退症患者进行睾酮补充治疗。此外,我国大样本研究提示中国西部健康人群血清总睾酮不随增龄而下降。另外,最新的《成人腺垂体功能减退症激素替代疗法》指南提出血清睾酮测定值在各种检测方法之间差异很大,平均变异度在同种检测方法之间为 11.4%,平均变异度在不同检测方法之间为 15.6%。

(2)催乳素 催乳素水平测定主要用于高催乳素血症的辅助诊断。催乳素呈脉冲式释放,在血液中的水平以晚上睡眠时浓度最高,上午 8~10 时较低,高蛋白饮食会导致催乳素的分泌增加,碳水化合物无此作用。催乳素为人体三大应激性激素之一,很多应激状态如静脉穿刺、体育锻炼等均可诱导催乳素分泌增加,但变化幅度不大。正因为催乳素分泌的上述特点,检测催乳素有下列要求:检测前晚上应清淡饮食,注意休息,忌性刺激。次日上午8~10 时安静状态下空腹抽血。催乳素检测值个体差异很大,一般来说正常值低于 25~

30 ng/mL。催乳素轻度增高可能是催乳素的脉冲式释放或抽血应激的结果,最好重新测定。因为催乳素脉冲式释放及多种异型结构共存等特点,对男性催乳素升高者而言,只有当患者同时出现性功能障碍等临床症状才有意义,且男性催乳素升高多伴有睾酮水平降低,但特发性高催乳素血症睾酮水平可能在正常范围。

任何原因导致血清催乳素超过其检测实验室标准上限数值者($>$1.14 nmol/L 或 25 μg/L)应视为高催乳素血症。因为催乳素属于应激性激素,24 h 内激素水平波动较大,以往会对首次催乳素水平增高患者进行复查。但最新高催乳素血症治疗指南指出,排除药物因素影响下,一次催乳素水平超过正常值上限即可确诊高催乳素血症。2011 年美国内分泌学会发布了新的高催乳素血症诊疗指南,单次检测血清催乳素高于 25 μg/L 即可诊断。可在一天中任意时间采血,采血过程应避免过多血管刺激。

(3)其他激素 甲状腺素水平测定主要用于甲状腺功能亢进或减退的辅助诊断,由于甲状腺功能减退不但可伴有垂体功能减退,且可伴有高催乳素血症,这给长期黏液性水肿同时伴垂体窝扩大患者的诊断带来困难。血尿儿茶酚胺及其代谢产物测定有助于诊断肾上腺功能异常,结合体征、影像学检查往往可以明确诊断。卵泡刺激素和黄体生成素可刺激睾丸分泌睾酮,测定这两种激素水平有助于诊断性腺功能减退症。

2. 其他

染色体核型分析可用于确诊克兰费尔特综合征、特纳综合征。克兰费尔特综合征是一种性染色体异常所致的原发性性腺功能减退症,患者具有 2 条或 2 条以上 X 染色体,经典染色体核型是 47,XXY,其他多条 X 染色体嵌合型属于变异型。特纳综合征由 X 染色体数目缺失或结构异常所致,最常见的 X 染色体数目异常的核型是 45,X,最常见的 X 染色体结构异常为 X 等臂,其中以 X 长臂等臂最常见,其表型取决于 X 染色体上异常片断的位置和大小。

影像学检查有助于确诊引起性腺功能减退症、高催乳素血症、垂体功能减退的下丘脑和垂体病变,如催乳素瘤、垂体微腺瘤、蝶鞍内肿瘤。小剂量地塞米松抑制试验或 24 h 尿游离皮质醇测定可帮助临床医师诊断皮质醇增多症。

四、内分泌性勃起功能障碍的中西医结合治疗

对于内分泌性勃起功能障碍应首先考虑内分泌治疗,若只注重对内分泌疾病所致的勃起功能障碍的治疗,而忽视对原发病的治疗,就很难达到预期的治疗效果。例如在糖尿病性勃起功能障碍中,糖尿病是原发疾病,勃起功能障碍则是其并发疾病,应把握降糖与治疗勃起功能障碍的因果及主次关系,有效地控制血糖是治疗本病的前提,而改善血液运行、调节局部血管神经的功能状态是关键。本章不再对勃起功能障碍的一般治疗做详细赘述,此处着重探讨原发病即内分泌疾病的治疗。

(一)西医治疗

1. 内分泌疾病的药物治疗

(1)激素替代疗法 睾酮作为性腺功能减退症的一线治疗已经有数十年了,睾酮替代疗法(testosterone replacement therapy,TRT)可以恢复性腺功能减退症患者的睾酮水

平,并纠正雄激素缺乏引起的症状和体征,增加体力、肌肉体积和骨密度。当前的共识是正常睾酮水平参考值的中间值与正常青年男性睾酮水平的低限值之间的浓度,是睾酮替代疗法时应达到的合理目标,应注意避免睾酮水平持续高于生理浓度。因此,在用雄激素替代治疗的过程中,成年患者应着眼于改善睾酮缺乏的症状及体征,改善其性欲和性功能、肌肉的功能,减少体内脂肪含量,改善骨密度,若临床症状无明显改善,则应终止治疗。若有睾酮缺乏的临床表现,但血清睾酮水平处于临界值,可以进行短期(如 3 个月)的试验性睾酮治疗,若反应不佳则应终止治疗。一旦开始睾酮治疗,要定期随访观察其临床症状变化,如精神状态、体力状况、工作效率、性功能等,并监测激素水平,通常每半年要进行一次肝功能、激素水平测定、血脂、血红蛋白、血细胞比容等检查。

Malkin 等和 Kalinchenko 等发现睾酮替代疗法可以降低性腺功能减退症患者的 C 反应蛋白、肿瘤坏死因子-α、白细胞介素-1β。此外,雄激素通过抑制脂肪前体细胞的增殖和分化,减少瘦蛋白、脂连蛋白等多种脂肪组织储备或分泌的激素,进而改善胰岛素抵抗、代谢综合征和糖耐量异常。

现在已经有多种药代动力学不同的睾酮制剂:口服制剂、注射制剂、口腔黏膜制剂和皮下埋植制剂等类型。目前国内以十一酸睾酮治疗为主,一般采用十一酸睾酮 250 mg 肌内注射,每月 1 次;十一酸睾酮胶丸口服,120 mg/d 或 160 mg/d;睾酮贴剂,5 mg/d;睾酮凝胶,50~100 mg/d。欧美国家使用较多的治疗方案是 Reandron 1 000 mg 肌内注射,第 1 周、第 6 周,以及以后每 12 周肌内注射 1 次。由于睾酮制剂在性腺功能减退症患者中还缺乏随机对照试验的研究。因此,尚不清楚哪一种制剂更为有效,还需要更多的实验数据和临床经验来帮助拟定明确的睾酮补充治疗最佳剂型、适应证和给药方案。

对于年龄大于 40 岁的男性而言,约有 40% 的机体中睾酮的水平会有所下降,故而引起一系列男性疾病,称为迟发性性腺功能减退症,而对于此类男性适量、及时、有效地补充睾酮是一种较为有效且安全的治疗手段。目前十一酸睾酮胶丸已被国际老年男性研究会、国际男科学会、欧洲泌尿外科学会、美国男科学会及欧洲泌尿外科学院等联合推荐作为男性迟发性性腺功能减退症的首选治疗药物。

睾酮替代疗法是否会增加心血管的发病率和死亡率一直有很大的争议。Toma 等发现,在对心力衰竭患者使用睾酮替代疗法的 Meta 分析中,替代疗法可使心力衰竭患者的一系列测试,如 6 min 步行试验、往返步行试验、峰值耗氧量试验等的结果提高。Borst 等发现,口服给药的睾酮替代疗法会增加心血管风险,注射或透皮给药的睾酮替代疗法并不增加心血管风险。2014 年 6 月 20 日,美国食品药品监督管理局要求所有睾酮产品说明书增加一条风险提示睾酮可以引起深静脉栓塞和肺栓塞。

欧洲的一项长达 6 年的研究显示,透皮给药的睾酮替代疗法可以增加患者的前列腺特异性抗原水平,平均前列腺特异性抗原浓度可从 0.5 ng/mL 增加到 0.8 ng/mL(95% CI 0.19~0.41),其中有一名患者前列腺特异性抗原水平增加到 4.0 ng/mL。但尚无 1 例罹患前列腺癌的报道。美国一项长达 15 年,包括 149 354 名前列腺癌患者的调查中,2 237 名患者(1.5%)在确诊癌症前接受过睾酮替代疗法;分析其中前列腺癌恶性程度最高的患者,在确诊前使用、没有使用睾酮替代疗法的比例分别为 29.7%、34.2%($P < 0.0001$)。睾酮替代疗法可增加男性体内前列腺特异性抗原的含量,出现前列腺癌的风险不大。在睾酮替代疗

法治疗期间,需要对患者的前列腺状态进行仔细的随访监测。在开始睾酮替代疗法治疗前必须评估患者发生前列腺癌的风险,至少应进行直肠指检并测定血清前列腺特异性抗原水平。并在治疗第 1 年最初 3~6 个月和第 12 个月监测患者可能出现的前列腺疾病,以后每年至少检查 1 次。若患者患前列腺癌的风险较高(如直肠指检怀疑前列腺癌、前列腺特异抗原水平明显升高),应进行超声波引导下的前列腺穿刺活检。睾酮替代疗法治疗的禁忌证为前列腺癌、前列腺特异性抗原>4 ng/mL、男性乳腺癌、严重的睡眠呼吸暂停、男性不育症、血细胞比容>50%、严重下尿路症状的良性前列腺增生症的患者。

(2) 促性腺激素治疗　　适用于有生育要求的各种特发性促性腺激素功能低下型性腺功能减退症(idiopathic hypogonadotropic hypogonadism,IHH)患者,包括由下丘脑疾病所致的促性腺激素释放激素分泌异常及垂体病变所致的促性腺激素分泌异常,但不可用于高促性腺激素性性腺功能减退症。特发性促性腺激素功能低下型性腺功能减退症的治疗目标为恢复正常性功能,促进并维持第二性征发育,恢复正常生精功能,获得正常生育能力。

对于男性患者而言,促性腺激素治疗与睾酮替代疗法相比,能获得更稳定的雄激素水平,同时睾丸体积会相应增大,而且可在一定程度上促进精子的生成,是目前临床上最常采用的使特发性促性腺激素功能低下型性腺功能减退症患者获得生育能力的治疗方法,且越来越多的研究证实了该治疗的有效性和安全性。

其治疗方案为先应用人绒毛膜促性腺激素(human chorionic gonadotropin,HCG)1 000~2 000 IU,肌内注射,每周 2~3 次,注射 6 个月后加用人绝经促性腺素(human menopausal gonadotropin,HMG)75 IU,肌内注射,每周 3 次,继续应用 6 个月后将人绝经促性腺素改为 150 IU,联合人绒毛膜促性腺激素肌内注射,每周 3 次,以后可单用小剂量人绒毛膜促性腺激素维持性功能。治疗期间每半年检测一次肝功能、激素水平、血脂、血红蛋白、红细胞比容、睾丸超声等。通常连续治疗 4 个月以上才有可能在精液中发现精子,若 6 个月后仍无精子产生,应根据睾丸发育、性激素水平及不良反应的情况,及时调整用药剂量。

促性腺激素释放激素脉冲泵治疗:由于人促性腺激素释放激素的分泌呈脉冲式,而促性腺激素释放激素脉冲泵的模拟脉冲与生理脉冲相似,理论上促性腺激素释放激素脉冲泵最符合生理调节机制,是本病最理想的治疗方法,但现有临床应用经验尚少,文献报道也较少。对于已经并存了近 30 年的人绒毛膜促性腺激素/人绝经促性腺素治疗方案与促性腺激素释放激素脉冲泵治疗方案,目前仍没有明确的临床证据显示哪一种方案的治疗更有效。使用促性腺激素释放激素脉冲泵治疗在治疗前需做促性腺激素释放激素兴奋试验,禁食过夜后,于试验前抽取静脉血 3 mL,测黄体生成素、卵泡刺激素、睾酮基础值。注射促性腺激素释放激素——戈那瑞林 100 μg,30 s 内静脉注射完毕,并于注射后 25 min、45 min、90 min、180 min 采血查卵泡刺激素和黄体生成素。卵泡刺激素峰值、黄体生成素峰值分别大于基值 2~3 倍以上,提示垂体功能良好,适合应用促性腺激素释放激素脉冲泵治疗。

(3) 多巴胺受体激动剂治疗　　多巴胺受体激动剂能特异性地激动垂体催乳素细胞上的多巴胺受体,抑制催乳素的分泌,适合用于除其他原因之外的所有高催乳素血症,包括垂体瘤。溴隐亭和卡麦角林是选择性多巴胺受体激动剂,能有效地抑制催乳素分泌,恢复性腺功能,减小催乳素瘤的体积。

溴隐亭是一种半合成的麦角胺碱衍生物,有显著的多巴胺受体 D1 激动剂特性,可有效地抑制催乳素的合成及分泌。其常见不良反应有恶心、呕吐、眩晕和头痛。卡麦角林为麦角衍生物,是一种选择性长效多巴胺受体激动剂,对垂体催乳素细胞多巴胺受体 D2 有高度的选择性和亲和力,且不良反应较少,主要有头疼、恶心、直立性低血压等。有研究结果显示,卡麦角林治疗组有 83% 的患者催乳素恢复正常水平,而溴隐亭组为 59%;恢复排卵性月经的患者分别为 72% 和 52%;因不能耐受不良反应而停止治疗的分别为 3% 和 12%,此结果表明卡麦角林治疗高催乳素血症比溴隐亭的疗效及耐受性好。目前尚不清楚卡麦角林疗效优于溴隐亭的原因,但研究已经发现卡麦角林与多巴胺受体的亲和力更高,而且使用卡麦角林造成的不良反应发生率较低,用药依从性更佳。此外,对溴隐亭抵抗的患者改用卡麦角林治疗也可能有效。目前还没有不同多巴胺激动剂治疗对垂体瘤体积改变的比较研究,不同研究组的观察发现,溴隐亭使 2/3 的患者垂体瘤体积缩小约 50%,而卡麦角林可缩小 90%。

有垂体微腺瘤、腺瘤症状的患者治疗应使用多巴胺激动剂来降低催乳素水平,控制垂体瘤体积,恢复患者的性腺功能。推荐优先选用卡麦角林,与其他多巴胺激动剂相比,卡麦角林更能有效地降低催乳素水平,缩小垂体瘤体积。

2. 内分泌疾病的其他治疗

手术治疗是垂体瘤的针对性治疗方案,目前主要采用经单鼻孔蝶窦入路手术治疗催乳素腺瘤,适用于药物治疗效果不佳及药物治疗不耐受等患者。

(二) 中医治疗

中药能够通过多靶点、多系统、多部位作用于全身整体,温和而持久,可以改善全身症状,且许多中药具有雄激素样作用,在治疗内分泌性勃起功能障碍中占有一定的优势。

1. 迟发性性腺功能减退症的中医治疗

男性迟发性性腺功能减退症属于中医学"男子脏躁""绝雄""阳痿""郁证"等疾病的范畴。该病病因病机涉及心、肝、脾、肾、胆等脏腑;病性有"虚"有"实",虚实夹杂。该病启动因素在肾虚,致病之枢在肝郁,肾虚肝郁是其核心病机。同时气血是否充盛条达又与男性的生殖功能息息相关,关系着迟发性性腺功能减退症之勃起功能障碍和性欲低下两大症状。因此,本病在治疗上应重在补肾疏肝,同时尚需调理气血。

迟发性性腺功能减退症四大症候群:① 性功能减退症候群,性欲减退、性兴趣降低、勃起功能障碍、晨勃及夜间勃起减少甚至消失、阴茎举而不坚、挺而不久、性生活频率减少、性高潮质量下降、射精无力和精液量减少、性交难以成功或满意等;② 情志精神症候群,情绪和认知功能变化,嗜睡,缺乏生活激情,脑力下降,情志不舒,焦虑忧郁,多愁善感,或烦躁易怒,或自卑胆怯,惊恐健忘,注意力不集中,记忆力减退,缺乏自信,自我感觉不佳,工作效率降低,难以入寐,失眠多梦,局部麻木、刺痛或有痒感等;③ 生理体能症候群,体能及精力下降、失眠、食欲不振、腹型肥胖、肌量及肌力下降、瘦体量减少、乏力,腰膝等骨骼和关节酸软疼痛等;④ 血管舒缩症候群,潮热、出汗、心悸等。

对于以性功能减退症候群为主的患者,宜补肾疏肝、补益气血;对于以情志精神症候群为主的患者,宜疏肝理气活血;对于以生理体能症候群为主的患者,宜重在调肝健脾、补气养血;对于以血管舒缩症候群为主的患者,此时可侧重滋补肾阴。

梅春林治疗 30 例男性迟发性性腺功能减退患者,予口服十一酸睾酮胶囊及补肾通脉方

（主要由枸杞子、女贞子、桑椹、五味子、天冬、麦冬、熟地黄、茯神、潞党参、全当归、酸枣仁、柏子仁等组成）。肝肾阴虚型加滁菊花、煅龙骨、煅牡蛎等；脾肾阳虚型加炮天雄、炒白术等；心肾不交型加川黄连、石决明等；气虚血瘀型加桃仁、红花等。总有效率达 73.3％，提示十一酸睾酮合补肾通脉方可有效改善患者的临床症状。

综上所述，在迟发性性腺功能减退症的治疗上，中医药较现代医学单一的雄激素补充治疗有着一定的优势。

2. 高催乳素血症的中医治疗

卢恒等将高催乳素血症分为肝郁脾肾两虚、痰热蕴结型，肝郁肾虚、痰瘀胶结型，肝郁心肾不交、痰湿阻滞型进行治疗。他认为肝郁脾肾两虚、痰热蕴结型，治疗宜疏肝解郁、益肾健脾、清热化痰；肝郁肾虚、痰瘀胶结型，治疗宜疏肝解郁、补肾养血、化痰散瘀；肝郁心肾不交、痰湿阻滞型，治疗宜疏肝解郁、燮理阴阳、化瘀祛痰。

卞军等选择 46 例高催乳素血症导致勃起功能障碍的患者，随机平均分为治疗组和对照组，治疗组同时口服复方玄驹胶囊（3 粒，每日 3 次）和溴隐亭进行治疗，对照组单用溴隐亭进行治疗，12 周后，两组病例勃起功能较治疗前均明显改善，治疗组病例勃起功能较对照组改善更显著，治疗组、对照组病例治疗后血清催乳素水平较治疗前均有显著下降，两组间治疗后血清催乳素水平无显著差异，治疗组、对照组病例治疗后血清睾酮水平较治疗前均有升高，治疗组血清睾酮水平较对照组显著升高，治疗组、对照组治疗后勃起功能改善有效率分别为 86.96％、65.22％，治疗组明显高于对照组。

3. 甲状腺功能减退症的中医治疗

刘继虹等用真武汤合附子汤加减治疗脾肾阳虚型、水湿瘀阻型甲状腺功能减退；用开瘀消胀汤治疗甲状腺功能减退的瘀胀症状，即因甲状腺功能减退而出现形似水肿，但肿胀较坚实，指压略带弹性的症状；用补中益气汤治疗原发性甲状腺功能减退；以芪精地黄汤加二仙为基础方治疗脾肾两虚型甲状腺功能减退；以开郁消胀、活血化瘀之法治疗甲状腺功能减退伴有血瘀水肿者，均取得良好疗效。

谢春光针对脾肾阳虚型甲状腺功能减退患者，随机抽取 60 例分组治疗，治疗组予以中药自拟方（主要由附子、黄芪、肉桂、杜仲、菟丝子、熟地黄、当归、山药、山茱萸、泽泻等组成）及西医基础治疗即口服左甲状腺素钠片，对照组给予西医基础治疗，进行临床观察，治疗 12 周。总有效率：治疗组为 93.3％，对照组为 76.7％，差异有统计学意义，疗效肯定。

熊莉华等采用温肾阳的方法，对 63 例甲状腺功能减退患者进行临床分组对比治疗，两组均予以西药保守常规治疗，治疗组加以中药方剂（主要由熟地黄、山药、枸杞子、杜仲、山茱萸、制附子、炙甘草、肉桂等组成），治疗前后两组有显著性差异，疗效肯定。

刘福华等给予 41 例患者口服左甲状腺素片基础上采取中医方剂治疗（主要由肉苁蓉、土茯苓、干地黄、淫羊藿、桂枝、丹皮、泽泻、山茱萸、山药、白术、人参、甘草、干姜等组成），总有效率为 87.80％，疗效肯定。

4. 甲状腺功能亢进的中医治疗

倪青认为阴虚阳亢型甲状腺功能亢进，治疗宜滋阴潜阳、化痰消瘿，常用成方为阿胶鸡子黄汤、抑亢丸。肝肾阴虚型甲状腺功能亢进，治疗宜滋补肝肾、化痰消瘿，常用成方为柴胡加龙骨牡蛎汤、逍遥丸。气阴两虚型甲状腺功能亢进，治疗宜益气养阴、化痰消瘿，常用成方为生脉散、生脉胶囊。另有甲状腺敷药疗法、针灸疗法、针灸治疗仪等治法。

丁颖超以复方甘露饮（主要由枇杷叶、天冬、熟地黄、茵陈、枳壳、生地黄、石斛、黄芩、甘草组成）配合[131]I治疗22例甲状腺功能亢进患者，较单纯放射治疗有效率更高，差异有统计学意义。

王春红予抗甲状腺药物治疗配合二陈汤合桃红四物汤加味，治疗68例甲状腺功能亢进的突眼患者，总有效率达91.17%。

祖桂君等以中医辨证治疗配合甲巯咪唑片治疗甲状腺功能亢进与单纯西药组对照，疗程1年，随访3年，结果显示治疗组总有效率达75.0%，而对照组为46.9%，且两组患者甲状腺功能、甲状腺抗体均有改善。3年后随访，治疗组复发率为42.9%，而对照组为66.7%。

5. 肾上腺皮质功能减退的中医治疗

刘亚峰等将原发性肾上腺皮质功能减退分为肾阳不足型、脾肾阳虚型、肝肾阴虚型、气血两亏型。肾阳不足型，治疗宜温肾壮阳、化气行水，常用成方为右归丸、附桂八味丸。脾肾阳虚型，治疗宜健脾助运、温肾壮阳，常用成方为香砂六君丸、补中益气汤。肝肾阴虚型，治疗宜滋肾柔肝、养阴清热，常用成方为一贯煎、补肝汤、左归丸、杞菊地黄丸。气血两亏型，治疗宜温阳补气、养血活血，常用成方为十全大补丸、八珍汤、归脾汤。另有四逆肾气汤或右归丸、温针疗法、甘草流浸膏或甘草粉等治法。

许建挺等对68例肾上腺肿瘤术后皮质功能不足患者，在给予纠正电解质紊乱、补充葡萄糖、抗感染等常规治疗的基础上，给予患者口服右归丸和四君子汤加减进行治疗，疗效显著。

6. 糖尿病性勃起功能障碍的中医治疗

中药治疗是中医针对糖尿病性勃起功能障碍患者的主要治疗方法。中药能够通过多靶点、多系统、多部位作用于全身整体，改善全身症状，且许多中药具有雄激素样作用，在治疗勃起功能障碍的同时可以提高性欲。在具体的治疗中，应结合糖尿病性勃起功能障碍患者的病因病机，对不同患者采用不同的方法进行辨证施治。本病有虚实之分，或虚实夹杂，故治疗应首辨虚实。标实者需区别气滞、湿热、血瘀；本虚者应辨气血阴阳虚损之差别及病变脏腑之不同；虚实夹杂者，先辨虚损之脏器，再辨夹杂之病邪。其治疗原则：实证者，肝郁宜疏通，湿热应清利，血瘀宜活血；虚证者，肾虚宜温补，结合养精；心脾血虚者，调养气血，佐以温补开郁；虚实夹杂者，需标本兼顾。常用方药有逍遥散、少腹逐瘀汤、龙胆泻肝汤、归脾汤等。

在糖尿病性勃起功能障碍的外治法方面，主要以针灸治疗为主，主穴取大赫、命门，配穴足三里、气海、关元，适用于肾虚精亏者；偏肾阳虚者，加太溪、气海；偏肾阴虚者，加太溪、太冲；肝郁者加肝俞、太冲；脾虚者加脾俞、足三里。糖尿病性勃起功能障碍推拿手法有腹部掌按法、穴位推拿法、自我按摩法、合阴阳按摩法、壮阳固精法。对于糖尿病性勃起功能障碍的治疗，除针对病因运用药物、心理疗法之外，还有一些简便易学的中医外治法往往收效显著，如热敷法、敷贴法、揉搓法、提肛法等。

第五节　药物诱导的勃起功能障碍

常用心血管病药物所引起的性功能障碍已逐渐被人熟知。有报道称药物诱导的勃起功能障碍占25％,但大多数医师均缺乏药物诱导的勃起功能障碍的认知,以致不能很好地调整患者用药方案。许多不同类型的药物都可能诱导勃起功能障碍,但其机制尚未明确。有些药物是直接作用,而有的则是间接作用。通常,与控制阴茎平滑肌的中枢神经内分泌或局部神经血管性控制相互作用的药物,往往有造成勃起功能障碍的潜力。涉及性功能的中枢神经递质通路,包括5-羟色胺源性、去甲肾上腺素源性及多巴胺通路,均可以受到抗精神药、抗抑郁药及一些中枢性抗高血压药物的影响。

诱导勃起功能障碍的药物包括抗高血压药、抗抑郁药、胃肠道药物、治疗前列腺疾病的药物、抗炎药及某些中药。

一、抗高血压药诱导的勃起功能障碍

(一)高血压与勃起功能障碍

高血压与勃起功能障碍都是中老年男性常见的疾病。高血压本身及抗高血压药均可影响性功能。高血压是发生勃起功能障碍的重要危险因素,这与高血压导致血管内皮功能失调,阴茎勃起的主要递质一氧化氮释放减少有关。同时,高血压导致外周血管结构性改变,引起海绵体血管壁增厚、管腔变窄和血管阻力增加,使进入海绵体组织的血液减少。性功能障碍是抗高血压药物治疗的一个明显的副作用,主要表现有影响性欲、勃起功能、性高潮及射精障碍、男性乳房发育。

(二)不同抗高血压药对勃起功能的影响

1. 中枢性及影响交感介质的抗高血压药

利血平(复方降压片)、甲基多巴、胍乙啶、可乐定、酚苄明、六烃季铵、美卡拉明等药物作用于自主神经末梢,通过中枢神经系统影响丘脑下部-垂体-性腺系统,影响激素功能,引起勃起功能障碍、男子乳房发育等性功能异常,且与剂量相关。甲基多巴参与中枢和周围神经系统儿茶酚胺类递质的释放,引起性兴奋降低,每日用量虽小于1g,但有些男性患者仍然会出现性欲减退或勃起功能障碍,50％的男性可发生射精延迟,故不宜长期服用。

2. β受体阻滞剂

因交感神经系统与勃起、射精、黄体生成素的分泌及睾酮的释放相关,故β肾上腺素受体阻滞剂抑制交感神经系统的作用可能为其导致性功能障碍的机制之一。β受体阻滞剂既可通过对外周组织的直接作用,又可通过对中枢神经系统的作用影响性欲而导致勃起功能障碍。张佳卉等研究发现,服用β受体阻滞剂的患者中勃起功能障碍的发生率为83.33％,未服用β受体阻滞剂的患者勃起功能障碍的发生率为68.42％,两者比较有统计学差别。Fogari等认为β受体阻滞剂引起性功能减退可能与其引起性激素水平下降有关。此外,应用β受体阻滞剂后,外周血管α受体活性相对增强,后者引起外周血管收缩,导致进入阴茎的血流减少。

其中主要影响性功能的药物是普萘洛尔,脂溶性较低的阿替洛尔对性功能的影响较小。另外,美托洛尔还可引起阴茎海绵体硬结症而产生继发性勃起功能障碍。

奈比洛尔是第三代β肾上腺素受体阻滞剂,在近期关于奈比洛尔的研究中,其中两项研究证实,和其他的β肾上腺素受体阻滞剂相比,奈比洛尔组受试者的勃起功能没有明显的下降。基于这些研究,当有勃起功能障碍的患者需要接受降压治疗时,奈比洛尔可作为供选择的药物。在机制方面,奈比洛尔主要是通过刺激内皮细胞释放一氧化氮使血管舒张,进而舒张阴茎海绵体中的平滑肌,最终促进阴茎勃起。因此,选择性的β肾上腺素受体阻滞剂可以影响勃起功能,但是考虑到内皮与勃起功能的联系,对一氧化氮释放有促进作用的β肾上腺素受体阻滞剂可提高性功能。

3. 利尿剂

长期使用噻嗪类利尿剂的男性,有3%~32%出现性欲减少、勃起功能异常及射精困难等性功能障碍表现。氢氯噻嗪等能导致高血糖或低血钾症等副作用而引起全身乏力,导致阴茎勃起不坚,也可能与其对血管平滑肌的直接作用或降低了机体对儿茶酚胺类药物的反应性有关。长期使用呋塞米和依他尼酸的患者约5%发生勃起功能障碍,多为高血糖和低血钾所导致,在补充钾盐纠正低血钾后,症状可望迅速消除。螺内酯具有抗雄激素的作用,能使体内血清睾酮转化为雌二醇的速度加快。对男性可引起性欲减退、勃起功能障碍和男性乳房发育、肥大肿痛;女性则出现月经不规则和乳房触痛,甚至有乳腺癌的报道。

服用利尿剂的高血压患者勃起功能障碍的发生率与服用利尿剂的剂量有关,如氢氯噻嗪12.5 mg,每日1次,这种剂量可能对性功能的影响较小。

4. 扩血管药

亚硝酸异戊酯是一种作用迅速的血管扩张剂,能激发性欲,无论男女使用后都能增强性高潮,吸入此药可产生心动过速和局部血管扩张。服用硝酸酯类药物、抗血小板药物的患者勃起功能障碍的发生率高,可能是与这部分人群多合并冠心病、动脉粥样硬化等疾病,血管舒缩功能差,本身存在不同程度勃起功能障碍有关。

5. 血管紧张素转化酶抑制剂

血管紧张素转化酶抑制剂(angiotensin converting enzyme inhibitors,ACEI)一般不引起勃起功能障碍,然而这类药物可通过降低血压、减少阴部血液供应而造成供血不良性勃起功能障碍,停药6~8周后一般可获改善。部分资料报道,血管紧张素转换酶抑制剂对性功能有一定的改善作用,可能与其对内皮功能的保护作用有关。

6. 血管紧张素Ⅱ受体阻滞剂

血管紧张素Ⅱ受体阻滞剂(angiotensin Ⅱ receptor blocker,ARB),这类药物对性功能有促进作用已得到大量研究的证实。在一项交叉实验中,与阿替洛尔组相比,缬沙坦组患者的性功能得到了显著的提升,但是与对照组相比并无统计学意义。氯沙坦和厄贝沙坦也均被证实对患者性功能有一定的有利作用。厄贝沙坦及缬沙坦被证明对女性性功能同样有促进的作用。总体而言,该类药物对于性功能较为有利,适合应用于因考虑心血管药物对性功能产生的副作用而依从性较差,以及已经患有勃起功能障碍的患者。

7. 钙拮抗剂

钙拮抗剂通过抑制钙离子进入血管平滑肌而发挥其扩张血管及降压的作用,根据机制推测其对性功能影响较小。在Tomas的研究中,氨氯地平对性功能没有影响。其他实验也均证实尼卡地平、硝苯地平及地尔硫草对性功能没有明显的影响。在Omvik P等的一项双盲、对照、多中心的实验中,比较了依那普利及氨氯地平对轻中度高血压患者的治疗效果及生活质量的影响,经过4周的安慰剂导入及50周的实验期后,研究发现两组患者的性功能未见明显的差异。近期的一项随机对照实验也证实非洛地平对男性性功能并无明显影响。总之，根据目前的资料来看，钙拮抗剂对患者的性功能并无明显影响。

（三）治疗

1. 抗高血压药

在治疗高血压的过程中，医生应当及时了解并向患者说明抗高血压药可能引起性功能障碍，以期合理选择抗高血压药，提高降压效率，改善生活质量。

2. 磷酸二酯酶Ⅴ型抑制剂

磷酸二酯酶Ⅴ型抑制剂小剂量每日服用，可以扩张阴茎动脉，改善小动脉弹性，修复受损的血管内皮，有效改善勃起功能。但对于高血压患者来说，磷酸二酯酶Ⅴ型抑制剂与硝酸酯类抗高血压药同时服用是绝对禁忌。

3. 中医药治疗

中医药包括中药、针灸和理疗，对于高血压和勃起功能障碍的治疗均有丰富的经验，与西药结合使用可以降低西药副作用并增强疗效。

二、抗抑郁药诱发的勃起功能障碍

（一）抗抑郁药与勃起功能障碍

抑郁症是引起性功能障碍的常见原因之一，它可以表现在性欲、勃起、射精、性高潮等各个环节。未经治疗的抑郁症合并性欲低下者占 $40\%\sim70\%$，合并勃起功能障碍者占 $16\%\sim50\%$，且抑郁的程度越严重，勃起功能障碍的患病率越高。同时，抗抑郁药可以引起性功能障碍，有时它与抑郁症本身的症状搅在一起，难分因果，常见的有射精延迟、性高潮延迟、性欲下降、性兴奋下降、勃起障碍；少见的有射精疼痛、阴茎麻木、阴茎异常勃起。两项国际研究评估了抑郁患者使用选择性 5-羟色胺再摄取抑制药（selective serotonin reuptake inhibitors，SSRIs）或 5-羟色胺与肾上腺素再摄取抑制药（serotonin and norepinephrine reuptake inhibitors，SNRIs）过程中的性功能障碍患病率，且均调整了用药前症状及联用药物的影响。结果显示，治疗最初的几周内，女性及男性发生原有性功能障碍恶化或新发性功能障碍症状的比例分别为 $27\%\sim65\%$ 及 $26\%\sim57\%$。

早年的一项纳入了不同类型（开放标签、双盲、横断面、回顾性）研究的 Meta 分析显示，阿戈美拉汀、阿米庚酸、安非他酮、吗氯贝胺、米氮平及萘法唑酮治疗期间，患者发生性功能障碍的比例不高于安慰剂，而该研究纳入的其他所有抗抑郁药均可显著升高性功能障碍风险，且几乎所有药物均可显著影响性应答的各个时相。具体而言，安非他酮诱发性功能障碍的风险显著低于选择性 5-羟色胺再摄取抑制药类抗抑郁药艾司西酞普兰、氟西汀、帕罗西汀及舍曲林，可能与其去甲肾上腺素及多巴胺能的作用机制有关。

第二项纳入了 58 项随机对照研究及 5 项观察性研究的 Meta 分析则显示，不同抗抑郁药诱发性功能障碍的差异并不是很大，其中帕罗西汀及文拉法辛略处劣势，而安非他酮略有优势。一项系统综述比较了米氮平及对照药的相对疗效及耐受性，结果显示前者似乎较少导致性功能障碍等副作用，可能与其肾上腺素能 α2 受体及 5-羟色胺 2C 受体拮抗效应有关。

随着各种新型抗抑郁药的问世,使抑郁症患者严重的心血管事件、抗胆碱致死、致畸方面的副作用明显减少,但新的问题也同时出现,特别是以选择性 5-羟色胺再摄取抑制药能障碍。部分选择性 5-羟色胺再摄取抑制药有拟 5-羟色胺 2 受体的作用,可抑制多巴胺释放,抑制性唤醒;部分选择性 5-羟色胺再摄取抑制药作用在外周,刺激第 2 骶椎、第 3 骶椎副交感神经纤维兴奋,释放乙酰胆碱,引起阴茎勃起困难。传统的三环类(如多塞平、阿米替林)、单胺氧化酶抑制剂(如苯乙肼和反苯环丙胺)和不典型的抗抑郁药(如马普替林),均可引起勃起功能障碍。

另外,阿米替林、阿莫沙平(amoxapine)、地昔帕明(desipramine)、多塞平、马普替林、去甲替林(notriptyline)、普罗替林(proteiptyline)、曲米帕明(trimipramine)、曲唑酮(trazodone)等,均能引起性高潮缺乏或延迟。明显的射精延迟可以引起性欲下降和勃起功能障碍。

抗抑郁治疗中发生性功能障碍的高危因素包括男性、年龄较大、学业成就较低、无全职工作、共病躯体疾病、多重用药、人际关系差等。此外,个体间的药代动力学差异也很重要,如 CYP2D6 慢代谢与使用帕罗西汀时发生性功能障碍相关;一种 P-糖蛋白基因变异可影响帕罗西汀穿越血脑屏障,也可能影响性功能障碍等副作用的发生风险。

抗抑郁药对性功能的影响也可能为一些个体带来获益。例如,早泄是一种常见的男性性功能障碍;很多患者(包括未罹患抑郁者)均可从三环类抗抑郁药氯米帕明或 5-羟色胺与肾上腺素再摄取抑制药治疗中获益。证据显示,无论是每天规律使用或是按需使用,短效选择性 5-羟色胺再摄取抑制药如达泊西汀均可有效改善早泄。帕罗西汀也有类似效应,但耐受性可能稍差。曲唑酮可部分激动 5-羟色胺 1A 受体,拮抗 5-羟色胺 2A 受体及肾上腺素能 α1 受体;一项纳入随机安慰剂对照研究的系统综述显示,较高剂量(150~200 mg/d)下,该药可有效改善精神药物所致的勃起功能障碍。

(二)抑郁伴有性功能障碍的治疗

1. 治疗原则

许多学者针对抗抑郁药相关性功能障碍提出了不同的干预措施,但相关的随机对照研究证据很少,目前尚无理想的干预措施。

2. 合理选择抗抑郁药物

避免或减少药源性性功能障碍。

(1)高度关注抑郁症患者的性功能问题　若患者在抗抑郁药治疗前即高度关心性功能问题,希望在治疗过程中保持良好的性功能,若临床状况允许,则可选择对性功能影响较轻的药物。然而,这些抗抑郁药可能存在其他的副作用,或可能暂时无法知道副作用是什么,或疗效存疑。

(2)可以采取减量方法避免药源性性功能障碍　一些抗抑郁药的性功能副作用可能呈剂量依赖性,而减量也成为很多医生眼中的第一选择。然而,减量可升高复发的风险,仅应在患者已完全治愈或平稳完成维持期治疗后方考虑使用。

(3)更换抗抑郁药　此法临床中也确实经常采用,但相关安慰剂对照研究只有一项,即从舍曲林换用萘法唑酮,而后者目前已基本退出市场。换药可能引发停药症状,且后一种药物的疗效可能不及前一种药物。萘法唑酮和米氮平的5-羟色胺回收阻断效应较弱,安非他酮无5-羟色胺回收阻断效应,故很少有射精和性高潮障碍。萘法唑酮、米氮平和赛庚啶还能拮抗5-羟色胺2受体,使去甲肾上腺素和多巴胺脱抑制性增加;安非他酮和育亨宾可促进去甲肾上腺素释放,金刚烷胺和溴隐亭可增加多巴胺能活性,均能促进射精和性高潮。舍曲林(选择性5-羟色胺再摄取抑制药之一)和丁胺苯丙酮(去甲肾上腺素和多巴胺再摄取抑制剂)都有中脑边缘系统的拟多巴胺能效应,多巴胺能可增加性唤醒,故能改善性欲,提高性兴奋能力。同时,通过多巴胺再摄取抑制作用,可以对抗5-羟色胺引起的高催乳素效应,从而减少由催乳素升高引起的性功能障碍。

(4)联用其他药物　　研究者还尝试在抗抑郁药治疗的基础上联用其他药物,以改善性功能副作用,但接受过严谨评估的药物很少。随机安慰剂对照研究显示,联用安非他酮、奥氮平、睾酮凝胶、磷酸二酯酶Ⅴ型抑制剂西地那非及他达拉非可能有一定的效果,无论对男性还是女性患者均是如此。

3. 磷酸二酯酶Ⅴ型抑制剂

鉴于抑郁症本身常合并的性功能障碍与抗抑郁药导致的性功能副作用难以完全区分。因此,对于抑郁症合并勃起功能障碍的患者可同时使用抗抑郁药和磷酸二酯酶Ⅴ型抑制剂,在改善抑郁症状的同时改善勃起功能。

4. 中医药治疗

许多中药有镇静安神的作用,或通过针灸理疗来改善患者的抑郁状态,与西医结合治疗抑郁症及勃起功能障碍,可起到更好的治疗效果。

三、其他药物诱发的勃起功能障碍

1. 激素

雌二醇、炔雌醇等雌激素用于男性前列腺癌时,可使其性欲迅速减退或消失,并且导致阳痿和射精功能受损及女性型乳房。氯地孕酮可引起男子性欲减退、阳痿或性高潮降低。若长期大量应用甲睾酮、丙酸睾酮等,会使睾丸萎缩,精子与精液减少,影响性欲。泼尼松每日剂量达到30 mg时,可影响精子生成。泼尼松龙可导致精液缺乏症。

2. 镇静药物

由于现代人工作压力太大,往往会服用一些如地西泮、甲丙氨酯、氯氮平等镇静催眠药用以减轻焦虑、失眠。若长期使用,可能会降低性反应和性欲,导致性欲减退。苯巴比妥和司可巴比妥等镇静催眠药长期使用后,会使男性患者出现性欲减退、阳痿或性高潮丧失,亦可导致女性患者月经紊乱、性欲减退及性高潮抑制。苯妥英钠可引起男性乳房发育症、女性多毛症。

抗组胺药氯苯那敏、苯海拉明、异丙嗪和多巴胺阻断剂氟奋乃静等因有镇静作用,均可降低男女性功能,可致性欲减退,女性比较明显,表现为性兴奋降低、阴道干涩、性交疼痛、性高潮抑制。

3. 精神兴奋剂和麻醉剂

酒精、尼古丁、可卡因、海洛因、大麻等会引起性功能障碍。人们常常对酒精影响勃起功能产生疑问,认为喝酒以后更容易性兴奋,酒精可以增加性欲,但事实是酒精确实会影响勃起功能,降低阴茎勃起的硬度。酗酒易出现性功能紊乱,女性阴道分泌物减少,引起性交疼痛和快感缺乏,因而导致性欲下降,男性伤害了睾丸的生精细胞,引起睾丸萎缩、性欲低下、男性乳房发育及阳痿。烟和酒对性功能的影响是可逆性的,戒除烟酒后大多数人的性功能可逐渐恢复至正常水平。

可卡因类药物有性兴奋作用,包括增加性欲,增强阴茎勃起的硬度和持久性,并能增强男性和女性的性欲高潮。但是,据报道 39 名应用可卡因的男性中,有 14 名伴有勃起功能障碍、阴茎勃起异常。关于该类药对性功能影响的研究相当有限。

4. 抗肿瘤药物

抗肿瘤药物在消灭癌细胞的同时,还会对正常组织包括胃肠道、肝、肾造成损伤,不过,抗肿瘤药物对性腺的损害却很容易被人们忽视。其中环磷酰胺、氮芥、长春新碱、阿糖胞苷等药物都可以引起男性勃起功能障碍或者精子缺乏,多伴有睾丸萎缩;女性则会发生月经紊乱和闭经。

5. 胃肠道药物

西咪替丁、雷尼替丁、尼扎替丁是一类使用非常广泛的胃肠道药物,主要用于治疗消化性溃疡。越来越多的病例报告指出,它们因作用于垂体前叶的多巴胺,可引起丘脑下部-垂体-性腺功能紊乱,长期服用西咪替丁的男性青年可以出现勃起功能障碍、妨碍精子生成、男性乳房发育。

6. 抗胆碱药物

阿托品、东莨菪碱、山莨菪碱、溴丙胺太林可抑制乙酰胆碱,抑制催乳素分泌,阻断黄体生成素的周期释放,造成女性闭经、无排卵性不孕症、黄体功能不正常及溢乳,会使其阴道分泌物减少而增加性交困难和引起性交疼痛。该药又能抑制副交感神经,导致阴茎不能反射性充血,引起男性阳痿。

7. 治疗前列腺疾病药物

治疗前列腺增生的药物如非那雄胺,是一种 5α-还原酶抑制剂,也会产生勃起功能障碍和射精量减少等副作用。此外,治疗前列腺癌的常用药物如促性腺激素释放激素类似物或拮抗剂、抗雄激素药物(如比卡鲁胺片)会通过影响雄激素的分泌而影响性欲、阴茎勃起、射精等。

8. 强心苷类药物

在一项最近的流行病学研究中,通过分析 1 709 名受试者服用多种心血管药物的情况得出结论:地高辛与完全性的勃起功能障碍有着高相关性。相关机制目前不是十分清楚。目前提出的理论是地高辛抑制了阴茎海绵体上平滑肌钠泵的活性,从而促进肌肉的收缩而阻碍了一氧化氮介导的松弛,这些均可导致勃起功能障碍。

9. 抗乙型肝炎药物

拉米夫定在治疗乙型肝炎患者时有 4 例(3 男 1 女)发生可逆性性功能障碍。3 例男性患者主诉有勃起功能障碍、早泄、遗精及情绪躁动,1 例女性患者主诉有性冷淡、情绪抑郁及经量少。停药 1~3 个月随访基本恢复正常性生活,情绪稳定。

10. 抗炎药物

吲哚美辛、非那西汀、保泰松等抗炎药长期使用会抑制前列腺素合成酶减少前列腺素合成,引起睾丸萎缩、精子形成抑制及男子不育症。

11. 中药

安宫牛黄丸、牛黄上清丸、朱砂安神丸、龙胆泻肝丸等清热泻火药和镇静安神药在解除人体热毒症状的同时,常会使患者的性欲降低。与此同时,中药中的滋阴补阳药和益气补血药对性功能的提高作用较为显著,如六味地黄丸、金匮肾气丸、生脉饮等,能够提高男女的性功能。

对于此类药物引起的勃起功能障碍诊断并不困难。精神病及前列腺癌的治疗要综合考虑,既要服用相关药物达到治疗疾病的作用,又要考虑药物对性功能及其他方面的影响。对服用消遣性药物或毒品的患者,戒毒是首要的治疗手段。西药治疗可选用磷酸二酯酶V型抑制剂同时服用,小剂量每日服用可减少其副作用,增强疗效,改善血管内皮功能。中医可根据体质进行辨证施治,也可辅助针灸治疗。

第六节　其他因素所致的勃起功能障碍

一、解剖异常所致的勃起功能障碍

(一) 尿道下裂

尿道下裂是一种常见的男性泌尿生殖系统先天性畸形,主要表现为尿道外口异位、阴茎腹侧弯曲畸形、阴茎背侧包皮堆积,成年后不能进行正常性生活。

1. 成年人尿道下裂导致勃起功能障碍的原因

(1) 心理因素　　尿道下裂患者多有心理障碍,手术年龄越大越明显,且易发生心理性勃起功能障碍。

(2) 手术损伤　　手术过程中可能损伤阴茎的组织结构,导致瘢痕组织形成,手术还可导致异常的血管通道形成而出现静脉漏,或手术时在尿道膜部损伤神经,从而导致器质性勃起功能障碍。

(3) 阴茎短小　　尿道下裂患者阴茎发育受到影响,长度及周径均小于正常人,如果伴有阴茎弯曲并行矫正术,可进一步降低阴茎长度,导致阴茎勃起不满意或勃起长度及周径不足,性交困难。

2. 成年人尿道下裂导致勃起功能障碍的治疗

(1) 心理治疗　　首先对尿道下裂患者阴茎勃起长度、周径及硬度进行评估,如果达到或接近正常,再评估其心理状态,对患者进行心理疏导,必要时由心理医生进行干预。勃起功能障碍患者往往存在幸福感降低、自信心和自尊心下降等心理问题。心理教育或心理治疗有助于性功能的恢复。

在与患者沟通时,应尽量建立良好的互信关系,使患者能够坦陈病情。同时要注意患者情绪,尽量安抚,对疑有抑郁或其他精神疾病时,建议到心理科或精神科咨询。心理疏导包括以下五个方面:① 使患者正确认识勃起功能障碍及其发生的原因;② 积极帮助患者寻找导致勃起功能障碍的危险因素;③ 改善或消除焦虑、抑郁等精神因素,避免过度关注疾病,转移注意力;④ 帮助患者夫妻进行有效沟通;⑤ 树立夫妻双方信心,学习性技巧,鼓励多尝试。

（2）药物治疗

1）磷酸二酯酶Ⅴ型抑制剂治疗:目前,口服磷酸二酯酶Ⅴ型抑制剂已成为勃起功能障碍治疗的首选方式,并且因其使用方便、安全、有效,也易被多数患者接受。

2）雄激素治疗:对于尿道下裂合并勃起功能障碍的患者,如果体内睾酮水平较低,可给予雄激素治疗,除可增强性欲,亦可促进阴茎发育,改善勃起功能。伴有睾酮水平较低的勃起功能障碍患者,雄激素替代疗能改善初次对磷酸二酯酶Ⅴ型抑制剂无反应患者的勃起功能,与磷酸二酯酶Ⅴ型抑制剂合用可能有增强效应。目前用于勃起功能障碍治疗的口服雄激素主要有十一酸睾酮胶囊。但对于外源性睾酮的使用应慎重,因其可抑制黄体生成素和卵泡刺激素生成,导致内源性睾酮生成不足和睾丸生精功能抑制,影响生育功能,因此在使用时要定期监测性激素变化。

（3）手术治疗　　尿道下裂的手术治疗主要包括阴茎弯曲伸直及尿道修复两部分,尿道下裂的手术方法有 200 多种,要根据患者尿道下裂的具体情况制订个体化的手术方案。

1）尿道下裂无合并阴茎下弯者的治疗:尿道口位于阴茎体远端的轻型尿道下裂占发病总数的 70％,其中无或仅有轻度下弯者又占多数。此类病例的手术特点是不做尿道成形,或仅利用尿道口远端的尿道板作为修复尿道的部分材料,手术成功率高。

2）尿道下裂合并阴茎下弯者的治疗:大部分合并阴茎下弯的尿道下裂在切断尿道板矫正下弯后均有尿道缺损,需用替代物做尿道成形,可以进行分期手术。近年来一期手术逐渐取代了分期手术。① 游离移植物代尿道:以膀胱黏膜、包皮代尿道应用最广泛,近年还有用颊黏膜代尿道。但因无固定血运,术后易出现移植物挛缩、尿道狭窄等合并症。该术式适用于不适宜带蒂包皮及阴茎皮肤代尿道和多次手术失败局部取材困难的病例。② 阴囊皮肤岛状皮瓣法:由于阴囊中隔有固定血运,切开形成舌状皮瓣,反卷缝合形成皮管吻合面贴于阴茎海绵体上,可减少尿瘘发生。缺点是阴囊皮肤毛发生长可形成尿道结石,若技术不熟练、病例选择不当,带蒂阴囊皮瓣回缩,可导致阴茎外观不满意。此方法适用于阴茎皮肤、包皮少,阴囊中隔发育好的病例。③ Duckett 带蒂岛状包皮瓣法:该术式将富余的包皮切成长条状,保留血管蒂,卷成管状,可充分利用阴茎皮肤的生理解剖特点,设计合理,包皮瓣有固定血管提供血运,术后外观比较满意。

3）尿道下裂手术治疗标准:① 尿道口位于阴茎头部;② 彻底矫正阴茎下弯畸形;③ 阴茎外观接近正常。

（二）小阴茎

1. 小阴茎的定义

小阴茎是指阴茎伸展长度低于相同年龄或相同性发育状态人群平均值 2.5 个标准差以上者,部分伴有隐睾,尿道下常伴有小睾丸、隐睾、小阴囊等其他外生殖器发育不良。一般正常成年人非勃起状态下阴茎长度为 4.5～11 cm,周径为 5.5～11 cm,勃起状态下长度为 10.7～16.5 cm,周径为 8.5～13.5 cm。国外提出的正常新生儿及成年人与小阴茎的参考值见表 7-3,但考虑到种族差异,这个数据并不完全适合中国人。

表 7-3 正常男性阴茎长度参考值

年 龄	均值±标准差(cm)	低于 2.5 个标准差(cm)
新生儿(孕 30 周)	2.5±0.4	1.5
新生儿(孕 34 周)	3.0±0.4	2.0
0~5 个月	3.9±0.8	1.9
6~12 个月	4.3±0.8	2.3
1~2 岁	4.7±0.8	2.6
2~3 岁	5.1±0.9	2.9
3~4 岁	5.5±0.9	3.3
4~5 岁	5.7±0.9	3.5
5~6 岁	6.0±0.9	3.8
6~7 岁	6.1±0.9	3.9
7~8 岁	6.2±1.0	3.7
8~9 岁	6.3±1.0	3.8
9~10 岁	6.3±1.0	3.8
10~11 岁	6.4±1.1	3.7
成年人	13.3±1.6	9.3

2. 小阴茎的病因及发病机制

阴茎的发育主要依赖睾酮及双氢睾酮的刺激。睾酮由睾丸间质细胞分泌,在 5α-还原酶的作用下转化为双氢睾酮。睾酮的分泌又受人绒毛膜促性腺激素、下丘脑产生的促性腺激素释放激素、垂体前叶分泌的促性腺激素(黄体生成素和卵泡刺激素)的共同调控。

小阴茎的病因复杂,涉及内分泌学、遗传学、分子生物学等方面。目前国内外多从内分泌角度,以下丘脑-垂体-性腺轴为参照进行分类如下。

(1)低促性腺激素性性腺功能低下 病变原发于下丘脑或垂体。① 下丘脑促性腺激素释放激素缺乏:先天性或特发性促性腺激素释放激素缺乏,如劳-穆-比综合征、卡尔曼综合征、普拉德-威利综合征和 DeMorsier 综合征(透明隔缺如,垂体功能低下和视神经发育不良)等。获得性促性腺激素释放激素缺乏是因下丘脑炎症、肿瘤或损伤引起。② 垂体促性腺激素缺乏:先天性或特发性垂体功能异常,包括特发性垂体功能减退症、单纯性黄体生成素缺乏症、单纯性卵泡刺激素缺乏症及促性腺激素释放激素受体缺乏等。获得性垂体功能异常主要由垂体炎症、肿瘤、损伤或手术引起。

(2)高促性腺激素性性腺功能低下 病变原发于睾丸,有黄体生成素、卵泡刺激素受体缺陷,先天性睾丸缺如,双侧高位隐睾,雄激素合成及外周作用障碍(5α-还原酶缺乏)。还有相当多的病例表现为特发性小睾丸及雄激素低下。

(3)性染色体或常染色体异常 性染色体异常常见于先天性睾丸发育不全(克兰费尔特综合征),染色体核型有 1 条 Y 染色体,男性表型,多了一条或几条 X 染色体,常见核型为 47,XXY,其他少见的有 48,XXXY、47,XXY、46,XY、47,XXY、46,XX、49,XXXXY 等。XX 男子综合征患者染色体为 46,XX,由于其中一条 X 染色体上携带了性别决定基因,导致胚胎向男性分化,成年后表现为小睾丸及小阴茎。Y 染色体长臂主要为生精基因,称为无精子症因子。无精子症因子分为 a、b、c 三个区域。a 区或两个以上区域联合缺失可导致小睾丸和小阴茎。b 区或 c 区缺失虽可导致睾丸生精障碍,但阴茎发育一般不受影响。常染色体异常见于 21-三体综合征和部分 7q 三体、14 号长臂缺失等患者。

（4）特发性小阴茎　　为原因不明者,患者下丘脑-垂体-性腺轴分泌功能正常,正常男性化。

（5）分子生物学病因研究　　研究发现,受体基因的突变是小阴茎发生的重要的分子生物学基础。促性腺激素释放激素、黄体生成素、卵泡刺激素受体属于 G 蛋白家族,其基因分别定位于染色体 4q13.1、2p21 和 2q21,基因突变导致遗传性受体功能异常。促性腺激素释放激素及其受体缺陷引起低促性腺激素性性腺功能低下。男性患者表现为第二性征缺乏、小阴茎及小睾丸等。卡尔曼综合征表现为低促性腺激素性性腺功能低下伴嗅觉丧失或减退,其 X 连锁型由定位于 Xp22.3 的 KAL1 基因缺失引起,而其常染色体显性遗传型与成纤维细胞生长因子受体 1 基因突变相关。

性激素,特别是雄激素受体(androgen receptor，AR)缺陷所致的雄激素抵抗综合征患者,其雄激素受体基因发生突变或受体后信号转导受阻,表现为小阴茎、隐睾、尿道下裂或女性化。患者的黄体生成素、睾酮水平均增高。

3. 小阴茎致勃起功能障碍的诊断

由于种族、地域等的差别,目前尚无公认的阴茎平均长度的标准。成年人小阴茎导致勃起功能障碍的诊断应包含以下几个方面：① 了解患者的婚育史、性生活史,询问患者勃起长度、能否插入及射精。② 应详细了解患者家族中是否有尿道下裂、隐睾、小睾丸等性器官发育异常的病史,是否有近亲婚配史,有无智力异常,有无嗅觉、听力等异常。③ 体格检查时注意有无第二性征发育异常,测量睾丸的大小、位置及阴茎的长度。④ 对怀疑为下丘脑、垂体发育异常或有病变者应做头颅 CT、MRI 等影像学检查。⑤ 所有小阴茎患者均应行染色体核型分析,伴有小睾丸及无精子者应检测 Y 染色体微缺失。⑥ 性激素测定必不可少,同时也是检验性腺轴最常用的方法。

诊断小阴茎时需与隐匿性阴茎进行鉴别。后者是由于肥胖及皮下脂肪增厚,导致部分阴茎隐藏于皮下,但推挤阴茎根部皮肤可使阴茎外露,而且阴茎长度在正常范围内,第二性征及睾丸发育正常,性激素及染色体多数在正常范围。

4. 小阴茎致勃起功能障碍的治疗

（1）内分泌治疗　　是治疗小阴茎的主要方法,但所用药物、剂型、剂量、给药途径、治疗方案、疗效及副作用尚无统一意见。目前常用的有睾酮、双氢睾酮、人绒毛膜促性腺激素、黄体生成素及促性腺激素释放激素等,可单独或联合应用,给药途径有口服、肌内注射、皮内注射、吸入(喷鼻)或局部应用给药。由于睾酮及双氢睾酮为终末激素,可抑制下丘脑-垂体-性腺轴,过早用药会导致内分泌系统紊乱、骨骺闭合及睾丸发育迟缓等副作用,胡廷泽等主张 13 岁后才开始给药,Arisaka 等主张慎用睾酮及双氢睾酮。总之,雄激素制剂的临床应用还存在一些争议,有待进一步探索及总结经验。

鉴于雄激素制剂副作用较大,现多倾向于使用促性腺激素,如人绒毛膜促性腺激素、黄体生成素及促性腺激素释放激素等,来治疗小阴茎,成年患者用药仍有一定效果。对促性腺激素功能低下型性腺功能减退症使用效果更好。

（2）磷酸二酯酶Ⅴ型抑制剂治疗　　可有效促进阴茎勃起，可改善阴茎动脉供血，促进阴茎发育，建议小剂量每日服用。

（3）中医药治疗　　中医药对于小阴茎引起的勃起功能障碍有丰富的经验，通过辨证施治或针灸等方法，可促进阴茎增长及改善勃起功能。

（4）手术治疗　　小阴茎的手术方法主要是阴茎延长术和阴茎增粗术，适用于青春期后阴茎仍较短者，成年男子阴茎静息状态下<4 cm或勃起状态下<8.5 cm者需考虑行阴茎延长术。将猪皮通过人工处理，去除猪皮内的细胞成分，包裹于阴茎皮下，可使阴茎增粗。合并隐睾者，需行睾丸下降固定术。合并尿道下裂者需行畸形矫形＋尿道成形术。

（三）阴茎海绵体硬结症

1. 阴茎海绵体硬结症的病因

阴茎海绵体硬结症又称为阴茎纤维性海绵体炎、海绵体硬化病、海绵体纤维化等。它是一种以海绵体白膜内形成纤维样斑块为特征的泌尿男科疾病。随着人们生活方式的改变及就诊意识的增强，我国目前就诊患者日益增多，全球0.4%～3.5%成年男性患有阴茎海绵体硬结症，欧美国家发病率为1.0%～3.2%。本病以中年人最多见，2/3的患者发病年龄为40～60岁，发病率随年龄增长而增加。

阴茎海绵体硬结症通常会影响性功能。导致勃起功能异常有多个因素，包括严重畸形不能插入、连枷状阴茎、心理影响及阴茎血管功能受损等。严重阴茎畸形，如果阴茎弯曲发生于阴茎腹侧或侧方，由于与正常进入阴道的角度偏差过大，可能难以进行性交。广泛的阴茎海绵体硬结症变可能导致阴茎环形斑块形成，即所谓的连枷状阴茎而无法性交。部分阴茎海绵体硬结症的患者可能同时存在阴茎血管疾病而影响性功能。彩色多普勒双功能超声检查和海绵体测压可以评估阴茎的勃起功能。

阴茎海绵体硬结症的症状可以概括为早期和晚期三联征。早期三联征是指阴茎结节、痛性阴茎勃起和（或）勃起时阴茎畸形。晚期三联征是指阴茎硬结、勃起时稳定的阴茎畸形和勃起功能障碍。诊断时应仔细询问病史和性生活史，包括性心理史，勃起时的硬度，有无阴茎短缩、硬结和勃起疼痛等。

2. 阴茎海绵体硬结症导致勃起功能障碍的诊断

体格检查可触及阴茎海绵体背侧中线有明显的硬结或斑块，边界清楚。彩色多普勒双功能超声检查可了解阴茎血管情况，并有助于鉴别斑块和钙化的性质、数目和位置。有阴茎弯曲畸形者应与先天性阴茎弯曲畸形、阴茎背动脉栓塞、阴茎局部创伤后纤维化、阴茎海绵体白细胞浸润等疾病进行鉴别。诊断阴茎海绵体硬结症不难，但为了制订合理的治疗策略，必须对病变的程度做出全面的评估，如病程时间，病情稳定情况，斑块的位置、数目、有无钙化，阴茎长度，阴茎血管功能，勃起功能，勃起弯曲畸形的方向和弯曲角度，患者性生活情况和心理状况等。

3. 阴茎海绵体硬结症的治疗

阴茎海绵体硬结症的治疗，可分非手术治疗和手术治疗。前者有口服药物、局部注射药物、药物电离子渗入疗法、体外冲击波疗法、真空负压装置、低剂量放疗等。其中以口服药物和药物电离子渗入疗法为主，因其应用方便、药费低廉、不良反应少，故采用得比较多。非手术治疗一般适用于病程小于1年、症状轻微、病变未稳定者。

（1）非手术治疗 ① 维生素E,400 mg,每日2次。该药价廉、副作用低,是一种自由基清除剂,可以长期服用。早期有报道称维生素E可以缓解疼痛,改善阴茎的弯曲度和减小阴茎硬结的体积。但也有报道指出,与阴茎海绵体硬结症的自然病程进展组相比较,维生素E在疼痛、阴茎的曲度及性交能力方面没有明显的治疗作用。② 对氨基苯甲酸,被广泛用于治疗阴茎海绵体硬结症。其作用机制不明,可能通过增加组织对氧的利用,增加单胺氧化酶的活性,减少组胺释放而减少纤维组织形成。剂量为20 mg,每日2次。该药副作用轻微,包括胃肠道反应和脱发。③ 秋水仙碱,能诱发胶原酶的活性,减少胶原的合成,一般用量为0.6 g,每日2次,治疗2～3周后如果无骨髓抑制,可继续服用3～4个月。④ 他莫昔芬,他莫昔芬可促进纤维母细胞释放转化生长因子-β,转化生长因子-β通过灭活巨噬细胞和T淋巴细胞,对调节免疫反应、炎症和组织修复有重要作用。剂量为20 mg,每日1次,疗程3个月。⑤ L-乙酰卡米丁,近年来有报告比较他莫昔芬和L-乙酰卡米丁(每次1 g,每日2次)治疗急性和慢性阴茎海绵体硬结症的效果,L-乙酰卡米丁能显著减少阴茎疼痛和硬结的大小,副作用也比前者少。⑥ 己酮可可碱(pentoxifylline),一般用于血栓闭塞性脉管炎,其可阻断转化生长因子-β的促成纤维细胞增生和胶原合成作用。该药近年被应用于阴茎海绵体硬结症者,有一定的疗效,剂量为400 mg,每日3次,疗程6个月至1年。⑦ 中医中药,中医学称阴茎海绵体硬结症为阴茎痰核(玉茎结疽),常采用丹参散结汤治疗。⑧ 其他治疗,许多种药物已经被用于阴茎硬结内注射治疗,包括皮质激素、纯化梭菌胶原酶、奥古蛋白、干扰素,以及局部透入疗法,如经皮电驱动透入维拉帕米和地塞米松。体外冲击波疗法治疗阴茎海绵体硬结症在国内外有一些报告,其远期疗效还有待进一步观察。

（2）手术治疗 适用于病程超过2年、病变稳定、非手术治疗无效、阴茎弯曲畸形不再进展、斑块有钙化不能进行满意的性生活或有勃起功能障碍者。手术治疗的目的旨在矫正阴茎弯曲畸形,恢复性交能力。术前必须对患者的病情再次进行全面的评估,尤其是量化阴茎长度及弯曲畸形角度、勃起功能情况等。术前医生与患者沟通谈话,务必请其配偶一同参加,共同确定对手术的期望值。术后阴茎弯曲虽得以矫正但有可能造成阴茎缩短,即使留有一定弯曲如不影响性交可不必完全矫正,勃起功能可能保持术前的水准。如术前勃起功能障碍严重者最好同时行阴茎假体植入术。

阴茎海绵体硬结症的手术方法一般分3类,即阴茎白膜折叠术、阴茎白膜延长/生物补片移植术和阴茎假体植入术。应根据患者阴茎海绵体硬结症的病变程度选择适当的术式。

1）阴茎白膜折叠术:Nesbit手术原先设计是治疗先天性阴茎弯曲的术式,此后应用于阴茎海绵体硬结症的治疗也取得良好的疗效。Nesbit手术要点是在阴茎最大弯曲的凸面切除椭圆形白膜,再缝合白膜,从而矫正阴茎弯曲畸形。该手术的缺点是术后阴茎会有一定的缩短。而白膜折叠术为了避免Nesbit手术后阴茎缩短的可能,手术时不切除椭圆形白膜,仅在阴茎最大弯曲的凸面白膜上做2条平行横切口,或做横H形切口,然后把切口近端与另一切口的远端缝合,根据矫正弯曲的需要,平行横切1:7可以再增加2条。文献资料表明,轻中度的阴茎弯曲者宜采用白膜折叠术最为恰当。

2）阴茎白膜延长/生物补片移植术:阴茎白膜延长需做斑块切除术或斑块切开术。此类术式可避免Nesbit术所致的阴茎缩短,一般适应于阴茎弯曲严重者(>45°)。但斑块切除术可能造成海绵体白膜缺失过多,术后可能导致勃起功能障碍发生率较高。无论做斑块切除术还是做斑块切开术,都需生物补片移植修补白膜缺损。常用的移植片包括自体组织、异体组织或医用合成材料等。可用的自体组织如皮肤、大隐静脉壁、睾丸鞘膜、口腔颊黏膜、腹直肌腱膜或阔筋膜等;异体组织包括心包、猪小肠黏膜下组织、医用合成材料如涤纶等。一般认为自身大隐静脉从弹性和组织相容性来看最为理想。

有关阴茎海绵体硬结症治疗的报道,治疗手段虽然众多,但还没有见到多中心、大样本的总结,多数为非随机、无双盲、无安慰对照的小组病例回顾,其真实疗效难以评定。

(四) 骨盆骨折

勃起功能障碍是骨盆骨折后最常见的并发症。骨盆骨折后勃起功能障碍的发病率为20%～84%,而对于合并尿道损伤的患者,勃起功能障碍的发生率更高。

1. 骨盆骨折导致勃起功能障碍的机制

骨盆骨折导致勃起功能障碍的机制:① 支配阴茎的神经受损,导致勃起功能障碍的主要原因;② 支配阴茎的血管受损,导致静脉闭塞功能障碍或者动脉功能不全;③ 混合性损伤;④ 心理性因素,特别是在严重创伤和损伤后。另外,多次尿道重建手术导致的血管和神经功能障碍也是骨盆骨折后勃起功能障碍的原因之一。对所有的骨盆骨折患者,医生都应该告知其发生勃起功能障碍的可能性。耻骨联合分离、前列腺横向移位和尿道分离长度常被认为是骨盆骨折后并发勃起功能障碍的独立危险因素。

2. 骨盆骨折后勃起功能障碍的诊断

对于骨盆合并勃起功能障碍的患者可选择夜间勃起功能、药物诱导勃起后 Rigiscan 检查(国际勃起功能障碍检测金标准)及阴茎深动脉彩色多普勒双功能超声检查,对于鉴别血管性、神经性或者混合性损伤具有一定的意义。海绵体血管造影术和海绵体造影术的使用较少。侵入性的诊断性研究通常适用于怀疑有严重静脉漏及拟行动脉血管重建手术的特定患者。

3. 骨盆骨折后勃起功能障碍的治疗

骨盆骨折后 2～8 个月,患者勃起功能虽有一定的恢复,但大多数患者仍有不同程度的勃起功能障碍。骨盆骨折后勃起功能障碍的治疗与非创伤相关勃起功能障碍相似,口服磷酸二酯酶Ⅴ型抑制剂为首选治疗措施。多个临床试验表明磷酸二酯酶Ⅴ型抑制剂对神经性勃起功能障碍比血管性勃起功能障碍疗效更好。使用磷酸二酯酶Ⅴ型抑制剂疗效不佳的患者,可选用阴茎海绵体内血管活性药物注射试验及真空负压装置治疗。对于骨盆骨折后静脉闭塞功能障碍的勃起功能障碍患者,可首先考虑行阴茎假体植入术,不推荐限制静脉漏的手术。对于孤立的动脉病变并且无静脉漏的年轻患者,可考虑阴茎动脉血运重建。阴茎假体植入术属勃起功能障碍的三线治疗方法,适用于一、二线治疗无效,不能耐受药物或不愿服药的勃起功能障碍患者。

二、早泄与勃起功能障碍

勃起功能障碍和早泄这两种疾病,很多患者常常混淆,临床医师在接诊时经常碰到在求治早泄时主诉自己勃起有问题。传统上一度认为,早泄和勃起功能障碍是一个因果关系,即认为早泄是勃起功能障碍的早期表现,一定程度的早泄便导致勃起功能障碍。该看法基于临床上大多早泄患者是年轻人,而勃起功能障碍患者大多是中老年人。但现代医学基本认为,勃起功能障碍和早泄是两个不同的疾病,两者有着明确的区别,勃起功能障碍与血管关系更为密切,而早泄则多与心理因素有关,但两者可以同时存在。

(一)患病率

虽然勃起功能障碍和早泄是最常见的男性性功能障碍疾病,但包括勃起功能障碍与早泄在内的男性性功能障碍疾病到目前为止都很难获得确切的流行病学资料,国内外所报道的患病率差异很大。相比于将早泄和勃起功能障碍分别报道的流行病学资料,早泄合并勃起功能障碍的患病率的统计更为困难。McMahon C 等在 2005 年对来自 8 个国家(美国、英国、德国、法国、意大利、西班牙、墨西哥、巴西)的 3 289 名年龄在 20～75 岁且自称有勃起功能障碍的男性患者进行流行病学研究。研究显示,自称勃起功能障碍的患者中有 44% 的人经常有早泄,并且那些认为自己主要问题是早泄的患者年龄更小,他们认为他们的问题相比于以勃起功能障碍为主要问题的患者程度要轻。国内学者王怀鹏等研究了 522 例早泄患者的勃起功能,结果发现自认为有勃起功能障碍的高达 341 例,占 65.33%。这些研究发现的早泄合并勃起功能障碍的高患病率告诉我们,无论患者是以勃起功能障碍还是以早泄求诊都必须引起我们的高度重视。

(二)病因和危险因素

早泄和勃起功能障碍的原因是复杂的,伴发两种疾病的因素更是千差万别,正常的性行为需要神经、内分泌、心理等因素密切配合。早泄与勃起功能障碍虽为两种疾病,但可能互为因果,勃起功能障碍是早泄的危险因素,反之亦然,它们具有十分密切的关系,早泄与中重度勃起功能障碍联系更为密切。由此,任何导致早泄及勃起功能障碍的危险因素都可能使两种疾病同时或者先后出现。具体因素如下。

1. 年龄

在众多的流行病学研究中,人们发现随着年龄的增长,勃起功能障碍的发生率增高,说明了年龄是勃起功能障碍的独立危险因素,而早泄的发生人群则一般较为年轻。研究显示的两种疾病伴发的高发生率说明了年龄在勃起功能障碍合并早泄的发病中发挥着作用。

2. 心理因素

心理因素是导致勃起功能障碍和早泄的重要原因,随着现代生活的不断深入,心理因素在早泄和勃起功能障碍中扮演着越来越重要的角色。正常的性生活不但需要男女双方正常的生理功能,还需要有健康的心理状态。常见的可以导致勃起功能障碍和早泄的心理因素如下。

(1)焦虑和抑郁 人际关系受到挫折、自卑感、工作生活的压力增大等事件导致的焦虑和抑郁都会使性交失败而出现早泄并发勃起功能障碍。

(2)社会和家庭环境的影响 男性在传统和封建意识严重的环境下,对性的压抑及由此而造成的紧张、畏惧都会抑制其勃起,伴发勃起后由紧张导致的早泄。

（3）夫妻关系不和谐　　夫妻不和甚至对性伴侣产生厌恶感,最终使双方性生活无法合作,将导致勃起功能障碍和早泄。

（4）不良的性经历　　性交环境差、时间仓促、性伴侣过于急迫等都会影响性交过程而造成勃起功能障碍和早泄,男性过早、过度手淫也是一个重要的危险因素。

3. 器质性疾病

骨盆骨折、前列腺手术、心血管疾病、糖尿病、前列腺增生等器质性疾病直接影响勃起功能和射精中枢。最近有研究发现由于阴茎包皮系带过短,造成勃起不充分并且勃起时间缩短因而出现早泄和勃起功能障碍,在经系带延长术后,早泄和勃起功能障碍的症状明显改善,说明系带过短是早泄和勃起功能障碍的一个解剖学影响因素。

4. 其他

不良嗜好如吸烟、酗酒、吸毒、不洁性行为等都会影响勃起功能及射精过程。另外,药物对性功能的影响也不容忽视,如激素类药物、神经中枢类药物及抗高血压药等。

（三）发病机制

阴茎勃起与射精是一个非常复杂的、由各级神经中枢和躯体自主神经共同参与的反射过程。在这一过程中,心理因素引起的高级反射起着重要的作用。目前,关于勃起功能障碍与早泄的病因和发病机制的研究有了长足的进步,两者虽然在疾病的发生上可能关系密切,且临床表现也有相似之处,但学者基本认为是两种不同的疾病。对勃起功能障碍的研究近年有了很大的突破,这就显得对早泄的研究有点裹足不前。研究表明勃起功能障碍多与血管因素有关,而早泄则更多是心理因素。

三、治疗

男性性交过程包括性欲唤起,阴茎的勃起、插入和抽动,射精与快感等本能性生理现象,其中的每个环节都有独立的机制,有些可单独发生。但是,一个环节的顺利完成有赖于前一个环节的良好完成。因此,只有具有完整的勃起功能才能获得合理控制的射精和满意的性快感。对于合并有勃起功能障碍的早泄患者,我们应该首先治疗勃起功能障碍,改善患者的勃起功能是治疗早泄的前提。2004 年美国泌尿外科学会及 2017 年欧洲泌尿外科学会发布的早泄治疗指导原则中明确提出对同时患有勃起功能障碍和早泄的患者应该首先治疗勃起功能障碍。

勃起功能障碍合并早泄的常用治疗方法如下。

1. 一般治疗

任何疾病在采取针对性的治疗方法时,都必须首先改正其发病的危险因素。随着生物-心理-社会医学模式的提出,泌尿外科学和男科学的专家们更应该关注患者的心理创伤和夫妻感情,以及帮助他们了解更多早泄与勃起功能障碍的知识。

（1）应该戒酒、戒烟,形成良好的生活习惯,消除不良生活习惯对勃起功能障碍和早泄的影响。

（2）帮助患者建立信心,解除焦虑和抑郁等心理因素,形成和谐的夫妻关系,争取患者性伴侣的理解和支持。

（3）进行性知识和性经验及疾病的辅导，这在我国尤为重要。

（4）积极治疗原发疾病，心血管疾病、糖尿病、前列腺疾病等易诱发器质性的早泄与勃起功能障碍，应及早发现与治疗。另外，还要将抗高血压药、抗心律失常药物、类固醇药物等对性功能的影响降到最低。

2. 心理与行为治疗

研究发现多数勃起功能障碍合并早泄的患者都有不同程度的心理性因素，所以心理治疗是十分必要的。勃起功能障碍合并早泄的患者，其心理方面的痛苦可能远比疾病本身带来的痛苦更加严重。患者几乎都有紧张、焦虑、害怕等情绪，甚至人格障碍。这就要求在各种药物及其辅助治疗的同时必须结合心理治疗与行为治疗才能发挥最好的效果。作为临床医师，要怀着同情心询问患者病史，尽量发掘可能造成患者勃起功能障碍和早泄的精神心理因素和社会家庭背景。心理与行为治疗最好是在专业的心理医师指导下进行，需要夫妻共同参与。一般的性心理治疗包括精神分析和性感集中训练等。

3. 药物治疗

研究已经表明，对于同时患有勃起功能障碍和早泄的患者，应先治疗勃起功能障碍，所以在临床上判断患者是否合并两种疾病尤为重要。很多勃起功能障碍继发早泄的患者，可能源于他们需要强烈刺激才得以并维持勃起，或者由于维持勃起困难而感到焦虑，在勃起功能障碍有效地得到治疗后，这类患者的早泄症状常常得以改善。药物治疗是治疗勃起功能障碍的一线治疗，因此，药物治疗也成了患有勃起功能障碍和早泄患者的主要治疗手段。

（1）磷酸二酯酶Ⅴ型抑制剂　　其治疗早泄的机制目前尚未清楚，认为可能与外周和中枢神经有关。外周的机制包括抑制精囊、输精管、前列腺和后尿道的收缩反应，诱导外周疼痛消失，延长勃起持续时间等三个方面。中枢的作用包括减少交感神经冲动而抑制射精，通过一氧化氮/环鸟苷酸途径调节中枢神经系统活动。研究报道，临床应用的三种磷酸二酯酶Ⅴ型抑制剂西地那非、伐地那非、他达拉非治疗勃起功能障碍合并早泄的有效率分别为55.56%、44.44%、42.3%。另外，关于三者的临床疗效比较，虽然关于这方面的临床试验很多，但目前还没有令人信服的循证证据证明三者的优劣。

（2）选择性5-羟色胺再摄取抑制药　　是治疗早泄的一线药物，因其不良反应少、安全性高而被广泛使用。近年来，临床实验证实了这类药和磷酸二酯酶Ⅴ型抑制剂合用比单用选择性5-羟色胺再摄取抑制药更能延长阴道内射精潜伏期和患者对性交的满意度。这类药包括帕罗西汀（赛乐特）、达泊西汀（必利劲）、氟西汀（百忧解）、舍曲林（左洛复）等，其治疗早泄与通过增加大脑中枢的5-羟色胺含量有关。

（3）其他　　包括其他抗抑郁药，如经典的三环类、四环类、单胺氧化酶抑制药等，对于心理因素引起的勃起功能障碍和早泄有一定疗效。

4. 有创性治疗

对于确诊勃起功能障碍合并早泄的患者，部分可以使用有创性治疗的手段治疗，如阴茎背神经部分切除术，其在治疗早泄的疗效上得到了一定程度的认可，但还有待继续研究。

勃起功能障碍的有创性治疗包括海绵体内注射、经尿道内给药系统、真空负压装置，还有手术治疗的血管重建术及阴茎假体植入术等。

勃起功能障碍的中西医结合治疗

阴茎假体植入术主要用于治疗勃起功能障碍,理论上虽不能延长早泄患者的射精延长期,但有报道称施行手术后50%的患者诉早泄有所好转。手术后阴茎勃起功能大大改善,有助于缓解患者心理压力,并由此可更好地控制射精。因此阴茎假体植入术对改善勃起功能障碍和早泄有明显疗效,还能帮助提高夫妻的性生活质量,改善夫妻关系。但由于假体植入术价格昂贵,假体的使用有一定的年限,限制了假体植入术的开展。

5. 中医中药治疗

中医学对于勃起功能障碍和早泄等男性性功能障碍疾病的研究有悠久的历史和独特的见解。研究表明,结合中医中药的治疗能显著提高勃起功能障碍合并早泄患者的疗效。国内有学者研究了真空负压吸引结合中药浸泡治疗勃起功能障碍合并早泄的患者,试验对31例诊断为勃起功能障碍合并早泄患者用负压吸引结合中药浸泡治疗4周,以阴道内射精潜伏期及配偶满意度来评价早泄的疗效,并评估了勃起功能障碍的总体疗效和满意度。结果有19例早泄改善,有效率为61.29%;勃起功能障碍改善的有21例,改善率为67.74%。19例早泄有效者为进行负压吸引改善了勃起功能的患者,且其勃起功能障碍治疗满意率为89.4%;12例早泄无效者中勃起功能障碍治疗满意率仅为8.33%,且没有出现不良反应。该研究说明了真空负压吸引结合中药浸泡能安全有效地治疗早泄合并勃起功能障碍的患者。

随着人们生活水平的提高,勃起功能障碍与早泄的诊治越来越受到重视,这不仅仅是泌尿外科学、男科学医师的责任,也不仅仅是神经科、内分泌科、生殖科医师的责任,更是全体医护人员的责任。这些都要求我们不仅仅看到疾病本身,还应更多地关注勃起功能障碍与早泄给患者带来的身心,以及社会功能(家庭夫妻关系等)的影响。展望勃起功能障碍与早泄的诊疗,在深入探讨磷酸二酯酶Ⅴ型抑制剂疗效的同时扩展现有的治疗方法,基因治疗也已经提上日程。

四、慢性前列腺炎所致的勃起功能障碍

(一) 慢性前列腺炎引起勃起功能障碍的现代医学临床研究

1. 慢性前列腺炎与勃起功能障碍的流行病学研究

慢性前列腺炎是中青年男性泌尿生殖系统的常见病、多发病,有报道称慢性前列腺炎在25岁以上成年人中的患病率达到35%~40%,本病在城市医院男性泌尿外科门诊的就诊人数约占就诊患者的25%,也有学者认为约50%的男性一生中曾有过前列腺炎的症状。慢性前列腺炎患者常会因伴发性功能障碍而产生困扰,勃起功能障碍是慢性前列腺炎患者伴发的性功能障碍中最主要的表现。临床上有很多患者以排尿不适、疼痛等慢性前列腺炎的主要症状来就诊,却发现有不同程度的勃起功能障碍,或以勃起功能障碍为主诉来求医的患者,经检查同时患有慢性前列腺炎。

2. 慢性前列腺炎致勃起功能障碍的病因

(1) 下尿路症状与勃起功能障碍　　有大量的资料显示,下尿路症状和勃起功能障碍之间有着紧密的联系。下尿路症状影响患者的生活质量,而低生活质量会引起勃起功能障碍。慢性前列腺炎的症状包括会阴部、阴茎、耻骨上区在射精和排尿时或在射精和排尿后感

到不适和疼痛，尿路刺激症状或排尿不畅、尿频、尿急和排尿困难等，这些症状经常导致患者心情上的不适感。德国一个研究中心调查分析显示，有勃起功能障碍的患者下尿路症状评分比没有勃起功能障碍的患者要高得多，下尿路症状与勃起功能障碍之间的联系与年龄无关。一项随机问卷调查的结果显示，有下尿路症状的男性或低生活质量的男性患有勃起功能障碍的比例是正常人的 3 倍，因此提示下尿路症状可能是男性勃起功能障碍的一个独立危险因素。

相关的实验发现，膀胱出口部分梗阻 6 周的家兔阴茎海绵体内皮素受体 B 结合位点明显减少，而内皮素受体 A 结合位点无明显变化。由于内皮素受体 B 激活可能作用于内皮细胞释放一氧化氮，从而介导海绵体平滑肌的舒张，所以内皮素受体 B 结合位点减少可导致一氧化氮介导的海绵体舒张功能受损。同时，由于这两种受体比例失衡，内皮素受体 A 介导的血管收缩作用占主导，并且可促进转化生长因子-β 生成，导致海绵体超微结构发生变化，引起勃起功能障碍。

由于长时间功能性的膀胱出口梗阻，导致膀胱平滑肌特性发生变化和神经受体改变，从而造成继发高肾上腺素能状态，引起平滑肌损害，这被认为可能是最终导致勃起功能障碍的原因之一。有学者指出，受体失衡是下尿路症状致勃起功能障碍的机制之一。

（2）内分泌因素　　促甲状腺激素释放激素、促肾上腺皮质激素、松弛素、内皮素、催乳素及抑制素等可能会影响性功能。许多内分泌疾病出现垂体功能低下、高催乳素血症、甲状腺功能亢进或低下、皮质醇症等，均可伴发勃起功能障碍。如目前已证实的甲状腺功能低下导致内皮细胞衍生舒张因子的损耗，会致使海绵体平滑肌收缩无力。

（3）心理因素　　慢性前列腺炎导致的常见心理障碍有抑郁、焦虑、精力不足等。勃起功能障碍虽然和阴茎的血流有关，但心理性勃起功能障碍也是其分型之一。如前所述，下尿路症状会引起勃起功能障碍的观点也包括患者对下尿路症状产生心理障碍而导致心理性勃起功能障碍。目前可以将心理因素导致勃起功能障碍的机制归结为慢性前列腺炎患者的临床症状直接或间接地影响到性生活质量，从而产生了心理障碍，继而发展为心理性勃起功能障碍。有研究表明，慢性盆底疼痛的患者因前列腺痛而引起射精痛，可导致心理障碍。慢性前列腺炎患者中 54% 存在尿痛症状，56% 存在下腹部不适，而在射精或性高潮期间或以后，有 58% 的慢性前列腺炎患者会出现不同程度、不同位置的疼痛不适。另外，因患者自身的焦虑而导致心理性勃起功能障碍的发生也很常见，焦虑和抑郁导致勃起功能障碍后，勃起功能障碍会更加重患者的焦虑及抑郁情况，最终形成恶性循环。

由于长期的会阴部、睾丸、小腹不适等症状引起的焦虑在患者心理上产生压力，导致其对自身性功能产生怀疑，不能够在性生活时集中精神而影响勃起。这也与慢性前列腺炎经久不愈，形成大脑皮质功能反射性紊乱相关。慢性前列腺炎患者心理压力常显著大于普通人群，对性生活能力都会或多或少产生担心。因此，目前心理障碍在慢性前列腺炎致勃起功能障碍的机制当中是较能被认可的一种假说。从勃起功能障碍的治疗来看，多巴胺激动剂、5-羟色胺拮抗剂对勃起功能障碍的治疗作用也提示了焦虑、抑郁等心理障碍会通过多巴胺、5-羟色胺及交感神经、副交感神经系统导致勃起功能障碍的发生。

3. 慢性前列腺炎伴发勃起功能障碍的治疗

慢性前列腺炎伴发勃起功能障碍的治疗应主要针对慢性前列腺炎。慢性细菌性前列腺炎治疗以口服抗生素为主，选择敏感药物，疗程为 4～6 周，其间应对患者进行阶段性的疗效评价。疗效不满意者，可改用其他敏感抗生素，如选用 α-受体阻滞剂改善排尿症状和疼痛。植物制剂、非甾体抗炎镇痛药和 M-受体阻滞剂等也能改善相关的症状。

慢性非细菌性前列腺炎治疗可先口服抗生素 2～4 周，然后根据其疗效反馈决定是否继续使用抗生素治疗。推荐使用 α-受体阻滞剂改善排尿症状和疼痛，也可选择植物制剂、非甾体抗炎镇痛药和 M-受体阻滞剂等改善排尿症状和疼痛。

慢性前列腺炎伴发勃起功能障碍的治疗目标主要是改善排尿症状、增加勃起硬度和提高生活质量，疗效评价应以症状改善为主。

(二)慢性前列腺炎引起勃起功能障碍的中医辨证论治

本病属中医学"精浊"导致"阳痿"的范畴。中医学认为，阴茎的正常勃起，需"以筋为体，以气血为用"。《灵枢·经脉》云："肝足厥阴之脉……循股阴入毛中，过阴器"。肝主疏泄，疏导一身气机，肝脉过阴器，与宗筋的关系最密切。如"精浊"日久可导致患者情志不遂、焦虑过甚，而致肝脏的疏导功能失司，日久肝气郁结，气结则肝血瘀阻运行不畅，不能灌注宗筋，宗筋缺少血气滋养，阴器局部不能充盈而致"阳痿"。中医辨证论治如下。

1. 湿热下注

(1)主症　阴茎痿软，排尿灼热或涩痛，尿频尿急，尿道口常有白色黏浊分泌物溢出，小便浑浊或有沉淀，口苦黏腻。

(2)次症　少腹及会阴胀痛，阴囊潮湿，小便短赤，大便干结，舌体胖大，苔黄腻，脉滑数。

(3)治法　清热利湿。

(4)选方　八正散。

2. 热毒壅盛

(1)主症　阳痿不举，高热，尿急，尿痛甚至血尿，前列腺肿大、压痛，会阴红肿热痛，口渴喜凉饮。

(2)次症　大便秘结或里急后重，舌红苔薄黄，脉弦数。

(3)治法　泻火解毒。

(4)选方　龙胆泻肝汤。

3. 气滞血瘀

(1)主症　阳事不举，或举而不坚，会阴、少腹刺痛，痛引睾丸、大腿内侧，疼痛持续时间久。直肠指检示前列腺肿大、坚硬、触压痛。

(2)次症　小便黄赤，舌紫暗或有瘀斑，脉弦涩。

(3)治法　活血祛瘀，通络止痛。

(4)选方　复元活血汤。

4. 肾阳虚

(1)主症　阳痿，早泄，平素畏寒，腰膝酸软，尿道口流黏性液体，遗精，精神萎靡，少腹、会阴疼痛遇冷加重，得温则缓，尿频，尿急，尿无力。

(2)次症　面色黧黑，小便淋漓，大便质稀，舌质淡胖，苔薄白，脉沉弱。

（3）治法　　温补肾阳，固精止遗。

（4）选方　　肾气丸合桑螵蛸散。

5.肝肾阴虚

（1）主症　　阳事不举，或举而不坚，会阴、少腹坠胀疼痛，头晕眼花，腰膝酸软，五心烦热，盗汗颧红，口干舌燥，遗精多梦，血淋尿痛。

（2）次症　　耳鸣，耳聋，小便短赤，大便干结，舌红少苔，脉细数。

（3）治法　　滋补肝肾，清泻相火。

（4）选方　　六味地黄丸加知母、黄柏。

（三）存在问题与展望

勃起功能障碍在临床上是慢性前列腺炎的常伴症状之一，由于慢性前列腺炎症状具有复杂性及无特异性的特点，所以勃起功能障碍与慢性前列腺炎两者的发生是否具有必然性，目前还尚不完全明确。众多的研究观察表明，两者之间确实存在一定的相关性，只是还不够明确，两者之间关系的研究进展同时也影响着临床中的治疗进展，随着医学的发展两者之间的相关性将越发清楚，亦将更好地指导临床。

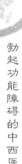

参 考 文 献

卞军,刘存东,孙祥宙,等.2012.复方玄驹胶囊联合溴隐亭治疗高泌乳素血症导致的勃起功能障碍的疗效观察.中华男科学杂志,18(11)：1023－1027.

陈仙,龙炳衡,杨罗艳,等.2002.160例慢性前列腺炎患者的性功能状况调查.南华大学学报,30(4)：375－377.

陈修,陈维洲,曾贵云.2002.心血管药理学,3版.北京：人民卫生出版社,361－431.

陈跃东,周中泉,陈文鹏,等.2002.慢性前列腺炎与性功能障碍关系的探讨.中国男科学杂志,16(3)：261.

崔殿生,胡礼泉,李世文,等.2004.腓肠神经移植重建海绵体神经保留勃起功能的实验研究.中华男科学,10(5)：330－333.

戴布民,王为服,董德欣,等.2001.慢性前列腺炎的诊治(附380例报告).中国男科学杂志,15(1)：39－41.

丁颖超.2016.中西医结合方法应用于甲亢病突眼以及甲状腺肿疗效.中西医结合心血管病电子杂志,4(18)：161.

郝定均,袁福镛.2005.672例截瘫患者性问题调查报告.伤残医学杂志,3(1)：1－3.

胡剑麟,陈斌. 2007. 勃起功能障碍与血管内皮功能关系的研究进展. 中华男科学杂志,13(7)：632－635.

胡礼泉,苏新军,李世文,等.2003.神经套管术重建勃起功能的动物实验研究.中华泌尿外科杂志,24(10)：706－709.

姜辉,邓春华.2016.中国男科疾病诊断治疗指南与专家共识(2016版).北京：人民卫生出版社：1－38.

李海洋,富晓旭,莫崇念,等.2016.温补脾肾法治疗脾肾阳虚型甲状腺功能减退症临床观察.新中医,48(2)：66－68.

李宏军,黄宇烽. 2015. 实用男科学. 北京：科学出版社,604－610.

李学,文任乾,罗建军,等.2016.慢性前列腺炎相关的性功能障碍调查分析.中国计划生育学杂志,14(7)：432,433,448.

李湛民,李淑红.2003.慢性前列腺炎与性功能障碍的相关性研究.辽宁中医杂志,30(3)：177.

梁朝朝,张学军,郝宗耀,等.2004.慢性前列腺炎与性功能障碍的调查分析.中华男科学杂志,10(6)：434－436.

刘福华,周克义.2017.甲状腺功能减退症的中医临床治疗体会.中国实用医药,12(24)：135,136.

刘继虹,孙龙,潘立民.2017.甲状腺功能减退症中医治疗现状.中医药临床杂志,29(8)：1342－1344.

刘亚峰,司英奎,陈雪,等.2011.原发性肾上腺皮质功能减退的研究进展.中国中医药现代远程教育,9(24)：124－127.

卢恒,梁卓.2017.高泌乳血症的中医药研究进展.中医临床研究杂志,9(22)：147,148.

马德峰.1991.慢性前列腺炎对男性不育及性功能障碍的影响及治疗.吉林中医药,(5)：16,17.

梅春林.2017.十一酸睾酮与补肾通脉方合用治疗男性迟发性性腺功能减退的临床观察.中华男科学杂志,23(11)：1051－1053.

孟祥,倪青.2016.甲状腺功能亢进中医药治疗进展.北京中医药,36(6)：517－520.

闵潇,解圣麟,焦拥政.2017.迟发性性腺功能减退症中医治疗思路与方法.中医杂志,58(6)：479－481.

莫晓彬,林友进,黄健初.2006.慢性前列腺炎伴勃起功能障碍的治疗.广东医学,27(3):396-398.

沈寒坚,朱广友.2010.干细胞治疗神经性勃起功能障碍的研究现状.法医学杂志,26(3):206-209.

沈洲,庞自力,武新超,等.2014.生殖股神经生殖支移位海绵体神经修复大鼠勃起功能的研究.临床泌尿外科杂志,29(4):350-352.

汤育新,蒋先镇,谭靖,等.2004.骨盆骨折后勃起功能障碍.中南大学学报(医学版),29(4):478,479.

王春红.2013.二陈汤合桃红四物汤治疗甲状腺机能亢进症突眼68例疗效分析.中国卫生产业,(6):13,14.

王飞翔,朱广友.2012.神经性阴茎勃起功能障碍检测进展.法医学杂志,28(3):204-206,210.

王国耀,徐诚成,吴科荣,等.2016.320排动态容积CT阴茎海绵体造影诊断静脉性ED的应用价值.中华男科学杂志,22(7):635-640.

王浩,于增瑞.2013.解郁滋肾散瘀汤治疗高泌乳素血症性不孕症31例.辽宁中医药大学学报,15(10):131,132.

王琦.2007.王琦男科学(二版).郑州:河南科学技术出版社,223-252.

伍朝霞.2011.清肝滋肾汤治疗高泌乳素血症临床观察.四川中医,29(5):90,91.

熊莉华,魏华,隋昳,等.2014.温肾阳法治疗甲状腺机能减退症疗效观察.新中医,46(6):39,40.

许建挺,鲁特飞,程雯.2016.中西医结合治疗肾上腺肿瘤术后皮质功能减退的临床疗效.中华中医药学刊,6(4):1421-1424.

许哲,杨卫民,李光昭,等.2006.慢性前列腺炎与勃起功能障碍的关系.中国综合临床,22(1):57-59.

玄绪军,李建军.2000.前列腺炎与男子性功能障碍.山东医药,40(18):50.

杨洪峰,赵伟,崔耕刚,等.1998.慢性前列腺炎继发性功能减退的心理相关因素及对疗效的影响.中国行为医学与脑科学杂志,7(3):203,204.

杨良,廖陆桥.2005.海洛因依赖者性功能损害及临床意义.中国性科学,14(6):3-5,11.

杨绍波,刘屹立,孔垂泽,等.2004.西地那非对前列腺炎相关的性功能障碍的干预研究.中华男科学杂志,10(6):451-454.

张佳卉,杨海芸,周惠,等.2009.抗高血压药物对中老年男性高血压患者勃起功能的影响.中国男科学杂志,23:44-47.

中华中医药学会糖尿病分会.2011.糖尿病勃起功能障碍中医诊疗标准.世界中西医结合杂志,6(2):180-184.

周辉良.2017.脊髓损伤患者勃起功能障碍的治疗.中华男科学杂志,23(2):99-102.

祖桂君,戚霁,贾岩,等.2015.中西医结合治疗甲状腺功能亢进症的临床效果及预防复发的研究.四川中医,33(3):67-69.

Abu-Ghanem Y, Kitrey N D, Gruenwald I, et al. 2014. Penile low-intensity shock wave therapy: a promising novel modality for erectile dysfunction. Korean Journal of Urology, 55(5):295-299.

Ahaf H, Syed H, Abbasi T B, et al. 2003. Nesbit procedure for disabling Peyronier's curvature: a median follow-up of 84 months. Urology, 61(5):999-1003.

Albersen M, Fandel T M, Lin G, et al. 2010. Injections of adipose tissue-derived stem cells and stem cell lysate improve recovery of erectile function in a rat model of cavernous nerve injury. The Journal of Sexual medicine, 7(10):3331-3340.

Antonie A, Sena E S, Lees J S, et al. 2013. Stem cell transplantation in traumatic spinal cord injury: a systematic review and meta-analysis of animal studies. PLoS Biology, 11(12):1.

Averbeck M A, Colares C, de Lira G H, et al. 2012. Evaluation of endothelial function with brachial artery ultrasound in men with or without erectile dysfunction and classifi as intermiate risk according to the Framingham Score. Journal of Sexual Medicine, 9(3):849-856.

Basaria S. 2013. Reproductive aging in men. Endocrinology & Metabolism Clinics of North America, 42(2):255-270.

Basson R I, Wierman M E, van Lankveld J, et al. 2010. Summary of the recommendations on sexual dysfunctions in women. The Journal of Sexual medicine, 7(1Pt2):314-326.

Bechara A, Casabé A, De Bonis W, et al. 2016. Twelve-month efficacy and safety of low-intensity shockwave therapy for erectile dysfunction in patients who do not respond to phosphodiesterase type 5 inhibitors. Sexual medicine, 4(4):e225-e232.

Behr-Roussel D, Gorny D, Mevel K, et al. 2005. Chronic sildenafil improves erectile function and endothelium-dependent cavernosal relaxations in rats: lack of tachyphylaxis. European Urology, 47(1):87-91.

Bhasin S, Matsumoto A M. 2010. Patient information page from The Hormone Foundation. Patient guide to testosterone therapy in adult men with androgen deficiency syndromes. The Journal of clinical endocrinology and metabolism, 95(6):2p following 3085.

Blanker M H, Bohnen A M, Groeneveld F P, et al. 2010. Correlates for erectile and ejaculatory dysfunction in older Dutch men: a community-bas study. Journal of the American Geriatrics Society, 49(4):436-442.

Bochinski D, Lin G T, Nunes L, et al. 2004. The effect of neural embryonic stem cell therapy in a rat model of cavenosal nerve injury. BJU International Journal, 94(6): 904 – 909.

Bong G W, Rovner E S. 2007. Sexual health in adult men with spina bifida. Scientific World Journal, 7: 1466 – 1469.

Bookstein J J, Lang E V. 1987. Penile magnification pharmacoarteriography: details of intrapenile arterial anatomy. American Journal of Roentgenology, 148(5): 883 – 888.

Borst S E, Shuster J J, Zou B, et al. 2014. Cardiovascular risks and elevation of serum DHT vary by route of testosterone administration: a systematic review and meta-analysis. BMC Medicine, 12: 211.

Brant W O, Dean R C, Lue T F. 2006. Treatment of Peyronie's disease with oral pentoxifylline. Nature Clinical Practice Urology, 3: 111.

Brookes S T, Link C L, Donovan J L, et al. 2008. Relationship between lower urinary tract symptoms and erectile dysfunction: results from the Boston Area Community Health Survey – itorlal comment. The Journal of Urology, 179(1): 250 – 255.

Buvat J, Maggi M, Guay A, et al. 2013. Testosterone deficiency in men: Systematic review and standard operating procedures for diagnosis and treatment. The Journal of Sexual Medicine, 10(1): 245 – 284.

Calabro R S, Polimeni Q Bramanti P. 2011. Current and future therapies of erectile dysfunction in neurological disorders. Recent patents on CNS drug discovery, 6(1): 48 – 64.

Carson C C, Lue T F. 2005. Phosphodiesterase type 5 inhibitors for erectile dysfunction. BJU International Journal, 96(3): 257 – 280.

Carson C C, Mulcahy J J, Govier F E, et al. 2000. Efficacy, safety and patient satisfaction outcomes of the AMS 700CX inflatable penile prosthesis: results of a long-term multicenter study. The Journal of Urology, 164(2): 376 – 380.

Chakkarwar V A. 2011. Fenofibrate attenuates nicotine-induced vasular endothelial dysfunction in the rat. Vascular Pharmacology, 55(5 – 6): 163 – 168.

Chang D W. 2005. Cavernous nerve reconstruction during radical prostatectomy by sural nerve grafting: Surgical technique in nerve harvesting and grafting. Journal of Reconstructive Microsurgery, 21(8): 530 – 532.

Cho K R, Jo K I, Shin H J. 2013. Bromocriptine Therapy for the treatment of invasive prolactinoma: the single institute experience. Brain Tumor Research and Treatment, 1(2): 71 – 77.

Chung E, Cartmill R. 2015. Evaluation of clinical efficacy, safety and patient satisfaction rate after low-intensity extracorporeal shockwave therapy for the treatment of male erectile dysfunction: an Australian first open-label single-arm prospective clinical trial. BJU international Journal, 115: 46 – 49.

Collins M M N, Stafford R S, O'leary M P, et al. 1998. How common is prostatitis? a national survey of physician visits. The Journal of Urology, 159(4): 1224 – 1228.

Cornel E B, van Haarst E P, Schaarsberg R W M B G, et al. 2005. The effect of biofeback physical therapy in men with chronic pelvic pain syndrome type III. European Urology, 47(5): 607 – 611.

Corona G, Wu F C, Forti G, et al. 2012. Thyroid hormones and male sexual function. International Journal of Andrology, 35(5): 668 – 679.

Cui Y, Zong H, Yan H, et al. 2014. The effect of testosterone replacement therapy on prostate cancer: a systematic review and meta-analysis. Prostate Cancer and Prostatic Disease, 17(2): 132 – 143.

Di Stasi S M, Giannantoni A, Stephen R L, et al. 2004. A prospective, randomized study using transdermal electromotive administration of verapamil and dexamethasone for Peyronie's disease. The Journal of Urology, 171(4): 1605 – 1608.

Dimitriadis F, Karakitsios K, Tsounapi P, et al. 2010. Erectile fiinction and male reproduction in men with spinal cord injury: a review. Andrologia, 42(3): 139 – 165.

Dimopoulou C, Ceausu I, Depypere H, et al. 2016. EMAS position statement: Testosterone replacement therapy in the aging male. Maturitas, 84: 94 – 99.

Duarte-Guterman P, Navarro-Martín L, Trudeau V L. 2014. Mechanisms of crosstalk between endocrine systems: Regulation of sex steroid hormone synthesis and action by thyroid hormones. General and Comparative Endocrinology, 203: 69 – 85.

Ebbehoj J, Wagner G. 1979. Insufficient penile erection due to abnormal drainage of cavernous bodies. Urology, 13(5): 507 – 510.

Fandel T M, Albersen M, Lin G, et al. 2012. Recruitment of intracavemously injected adipose-derived stem cells to the major pelvic ganglion improves erectile function in a rat model of cavernous nerve injury. European Urologic, 61(1):

201 - 210.

Feng C, Xu Y M, Yu J J, et al. 2008. Risk factors for erectile dysfunction in patients with urethral strictures secondary to blunt trauma. The Journal of Sexual Medicine, 5(11): 2656 - 2661.

Fisher W A, Gruenwald I, Jannini E A, et al. 2017. Standards for clinical trials in male and female sexual dysfunction: Ⅲ. Unique aspects of clinical trials in male sexual dysfunction. The Journal of Sexual Medicine, 14(1): 3 - 18.

Fleseriu M, Hashim IA, Karavitaki N, et al. 2016. Hormonal replacement in hypopituitarism in adults: An endocrine society clinical practice guideline. The Journal of Clinical Endocrinology, 101(11): 3888 - 3921.

Flynn B J, Delvecchio F C, Webster G D. 2002. Perineal repair of posterior urethral stricture and defect: experience in 79 cases in the last 5-years//JOURNAL OF UROLOGY. 530 WALNUT ST, PHILADELPHIA, PA 19106 - 3621 USA: LIPPINCOTT WILLIAMS & WILKINS, 167(4): 15.

Fogari R, Preti P, Derosa G, et al. 2002. Effect of antihypertensive treatment with valsartan or atenolol on sexual activity and plasma testosterone in hypertensive men. Eur J Clin Pharmacol, 58(3): 177 - 180.

Fowler C J, Miller J R, Sharief M K, et al. 2005. A double blind, randomised study of sildenafil citrate for erectile dysfunction in men with multiple sclerosis. Journal of neurology, neurosurgery, and psychiatry, 76(5): 700 - 705.

Frankel S R A U, Donovan J T, Abrams P, et al. 1998. Sexual dysfunction in men with lower urinary tract symptoms. Journal of Clinical Epidemiology, 51(8): 677 - 685.

Fu Q, Sun X, Tang C, et al. 2012. An assessment of the efficacy and safety of sildenafil administered to patients with erectile dysfunction referred for posterior urethroplasty: a single-center experience. The Journal of Sexual medicine, 9(1): 282 - 287.

Fukami M, Shozu M, Ogata T. 2012. Molecular bases and phenotypic determinants of aromatase excess syndrome. International Journal of Endocrinology: 584807.

Gamé X, Moscovici J, Gamé L, et al. 2006. Evaluation of sexual function in young men with spina bifida and myelomeningocele using the International Index of Erectile Function. Urology, 67(3): 566 - 570.

Ghanem A N. 2015. Penile fracture in Kermanshah Iran: the long-term results of surgical treatment. BJU International, 89(9): 890 - 894.

Giuliano F A, Rampin O, Benoit G, et al. 1995. Neural control of penile erection. The Urologic clinics of Nourth America, 22(4): 747 - 766.

Golan R, Scovell J M, Ramasamy R. 2015. Age-related testosterone decline is due to waning of both testicular and hypothalamic-pituitary function. Aging Male, 18(3): 201 - 204.

Gonzalez-Cadavid N F, Rajfer J. 2004. Molecular pathophysiology and gene therapy of aging-related erectile dysfunction. Experimental Gerontology, 39(11 - 12): 1705 - 1712.

Guan Y, Wendong S, Zhao S, et al. 2015. The vascular and neurogenic factors associat with erectile dysfunction in patients after pelvic fractures. International Braz J Urol, 41(5): 959 - 966.

Gurbuz N, Sagdic G, Sanli A, et al. 2012. Therapeutic effect of combination of alagebrium (ALT - 711) and sildenafil on erectile function in diabetic rats. International Journal of Importence Research, 24(3): 114 - 121.

Hauck E W, Hauptmann A, Haag S M, et al. 2003. New insights into the etiological pathogenesis of Peyronie's disease. Aktuelle Urologie, 34(6): 387 - 391.

Heidelbaugh J J. 2010. Management of erectile dysfunction. American Family Physician, 81(3): 305 - 312.

Hosseini A, Abdollahi M. 2013. Diabetic neuropathy and oxidative stress: therapeutic perspectives. Oxidative Medicine and Cellular Longevity: 168039.

Jarocha D, Milczarek O, Kawecki Z, et al. 2014. Preliminary study of autologous bone marrow nucleat cells transplantation in children with spinal cord injury. Stem cells translational medicine, 3(3): 395 - 404.

Jeong J O, Han J W, Kim J M, et al. 2011. Malignant tumor formation after transplantation of short-term cultured bone marrow mesenchymal stem cells in experimental myocardial infarction and diabetic neuropathy. Circulation Research, 108(11): 1340 - 1347.

Joffe R, Klotz L H. 2007. Results of unilateral genitofemoral nerve grafts with contralateral nerve sparing during radical prostatectomy. Urology, 69(6): 1161 - 1164.

Johnsen N V, Kaufman M R, Dmochowski R R, et al. 2018. Erectile Dysfunction following pelvic fracture urethral injury. Sexual Medicine Reviews, 6(1): 114 - 123.

Kadioglu A, Sanli O, Akman T, et al. 2007. Graft materials of Peyronier's disease surgery: a comprehensive review. The

Journal of Sexual medicine, 4(3): 581.

Kalfa N, Sultan C, Baskin L S. 2010. Hypospadias: etiology and current research. The Urologic clinics of Nourth America, 37(2): 159 – 166.

Kapoor D, Clarke S, Channer K S, et al. 2007. Erectile dysfunction is associated with low bioactive testosterone levels and visceral adiposity in men with type 2 diabetes. International Journal of Andrology, 30(6): 500 – 507.

Khan M A, Dashwood M R, Thompson C S, et al. 1999. Up-regulation of endothelin (ETA and ETB) receptors and down-regulation of nitric oxide synthase in the detrusor of a rabbit model of partial bladder outlet obstruction. Urological Research, 27(6): 445 – 453.

Khan M A, Thompson C S, Dashwood M R, et al. 2003. Endothelin – 1 and nitric oxide in the pathogenesis of urinary tract disorders secondary to bladder outlet obstruction. Current vascular pharmacology, 1(1): 27 – 31.

Kitrey N D, Gruenwald I, Appel B, et al. 2016. Penile low intensity shock wave treatment is able to shift PDE5i nonresponders to responders: a double-blind, sham controlled study. The Journal of Urology, 195(5): 1550 – 1555.

Kojima Y, Kohri K, Hayashi Y. 2010. Genetic pathway of external genitalia formation and molecular etiology of hypospadias. Journal of Pediatric Urology, 6(4): 346 – 354.

Koraitim, M M. 2013. Predictors of erectile dysfunction post pelvic fracture urethral injuries: a multivariate analysis. Urology, 81(5): 1081.

Laumann E O, Paik A, Rosen R C. 1999. Sexual dysfunction in the United States: prevalence and prictors. JAMA, 281(6): 537 – 544.

Lin C S, Ho H C, Chen K C, et al. 2002. Intracavernosal injection of vascular endothelial growth factor induces nitric oxide synthase isoforms. BJU International, 89(9): 955 – 960.

Lischer G H, Nehra A. 2001. New advances in Peyronie's disease. Current Opinion in Urology, 11(6): 631 – 636.

Lojanapiwat B, Weerusawin T, Kuanprasert S. 2009. Erectile dysfunction as a sentinel marker of endothelial dysfunction disease. Singapore Medical Journal, 50(7): 698 – 701.

Lombardi Q, Nelli F, Celso M, et al. 2012. Treating erectile dysfunction and central neurological diseases with oral phosphodiesterase type 5 inhibitors. Review of the literature. The Journal of Sexual medicine, 9(4): 970 – 985.

Long T, Liu G, Wang Y, et al. 2012. TNF – α, Erectile dysfunction, and NADPH oxidase-mediated ROS generation in corpus cavernosum in high-fat diet/streptozotocin-induced diabetic rats. The Journal of Sexual Medicine, 9(7): 1801 – 1814.

Lunenfeld B. 2010. The relationship between sex hormones and the metabolic syndrome. Acta Bio Medica Atenei Parmensis, 81(1): 79 – 84.

Majzoub A A, O Canguven, Raidh T A. 2015. Alteration in the etiology of penile fracture in the Middle East and Central Asia regions in the last decade: a literature review. Urology Annals, 7(3): 284 – 288.

Malessy M J, Thomeer R T. 1998. Evaluation of intercostal to musculocutaneous nerve transfer in reconstructive brachial plexus surgery. Journal of Neurosurg, 88(2): 266 – 271.

Marszalek M, Wehrberger C, Hochreiter W, et al. 2007. Symptoms suggestive of chronic pelvic pain syndrome in an urban population: prevalence and associations with lower urinary tract symptoms and erectile function. Journal of Urology, 177(5): 1815 – 1819.

Matsuura S, Obara T, Tsuchiya N, et al. 2006. Cavernous nerve regeneration by biodegradable alginate gel sponge sheet placement without sutures. Urology, 68(6): 1366 – 1371.

McCullough A R. 2001. Prevention and management of erectile dysfunction following mdical prostatectomy. The Urologic Clinics of Nourth America, 28(3): 613 – 627.

Mehik A, Hellström P, Lukkarinen O, et al. 1999. Increas intraprostatic pressure in patients with chronic prostatitis. Urological Research, 27(4): 277 – 279.

Michal V, Kramar R, Pospichal J, et al. 1973. Direct arterial anastomosis on corpora cavernosa penis in the therapy of erective impotence. Rozhledy V Chirurgii: Mesicnik Ceskoslovenske Chirurgicke Spolecnosti, 52(9): 587 – 590.

Moemen M N, Fahmy I, AbdelAal M, et al. 2008. Erectile dysfunction in spinal cord-injured men: different treatment options. International Journal of Impotence Research, 20(2): 181 – 187.

Monga M, Bemie J, Rajasekaran M. 1999. Male infertility and erectile dysfunction in spinal cord injury: a review. Archives of Physical Medicine and Rehabilitation, 80(10): 1331 – 1339.

Montejo A L, Montejo L, Baldwin D S. 2018. The impact of severe mental disorders and psychotropic medications on sexual health and its implications for clinical management. World Psychiatry, 17(1): 3 – 11.

Moran P S, O'neill M, Teljeur C, et al. 2013. Robot-assisted radical prostatectomy compared with open and laparoscopic approaches: a systematic review and meta-analysis. International Journal of Urology, 20(3): 312 – 321.

Muneuchi G, Kuwata Y, Taketa S, et al. 2005. Cavernous nerve reconstruction during radical prostatectomy by sural nerve grafting: Surgical technique in nerve harvesting and grafting. Journal of Reconstructive Microsurgery, 21(8): 525 – 529.

Murphy C, Kanaganayagam G S, Jiang B, et al. 2007. Vascular dysfunction and reduced circulating endothelial progeniyor cells in young healthy UK South Asian man. Arteriosclerosis, Thrombosis, and Vascular Biology, 27(4): 936 – 942.

Müller A, Mulhall J P. 2006. Sexual dysfunction in the patient with prostatitis. Current urology Reports, 7(4): 307 – 312.

Naraynsingh V, Raju G C. 1985. Fracture of penis. British Journal of Surgery, 72(4): 305,306.

Narniki S, Saito S, Nakagawa H, et al. 2007. Impact of unilateral sural nerve graft on recovery of potency and continence following radical prostatectomy: 3-year longitudinal study. The Journal of Urology, 178(1): 212 – 216.

Nguyen C P, Hirsch M S, Moeny D, et al. 2015. Testosterone and "agerelated hypogonadism"-FDA concerns. New England Journal of Medicine, 373(8): 689 – 691.

Ponholzer A, Madersbacher S. 2007. Lower urinary tract symptoms and erectile dysfunction: links for diagnosis, management and treatment. International Journal of Impotence Research, 19(6): 544 – 550.

Quam J P, King B F, James E M, et al. 1989. Duplex and color Doppler sonographic evaluation of vasculogenic impotence. American Journal of Roentgenology, 153(6): 1141 – 1147.

Quinlan D M, Nelson R J, Walsh P C. 1991. Cavernous nerve grafts restore erectile function in denervated rats. The Journal of Urology, 145(2): 380 – 383.

Rahman N U, Phonsombat S, Bochinski D, et al. 2007. An animal model to study lower urinary tract symptoms and erectile dysfunction: the hyperlipidaemic rat. BJU International, 100(3): 658 – 663.

Rastrelli G, Carter E L, Ahern T, et al. 2015. Development of andrecovery from secondary hypogonadism in aging men: prospective results from the EMAS. Journal of Clinical Endocrinology&Metabolism, 100(8): 3172.

Rocco S C, Gluseppe G, Antonino N, et al. 2016. Erectile Dysfunction in Individuals with Neurologic Disability: A Hospital-based Cross-sectional Study. Innovations in Clinical Neuroscience, 13(1 – 2): 10 – 14.

Rogers J H, Goldstein I, Kandzari D E, et al. 2012. Zotarolimus-eluting peripheral stents for the treatment of erectile dysfunction in subjects with suboptimal response to phosphodiesterase – 5 inhibitors. Journal of the American College of Cardiology, 2012, 60(25): 2618 – 2627.

Rosen R, O'Leary M, Altwein J, et al. 2003. Lower urinary tract symptoms and male sexual dysfunction: the multinational survey of the aging male (MSAM – 7). European Urology, 44(6): 637 – 649.

Rosner W, Auchus RJ, Azziz R, et al. 2007. Position statement: Utility, limitations and pitfalls in measuring testosterone: an Endocrine Society position statement. Journal of Clinical Endocrinology&Metabolism, 92 (2): 405 – 413.

Ryan J G, Gajraj J. 2012. Erectile dysfunction and its association with metabolic syndrome and endothelial function among patients with type 2 diabetes mellitus. Journal of Diabetes and its Complications, 26(2): 141 – 147.

Salonia A, Burnett A L, Graefen M, et al. 2012. Prevention and management of postprostatectomy sexual dysfunctions part 2: recovery and preservation of erectile function, sexual desire, and orgasmic function. European urology, 62(2): 273 – 286.

Schaeffer A J, Landis J R, Knauss J S, et al. 2002. Demographic and clinical characteristics of men with chronic prostatitis: the national institutes of health chronic prostatitis cohort study. The Journal of Urology, 168(2): 593 – 598.

Schiff J D, Melman A. 2006. Ion channel gene therapy for smooth muscle disorders: relaxing smooth muscles to treat erectile dysfunction. Assay and drug development technologies, 4(1): 89 – 95.

Shen X, Wang R, Yu N, et al. 2016. Reference ranges and association of age and lifestyle characteristics with testosterone, sex hormone binding globulin, and luteinizing hormone among 1166 western Chinese men. PLoS One, 11(10): e0164116.

Shen Z, Chen Z, Lu Y, et al. 2000. Relationship between gene expression of nitric oxide synthase and androgens in rat corpus cavernosum. Chinese Medical Journal, 113(12): 1092 – 1095.

Shibli-Rahhal A, Schlechte J. 2009. The effects of hyperprolactinemia on bone and fat. Pituitary, 12: 96 – 104.

Shulan L, Zansun C. 2007. Molecular structure and regulatory mechanisms of prolactin. Journal of Practical Obstetrics and

Gynecology, 23(2): 65 – 67.

Siroky M B, Azadzoi K M. 2003. Vasculogenic erectile dysfunction: newer therapeutic strategies. The Journal of urology, 170(2): S24 – S30.

Smith W B, McCaslin I R, Gokce A, et al. 2013. PDE5 inhibitors: considerations for preference and long-term adherence. International journal of clinical practice, 67(8): 768 – 780.

Sánchez-Crespo M, Alonso F, Iñarrea P, et al. 1982. Vascular actions of synthetic PAF-acether (a synthetic platelet-activating factor) in the rat: evidence for a platelet independent mechanism. Immunopharmacology, 4(2): 173 – 185.

Tamasauskas A, Sinkunas K, Bunevicius A, et al. 2012. Transsphenoidal surgery for microprolactinomas in women: results and prognosis. Acta Neurochirurgica, 154(10): 1889 – 1893.

Tang R, Kobayashi S, Shapiro E, et al. 1995. Localization of the alpha 1A-adrenoceptor in the human prostate. The Journal of Urology, 154(6): 2096 – 2099.

Temeltas G, Dagci T, Evren V, et al. 2009. Effects of neuronal and glial restricted precursor cells transplantation on erectile function after experimentally induced spinal cord injury. The Journal of Sexual medicine, 6(12): 3265 – 3273.

Thorve V S, Kshirsagar A D, Vyawahare N S, et al. 2011. Diabetes-induced erectile dysfunction: epidemiology, pathophysiology and management. Journal of Diabetes and its Complications, 25(2): 129 – 136.

Toh K L, Ng C K. 2006. Urodynamic studies in the evaluation of young men presenting with lower urinary tract symptoms. International Journal of Urology, 13(5): 520 – 523.

Traish A M, Netsuwan N, Daley J, et al. 1995. A heterogeneous population of alpha sub 1 adrenergic receptors miates contraction of human corpus cavernosum smooth muscle to norepinephrine. The Journal of Urology, 153(1): 222 – 227.

Trinchieri A, Magri V, Cariani L, et al. 2007. Prevalence of sexual dysfunction in men with chronic prostatitis/chronic pelvic pain syndrome. Archivio Italiano di Urologia Andrologia, 79(2): 67 – 70.

Tubaro A, Polito M, Giambroni L, et al. 2001. Sexual function in patients with LUTS suggestive of BPH. European Urology, 40(Suppl. 1): 19 – 22.

Velázquez-Chávez F J, Tapia-González Mde L, González-Bárcena D. 2009. Usefulness of cabergoline in patients with prolactinemia and resistant or intolerant to bromocriptine. Cirugia y Cirujanos, 77: 173 – 177.

Venetikou M S, Lambou T, Gizani D. 2008. Hyperprolactinaemia due to hypothalamic-pituitary disease or drug-induced in patients with erectile dysfunction. Andrologia, 40(4): 240 – 244.

Vignozzi L, Filippi S, Comeglio P, et al. 2014. Estrogen mediates metabolic syndrome-induced erectile dysfunction: A study in the rabbit. The Journal of Sexual medicine, 11(12): 2890 – 2902.

Virag R, Zwang G, Dermange H, et al. 1981. Vasculogenic impotence: a review of 92 cases with 54 surgical operations. Vascular Surgery, 15(1): 9 – 17.

Virag R. 1982. Intracavernous injection of papaverine for erectile failure. The Lancet, 2(8304): 938.

Walsh T J, Hotaling J M, Smith A, et al. 2014. Men with diabetes may require more aggressive treatment for erectile dysfunction. International Journal of Impotence Research, 26(3): 112 – 115.

Wein A J, Kavoussi L R, Novick A C, et al. 2008. Campbell-Walsh Urology 10th edition, Elsevier: 708 – 719.

Werner M E, Zvara P, Meredith A L, et al. 2005. Erectile dysfunction in mice lacking the large-conductance calcium-activated potassium (BK) channel. The Journal of Physiology, 567(2): 545 – 556.

Yamanaka M, Shirai M, Shiina H, et al. 2005. Vascular endothelial growth factor restores erectile function through inhibition of apoptosis in diabetic rat penile crura. The Journal of Urology, 173(1): 318 – 323.

Yao F, Huang Y, Zhang Y, et al. 2012. Subclinical endothelial Dysfunction and low-grade inflammation play roles in the development of e-rectile dysfunction in young men with low tisk of coronary heart disease. International journal of andrology, 35(5): 653 – 659.

Yapanoglu T, Aksoy Y, Adanur S, et al. 2009. Seventeen years' experience of penile fracture: conservative vs. surgical treatment. Journal of Sexual Micine, 6(7): 2058 – 2063.

Yeap B B, Grossmann M, Mclachlan R I, et al. 2016. Endocrine Society of Australia position statement on male hypogonadism (part 2): Treatment and therapeutic considerations. Medical Journal of Australia, 205(5): 228 – 231.

第八章　勃起功能障碍的治疗展望

第一节　勃起功能障碍的中医药治疗现状与展望

勃起功能障碍是一种全身性慢性疾病,与心血管疾病、糖尿病和高脂血症等疾病密切相关,又与年龄、药物、心理、环境等多种因素有关。勃起功能障碍的防治是一个复杂的系统工程,应强调整体辨证。近年来,中医药治疗勃起功能障碍在实验研究、临床研究及理论创新等方面取得较大进展,依据辨病论治与辨证论治相结合的模式,充分发挥中医整体观念和辨证施治的特色,并在辨病论治方面有所突破。

一、勃起功能障碍中医辨病辨证相结合研究现状

(一)《基于肝郁血瘀肾虚论治阳痿》专家共识

辨证论治是中医学特色,辨病论治可把握疾病实质,在辨病基础上的辨证论治,更有利于提高临床疗效。秦国政教授指出,应当把辨病论治放在首要位置。因为在病和证的关系上,病是第一性的、共性的、相对稳定的,从始至终按其规律发展;证是第二性的、个性的、多变的、有时间性的,在个体上会出现什么样的证无一定规律可循;先有病,而后有证。治疗上只有抓住第一性的、共性的特征,才能处理好第二性的、个性的问题。

徐福松教授主张先辨病后辨证,辨病与辨证论治相结合,证从病辨,以病统证,只有将辨病论治与辨证论治有机地结合在一起,才能提高治疗效果。只辨证不辨病,则很难把握其病的全貌,治疗也往往难以取得好的疗效。

鉴于目前临床论治勃起功能障碍疗效不太满意的现实,根据中医学基本理论,结合流行病学研究结果和临床实践结局,秦国政教授等提出"肝郁血瘀肾虚"是勃起功能障碍中医学发病基本病理变化的理论观点,并形成专家共识。其认为在勃起功能障碍发病过程中,肝郁的病理变化具有普遍性而为主要的病理特点,血瘀是发病的最终病理趋势,肾虚是发病的主要病理趋势。中青年勃起功能障碍患者以肝郁血瘀证居多,老年患者则以肾虚血瘀证居多。在治疗方面,疏肝、活血、补肾为基本原则,具体则视患者病情圆机活法、灵活遣方,可选四逆散合秃鸡散(柴胡、白芍、枳实、甘草、肉苁蓉、五味子、菟丝子、远志、蛇床子),或益肾活血汤(颜德馨方:血府逐瘀汤加淫羊藿、紫石英),或柴丹振阳颗粒(丹参、醋滇柴胡、白芍、枳壳、远志、蛇床子、淫羊藿、山茱萸、郁金、花椒、五味子、蜂房、鹿角胶、蜈蚣)等。此专家共识对于有些无证可辨的患者,尤其适用。当然对于一些阴虚火旺、湿热下注型勃起功能障碍患者,当忌用。其中柴丹振阳颗粒是秦国政教授历经 20 多年的临床验证,并采用小样本随机对照方法和文献对照方法进行临床研究而得出的,效果良好。

（二）专病专方运用研究

专病专方是专家个人根据对某种疾病发病及病机的深刻认识，并经过临床验证而形成的相对固定的处方，即所谓的经验方。经验方也是辨病辨证相结合的产物，可与专家共识相互呼应。

王琦教授等采用多中心、随机、双盲、安慰剂及阳性药物对照，以及疏肝益阳胶囊（由刺蒺藜、柴胡、蜂房、蛇床子等15味中药组成）开放试验对勃起功能障碍患者进行4周的临床观察。结果发现，疏肝益阳胶囊双盲治疗组及开放治疗组的总有效率及总显效率分别为88.0%、64.0%及90.5%、65.0%，均显著高于安慰剂组（21.0%、6.0%）和锁阳补肾组（60.0%、29.0%）（$P < 0.05$），故认为疏肝益阳胶囊治疗心理性及轻度动脉性勃起功能障碍（肝郁肾虚证及肝郁肾虚兼血瘀证）具有良好的疗效。

岳增宝等自拟补肾活血处方（酒苁蓉10 g，鹿茸片2 g，红花9 g，人参9 g，川牛膝6 g）治疗糖尿病性勃起功能障碍，总有效率为94.4%，对照组（右归丸）总有效率为72.2%，疗效有明显差异（$P < 0.05$）。他认为肾虚血瘀是糖尿病性勃起功能障碍的重要病因之一，而右归丸以补肾阳为主，不能兼顾血瘀的病机，因此疗效较差。张钧基于对益肾活血法治疗勃起功能障碍的理解，自拟起痿汤（枸杞子30 g，肉桂10 g，白芍20 g，山茱萸15 g，菟丝子15 g，熟地黄30 g，甘草8 g，鹿角胶10 g，杜仲20 g，蜈蚣2条，淫羊藿30 g，当归20 g，川芎20 g，山药20 g，菟丝子15 g），与单纯补肾法（复方玄驹胶囊）治疗阳痿进行比较研究，发现研究组临床总有效率（88.89%）显著高于对照组（68.89%）（$P < 0.05$）。

（三）专病专药研究

专病专药治疗勃起功能障碍，更偏重于辨病论治。王豪采用单味蜈蚣散治疗勃起功能障碍40例，显效80%。治疗方法：每次取蜈蚣20 g，晒干研成粉末，制成散剂，每次服0.5 g，早晚各服一次，空腹用白酒或黄酒送服，20 d为1个疗程。

林呈钱等采用灵芝草治疗勃起功能障碍60例，治疗方法：以紫灵芝为佳，每日6 g，切片文火久煎成浓汁，每次服100～150 mL，晨起空腹服或午饭前1 h服尤佳，可加少许冰糖和（或）1个鸡蛋。15 d为1个疗程，可连续服用1～2个疗程。总有效率达93.94%。

刘国应采用单味细辛泡水饮服治疗勃起功能障碍10余例，取得了比较满意的疗效。治疗方法：每次取细辛5 g（此为1日量），泡水代茶饮用，15 d为1个疗程。患者一般用此药2～3个疗程即可见效或痊愈。此法对阴寒内盛的阳痿患者有较好的疗效，而阴虚火旺及阳热亢盛的阳痿患者则不宜使用。

王琦教授从"阳痿从心肝肾同治"的思路出发，注重专病专药的运用；镇静兴奋，相辅相成，常兼而用之。可选磁石、生龙骨、生牡蛎、琥珀等重镇安神；茯苓、酸枣仁、五味子等养心安神；醒神之品常选用丁香、石菖蒲、远志等振奋性神经。茯苓益肾利湿，阳痿兼心神不安、阴囊潮湿者常用之；远志强志起痿，合茯苓治心神不安所致阳痿者。调理肝脏气血，对改善阴茎供血具有重要作用，可选用川芎、香附、刺蒺藜，行气活血各有偏重。久病入络，血瘀气滞，常选用赤芍、丹参、蜈蚣、地龙等活血通络。补肾可选用温润之品，如菟丝子、肉苁蓉、淫羊藿、枸杞子等，温而不燥，补而不滞。还可选用磁石、蛇床子、露蜂房等，磁石纳肾气振阳道,蛇床子、露蜂房有类雄激素作用,温壮肾阳,乃治痿专药。

近年来,随着"阴茎中风"理论的提出,基于内风的概念及对风药的认识,从中医内风理论出发,风药在阳痿治疗中的应用越来越得到重视。肝郁气滞,以风药调之;心脾两虚,以风药补之;肾虚生风,以风药平之;脉络瘀阻,以风药通之,进一步扩大了中药治疗勃起功能障碍的视野。

综上所述,随着基础研究的不断深入,勃起功能障碍辨病辨证相结合研究也不断取得进步,《基于肝郁血瘀肾虚论治阳痿》专家共识对临床具有普遍指导意义,值得进一步推广应用;专病专方之理法方药与专家共识有共通之处,而内容更为丰富,可以相互借鉴;专病专药也许是中医治疗勃起功能障碍的突破口,可重复性、可操作性、可控性都比较强,具有较大的研究潜力。其实专方中也用专药,辨证论治与专病专方用药相结合,这是临床取效的关键。

二、勃起功能障碍中医辨证论治研究现状

随着时代的变迁,中医对勃起功能障碍的致病因素的认识也发生了相应的变化。20世纪80年代以前多遵从古代之说以补肾壮阳为主;20世纪80年代,尤其是80年代中期以后,除仍从肾论治外,在脏腑论治方面有分别从肝、脾胃、心、肺、三焦、胆、脑、宗筋等论治者,有从多脏论治者。在病因论治方面,有分别从瘀、湿、湿热、酒毒、郁、情志等论治者;还有分别从年龄、六经论治者;有的则分证论治。

(一) 勃起功能障碍辨证分型论治

1. 勃起功能障碍辨证分型论治的循证医学研究

辨证论治是最体现中医特色的治疗方式,是中医疗法的核心思想。近年来,虽然中医辨证治疗勃起功能障碍的文献很多,但文献质量及可信度尚难以判断。毕焕洲教授等运用循证医学的方法,通过文献检索采集证据,依据 Delphi 分级方法确定勃起功能障碍辨证分型治疗有关文献的推荐级别及推荐强度。其中推荐级别 A 级指至少有 2 项 Ⅰ 级(大样本,随机研究)研究结果支持,B 级指仅有 1 项 Ⅰ 级研究结果支持,C 级指仅有 Ⅱ 级(小样本,随机研究)研究结果支持,D 级指至少有 1 项 Ⅲ 级(非随机,同期对照研究)研究结果支持,E 级指仅有 Ⅳ 级(非随机,历史对照和专家意见)或 Ⅴ 级(病例报道,非对照研究和专家意见)研究结果支持。结果勃起功能障碍辨证分型及主方之循证医学推荐级别分布如下:肝气郁结证(E)、湿热下注证(E)、瘀血阻络证(C)、心脾两虚证(E)、心肾惊恐证(E)、肾阳不足证(C)、阴虚精亏证(C)、脾胃虚弱证(E),分别应用逍遥散、龙胆泻肝汤、少腹逐瘀汤、归脾汤、安神定志丸合六味地黄丸、右归丸、二地鳖甲煎、加味保和丸治之。各型中成药推荐级别分别是疏肝益阳胶囊(C)、龙胆泻肝丸(E)、血府逐瘀丸(E)、归脾丸(E)、朱砂安神丸(E)、赞育丹(E)、六味地黄丸(E)、参苓白术散(E)。该研究有力推动了勃起功能障碍诊疗的规范化发展。

2. 勃起功能障碍辨证分型治疗的临床报道

庞玉和等将 34 例勃起功能障碍患者分为命门火衰型,治拟补肾壮阳;心脾两虚型,治拟补益心脾,滋养筋脉;肝郁气滞型,治拟疏肝解郁;惊恐伤肾型,治拟安神定志;湿热下注型,治拟清利下焦湿热;瘀血阻滞型,治拟活血化瘀等型治疗。结果显效 14 例,有效 15 例,好转 3 例。

姜竹成等将酒精中毒性勃起功能障碍患者 56 例分为湿热下注型、脾胃湿热型、阴虚湿热型等治疗,结果治愈 28 例,好转 21 例。

窦乃建治疗抗精神病药物所致勃起功能障碍患者 50 例,分为命门火衰型、心脾受损型、恐惧伤肾型、湿热下注型,有效率为 94%,取得了较好的效果,不仅可以恢复阴茎勃起功能,而且未见不良反应,亦不影响抗精神病药物的疗效。

(二) 勃起功能障碍脏腑论治

1. 从肾论治

巢元方是最早主张勃起功能障碍从肾虚立论的医家,其在《诸病源候论》中指出"肾开窍于阴,若劳伤于肾,肾虚不能荣于阴器,故痿弱也",而唐代孙思邈、明代张景岳都十分注重男子阳气在阴茎勃起中的作用,张景岳所言"凡男子阳痿不起,多由命门火衰,精气清冷……但火衰者,十居七八,而火盛者,仅有之耳"对诸多医家论治阳痿产生了深远的影响。时至今日,勃起功能障碍的"肾虚观"仍然占有重要地位,临床中运用补肾类中药治疗勃起功能障碍为诸多医生常法,但随着对阳痿病机认识的加深,独重"温补肾阳"的理念已然受到了撼动,取而代之的则是更为客观的四诊合参后的辨证论治。徐福松教授提出的"禾苗学说"则认为治疗勃起功能障碍应重视"滋阴",其经验方"二地鳖甲煎"用于临床治阳痿颇为效验。段雪光等用自拟强精汤治疗勃起功能障碍,总有效率为 91.7%。

2. 从脾胃论治

"治痿独取阳明",脾胃之疾也可致痿。石志超等提出了"阳痿治从阳明"的观点,从阳明本身的虚、实两大方面病因病机的变化来辨证论治。虚者多为久病劳伤,正气虚弱,致阳明受损,后天乏源,水谷难化精微,气血生化不足,宗筋失于濡养,则成阳痿不举。治当培补阳明、资生化源、益气养血,以强养宗筋之体。常用方药为补中益气丸、人参归脾丸等加九香虫、桑螵蛸、补骨脂。实者多因久嗜肥甘,食饮无节,或情志伤损,气机失畅,则阳明失健,痰湿内生,阻遏宗筋脉络;或聚湿化热,灼伤宗筋,终成阳痿不用。治当调理阳明、清利湿热、宣化痰浊,以畅达宗筋之用。常用方药为二陈汤、胃苓汤、三仁汤、龙胆泻肝汤等加蜈蚣、露蜂房。

3. 从心论治

心为五脏中最重要的脏器。《素问·解精微论》云:"心者,五脏之专精也。"《灵枢·邪客》亦云:"心者,五脏六腑之大主也,精神之所舍也。"从《灵枢·本神》中的"任物者谓之心",可见心司阴茎之兴举,阳具受心神的支配。心火一动,相火随之而动,方有阴茎勃起;心气充盛,血脉畅通,阳道始热。现代社会生活节奏快,工作压力大,劳心耗神引发的勃起功能障碍比较突出。陈德宁教授从安心神、养心血、交心肾等方面入手,分别采用启阳娱心丹(《辨证录》)、归脾汤合补中益气汤、交泰丸治疗。

4. 从肝论治

《灵枢·经筋》记载足厥阴肝经之筋"上循阴股,结于阴器,络诸筋。其病……阴器不用,伤于内,则不起"。可见,阴器所在部位正处于肝经之循行线路,这为阳痿从肝论治提供了中医生理基础。肝藏血,主疏泄,有调节血量之功能,血液充足则宗筋振奋;肝藏魂,阴器振奋有赖精神情志活动的调节。周慎斋"少年贫贱之人犯之,多属于郁"的论断颇为有名,其重视肝气郁结在阳痿发病中的作用,并主张联用逍遥散和白蒺藜丸合治。因气机郁滞、情志不舒进而宗筋失养而致阳痿的理念目前已被颇多临床医生接受并指导临床方药的选用。1985年,王琦教授本着"肝主宗筋"的思想,明确提出"阳痿从肝治"的观点,并从肝与宗筋、肝藏血、情志所伤等生理病理方面阐述了勃起功能障碍从肝论治的理论基础。秦国政教授提出"因郁致痿、因痿致郁"之恶性循环。

5. 从肺论治

勃起功能障碍从以上四脏论治比较多见,而从肺论治则不多。根据五脏相关理论,勃起功能障碍的治疗亦不宜忽视肺脏的作用。《本草纲目·主治·百病主治药·阴痿》云:"阴痿,有湿热者,属肝脾;有虚者,属肺肾。"勃起功能障碍从肺论治,其理有二:① "并精而出入者,谓之魄",肺藏魄,肺之魄与人体的本能活动有关;② 肺主宣肃,朝百脉,宣发气血精津以养周身。阴茎勃起有赖气之推动,血之充盈。

从现代研究可知,支气管疾病、哮喘、慢性阻塞性肺疾病、肺气肿、阻塞性睡眠呼吸暂停综合征等呼吸系统疾病可使肺功能下降,肺功能下降或障碍时可导致机体缺氧,缺氧时血清睾酮水平及人体相关激素降低,从而导致勃起功能障碍。

勃起功能障碍治肺,乃下病上取,当从围绕恢复肺的宣发输布这一关键环节入手。其运用有三:一者补肺气以强宗筋,二者开肺气以通下焦,三者宣肺气以疏肝郁。

6. 从多脏论治

根据邓铁涛教授提出的五脏相关学说,重新认识五脏的单脏、两脏及三脏与阳痿的关系,在整体的原则上认识和掌握勃起功能障碍的辨证论治,将为中医药治疗勃起功能障碍取得某些突破提供思路。

(1) 从心、肾相关论治　　《冯氏锦囊秘录》记载"心主神,过思则神驰于外。肾主精,过劳则精耗于中,君火伤而不能降,肾阴亏而不能升,亢阳运用于上,孤阴日衰于下……水火不媾而阳痿"。《辨证录·阴痿门》也从勃起功能障碍治则上探讨了这一病机,"故治阳痿之病,必须上补心而下补肾,心肾两旺,后补命门之相火始能起痿"。由此可见心肾相交、水火既济与勃起功能关系密切。

(2) 从肝、肾相关论治　　肝藏血,肾藏精,精血互生。《冯氏锦囊秘录·杂症大小合参》曰:"夫阳道为宗筋之所会,肝肾之所钟,元阳之所聚。其有不足者,有肾虚精滑,有精冷精清,或临事而不坚,坚即流而不射……是皆精气不足,而治之者,总不外乎肝肾二家,滋补精血元阳,盖乙癸同源也。"肝主疏泄,肾主闭藏,两者之间存在着相反相成的联系,而体现在男子排精功能方面则更为明显。

(3) 从脾(胃)、肾相关论治　　脾主运化,为气血生化之源。脾的运化全赖脾之阳气,但脾阳须依赖肾阳的温煦才能强盛。若脾肾阳虚,可致脾的运化功能减弱,气血生化乏源;又因阳明主润宗筋,阴茎又乃宗筋之会,宗筋失养则致阳痿不起。《景岳全书》载方"一气丹"以治脾肾虚寒、不时易泻腹痛、阳痿怯寒等症即为此理也。

(4) 从心、脾(胃)相关论治　　心、脾在血的生成方面,存在着相辅相成的关系。一方面,脾主运化,为气血生化之源,而心阳足则可以温运脾土。在脾的运化作用下,水谷精微得以消化吸收并注于脉而成为血。另一方面,心主神志,可以调节脾之运化,从而有利于气血的生成。心主血,脾统血,两者共同促使血液灌经脉而润宗筋。若思虑忧郁损伤心脾,心血不足,则宗筋难充。正如《景岳全书·阳痿》所云:"盖阳明宗筋之会……若以忧思太过,抑损心脾,则病及阳明冲脉……气血亏而阳道斯不振矣。"

潘应明拟补益心脾、益肾壮阳为法,方用归脾汤,治疗 35 例勃起功能障碍患者,总有效率为 97%。

(5)从心、肝、肾相关论治　《万氏家传广嗣纪要》记载"男有三至者谓,阳道奋昂而振者,肝气至也;壮大而热者,心气至也;坚劲而久者,肾气至也",可见阴茎的勃起有赖于心、肝、肾三脏功能的协调。精之闭藏在肾,精之疏泄在肝,精之主宰在心。

王琦教授提出勃起功能障碍的心、肝、肾同治重在调节心之功能,纠正大脑皮质的功能紊乱,激发正常性欲。心神安宁,则肝气条达,血流畅通,阳事乃兴。性功能的发挥以肾精充盈为基础,对于阴茎寂然不动伴有性欲减退或阴茎能勃起但历时短暂、举而不坚、形软而疲、不能进行正常性交者,又当补益肾精。方用宣志汤加减:茯苓 15 g,石菖蒲 3 g,甘草 3 g,白术 10 g,酸枣仁 15 g,远志 3 g,柴胡 3 g,当归 10 g,人参 3 g,山药 15 g,巴戟天 10 g,柏子仁 10 g,五味子 9 g(《辨证录·阴痿门》)。

李日庆教授从心、肝、肾论治勃起功能障碍,补肾疏肝常用怀牛膝、熟地黄、山茱萸、淫羊藿、醋青皮、柴胡、当归、赤芍、白芍、蜈蚣等;养心益肾常用生地黄、熟地黄、山茱萸、鹿角胶、枸杞子、淫羊藿、当归、远志、酸枣仁、怀牛膝、泽泻。

总之,从脏腑论治勃起功能障碍,肝郁和肾虚是最重要的两个基础病机,心、脾、肺在勃起功能障碍的病机学说中同样不容忽视。同时多脏相关理论还为勃起功能障碍论治开拓了思路。

(三)气血论治

1. 益气活血

气血旺盛,宗筋得养,则阳物易兴,兴阳起痿应抓住调治气血为本。一味温补,不仅阳痿难除,反生口干、口燥等阴伤之弊;若不适当补益,单纯除湿、疏肝、活血等,即便是对症下药,也难以取效。故以祛湿、解郁、温肾壮阳等法治疗勃起功能障碍时,均应注重调理气血,方可早日痊愈,因为人体之阴阳气血有互用互化之妙。

张良圣等采用参归三七汤(人参、当归、丹参、枸杞子、田三七、川芎、鸡血藤)治疗勃起功能障碍 57 例,总有效率为 91.23%。

胡卫东等采用加味补阳还五汤治疗糖尿病性勃起功能障碍,总有效率为 90%,优于对照组($P<0.05$),认为气虚血瘀是糖尿病性勃起功能障碍的主要病理机制。

2. 活血化瘀

有学者提出勃起功能障碍从瘀辨治,认为勃起功能障碍久治不愈,就会发展到瘀血内阻的状态,并将其分为心脾两虚、瘀血阻滞型,肝郁气滞、瘀血内阻型,湿热下注、瘀血内阻型、肾阳虚衰、瘀血阻滞型等。

朱凌云曾观察 92 例勃起功能障碍患者的治疗情况,结果表明,在分型论治基础上加入活血化瘀药的确可提高疗效。

李海松教授认为从瘀论治、从络论治是治疗勃起功能障碍的根本大法,能从本质上改善阴茎勃起功能。

3. 从"阴茎中风"论治

"阴茎中风"的概念由李海松教授于 2015 年提出,其通过取类比象,指出阳痿患者阴茎痿软不起之症状与中风患者肢体萎废不用类似。据此,其提倡临床主以活血通络、化瘀息风法治勃起功能障碍。

(四) 痰湿论治

《素问·五常政大论篇》曰:"太阴司天,湿气下临,肾气上从,黑起水变,埃冒云雨,胸中不利,阴痿气大衰而不起不用。"可见,湿阻气滞,宗筋失于温养,可致勃起功能障碍。

谭万顺运用加味龙胆泻肝汤治疗湿热型勃起功能障碍 40 例,总有效率为 90%。药物组成:龙胆草 10 g,黄芩 10 g,栀子 10 g,泽泻 8 g,木通 8 g,车前子 8 g,当归 10 g,柴胡 10 g,生地黄 10 g,蜈蚣 2 条,甘草 3 g。

宁克勤等认为现代人工作压力大,饮食多厚味,易出现气郁痰结、湿热酿痰的病机变化,故提出痰湿阻络是勃起功能障碍的主要病机,主张从痰论治勃起功能障碍,提出辨体质与辨病证相结合的治疗原则,在灵活运用化痰通络法的基础上自拟东升扶桑饮(法半夏 10 g,厚朴 10 g,生山楂 12 g,荷叶 12 g,柴胡 10 g,僵蚕 10 g,大蜈蚣 2 条,刺蒺藜 15 g,阳起石 10 g,青皮 10 g,陈皮 10 g)治疗勃起功能障碍。

(五) 六经论治

冯世纶教授认为男科疾病可从六经论治。经方治疗的特点是先辨六经,继辨方证,以求方证对应。方证对应不仅指方药与证的对应,还体现在方药用量、煎服法等多方面的对应。六经辨治还要结合气血、瘀血、痰饮、水湿等致病因素的辨治。

胡希恕先生曾认为,除了阳气虚于下外,血、水、气郁滞,阳气不达是勃起功能障碍最为常见的病因病机。治疗勃起功能障碍常从少阳论治,用四逆散合当归芍药散治疗。

近年来,勃起功能障碍从六经论治渐渐增多,具体归纳如下。

1. 从太阳论治

太阳寒水之气借少阴肾阳的资助,上达风府,下达腰肾,敷布全身体表,故为诸阳主气,而能总六经、统荣卫,为一身之外藩;太阳之腑位居下焦,与阴器相邻,故太阳腑病,无论蓄水,还是蓄血,均可影响阴器而致勃起功能障碍。常用经方有桂枝汤、五苓散、桃核承气汤、桂枝茯苓丸。

2. 从阳明论治

阳明燥气得太阴湿土之润化,乃气血生化之源,为"五脏六腑之海,主润宗筋"(《素问·痿论篇》),而前阴乃"宗筋之所聚,太阴阳明之所合也"(《素问·厥论篇》),故勃起功能障碍可"治从阳明"。常用方有大柴胡汤、白虎加人参汤、茵陈蒿汤。

3. 从少阳论治

少阳属胆而附于肝,内寓相火,性喜疏泄,若少阳受邪,则气郁而火动,致三焦不利。常用方有小柴胡汤、四逆散、柴胡加龙骨牡蛎汤、柴胡桂枝干姜汤。

4. 从太阴论治

太阴,指足太阴脾经,脾居中州,运化水湿,有敷布阴气的作用,故太阴之气主开。太阴为病,脾阳不运,气血化生乏源,宗筋失养,可继发勃起功能障碍。常用方有小建中汤、理中汤、肾着汤。

5. 从少阴论治

少阴,指足少阴肾经。肾为"水火之宅",内存元阴元阳,病至少阴,累及根本,而阴阳两伤,故有"久病及肾"之说,勃起功能障碍从肾论治已有定论。常用方有麻黄附子细辛汤、附子汤、真武汤、黄连阿胶汤、肾气丸、猪苓汤等。

6. 从厥阴论治

厥阴属肝,勃起功能障碍从肝论治也是常法。常用方有乌梅丸、当归四逆汤。

另外,近代经方大师胡希恕先生对六经辨证论治的定义概括为"是于患者一般规律反应的基础上,讲求疾病的通治方法"。就是说,张仲景把常见病(急慢性病、外感内伤等)发病后的症状进行归纳总结,归为六类证即为六经病,这些病可用相适应的方证治愈,这些方证并不是针对一个病,无论何种病,凡表现出其方证时即可应用,故称为通治方法。

三、勃起功能障碍外治疗法现状

(一) 针灸治疗

施希鹏用针灸治疗勃起功能障碍,主穴选用会阴、阳痿(为经外奇穴,位于腰俞与长强之间的凹陷中),加配穴针灸治疗 121 例阳痿患者,总有效率为 93.8%。阳痿穴处有尾骨神经,而尾骨神经是组成骶丛的一部分。阳痿穴亦是交感干集合处,它包含着副交感神经,当针刺阳痿穴时有调节大脑皮质边缘叶及下丘脑作用;会阴穴分布阴部神经,阴茎背神经为阴部神经的终支,当针刺会阴穴时则向外生殖器放射。阳痿穴与会阴穴相互协调,达到治愈阳痿的目的。

刘新娟采用八髎穴温针灸(配合口服他达拉非片)治疗勃起功能障碍 31 例,研究组总有效率高于参照组(单纯口服他达拉非片),$P<0.05$。操作方法:上髎、下髎采用直刺,其余两穴稍向内倾斜,控制深度在 40～50 mm 之间。在进针行补法得气之后,以针感放射至会阴部为宜。下一步在针柄上穿置长约 2 cm 的艾卷施灸。每 2 天 1 次,5 次为 1 个疗程。对四穴进行温针灸治疗,具有化瘀行血、补肾壮阳、调补冲任的作用。

(二) 推拿治疗

毛群朝采用擦压手法,患者取俯卧、仰卧、正坐等姿势,分别擦压腰部、骶部、关元、百会至上星、风池外敏感点,以有热胀感为度;拇指分别压肝俞、脾俞、中脘、章门和足三里、三阴交,以得气为限,治疗肾督阳虚型勃起功能障碍 6 例,治愈 3 例,好转 2 例。

(三) 中药穴位外敷治疗

取急性子、韭菜子、淫羊藿、小茴香、肉桂各 30 g,白酒 60 mL。将上五味中药碾碎,混匀,无须过筛,此为一剂药的量。用时将药粉置碗中,加入白酒浸透 10 min,然后于砂锅中以文火炒热,以用手抓药使手指缝不滴水为度,趁热取出分为二等份,装入备好之布袋内,分别敷于命门、关元穴部位,外用纱带固定。每晚睡前敷药,次日早上取下,1 剂药可连续使用

3次,下次用时加入适量白酒炒热再敷。治疗78例,总有效率为98％。该方重在振奋肾阳,佐以补益肾阴。取命门、关元二穴之理由:命门为五脏六腑之生合之源,《难经》谓之为"肾间动气",《医贯》谓之为"龙雷相火",命门火衰则肾间动气无源,宗筋弛纵,取之使肾气作强之功恢复。关元为任脉腧穴,关,"门户也",关会元真之门也,为元阴元阳深藏之处,亦为补肾壮阳之要穴。命门、关元相配,一督一任,阴阳互滋,故勃起功能障碍得愈。

戴耘用自制保元参茸膏穴位贴敷治疗功能性勃起功能障碍患者30例,总有效率为87％。治疗方法:人参、鹿茸、三七、柴胡等共研细末,制为膏剂,贴于神阙、命门或关元、肾俞穴,二组穴位交替贴敷,每贴3～5日。1个月为1个疗程。

四、展望

近年来,中医药治疗勃起功能障碍在理论上不断创新和突破,如勃起功能障碍从肝郁血瘀肾虚论治之专家共识、从五脏相关学说论治勃起功能障碍、"阴茎中风"学说、从六经论治勃起功能障碍、风药治疗勃起功能障碍等,极大地开拓了临床治疗的思路。并且很多学者开始重视循证医学的研究,使临床结果更加真实可靠。当然,我们也发现随着磷酸二酯酶V型抑制剂的广泛使用,中药外用制剂治疗勃起功能障碍的报道越来越少,应该引起重视。另外,尽管中医治疗勃起功能障碍方法多样,疗效确切,但基础研究尚少,许多临床行之有效的治疗方法(内治、针灸、中药外敷等)的具体作用机制有待系统研究。随着现代疾病谱的改变,中医药治疗勃起功能障碍也要与时俱进,发挥"三因制宜"的优势,积极治疗原发疾病(如代谢综合征等),达到标本兼治的目的,使中医药治疗勃起功能障碍不仅疗效可靠,还要疗效持久。

第二节　勃起功能障碍的中西医
结合治疗现状与展望

近年来,在国家大力发展中医药政策地扶持下,勃起功能障碍的中西医结合治疗取得了可喜的成绩。

一、基础研究

(一)淫羊藿治疗勃起功能障碍机制研究

在勃起功能障碍研究领域中,中药淫羊藿备受关注,《神农本草经》记载其可主"阴痿绝伤",不少学者在临床治疗勃起功能障碍进行组方时喜加淫羊藿。可贵的是,基础研究对于淫羊藿治疗勃起功能障碍也进行了较多探索。目前认为淫羊藿的主要有效成分淫羊藿次苷具有抑制磷酸二酯酶V型并促进一氧化氮合酶合成的作用。

（二）勃起功能障碍从气血论治的中西医结合研究

气血理论源于《黄帝内经》,《素问·调经论篇》曰:"血气不和,百病乃变化而生。"朱丹溪也强调导致疾病的根本原因在于气血失调,认为"气血冲和,万病不生"、气血乃"身之神也"。同样,中医学理论认为正常的勃起需要人体脏腑、经络、气血等的互相协调,五脏协同,经脉通畅,气血充足,则勃起有力而持久,因此,气血调和是正常勃起功能的基本保障。《证治概要》曰:"阴茎以筋为体,宗筋亦赖气煦血濡,而后自强劲有力。"可见,阴茎"以筋为体,以气血为用"。气血旺盛通行,宗筋得以充养,则阳物易兴,且勃起坚硬;若外感内伤以致气血亏虚或滞行,进而宗筋失养,则阴茎举而不坚,甚至痿而不用。

吕伯东教授团队认为,勃起功能障碍的基本病机为"气血失和"而不能充养宗筋(图8-1),因此,调治气血自当贯穿治疗阳痿的始终,具体而言,则如《素问·阴阳应象大论篇》中所记载,"定其血气,各守其乡,血实宜决之,气虚宜掣引之"。临床上,该团队运用红景天Ⅰ号方治疗勃起功能障碍取得了较好的疗效,本方主要由红景天、黄芪、党参、丹参、牛膝等组成,全方共奏益气活血之功。研究发现,红景天Ⅰ号方可抑制低氧所致海绵体平滑肌细胞表型转化,并具有抗海绵体平滑肌细胞纤维化的作用。中药红景天是红景天Ⅰ号方的君药,其主要有效活性成分为红景天苷(salidroside)。体外研究表明红景天苷可有效抑制缺氧所致的海绵体平滑肌细胞表型转化,具有抗阴茎缺氧的功效;而体内实验通过切除大鼠双侧海绵体神经以构建神经损伤型勃起功能障碍动物模型,红景天苷灌胃干预后可显著抑制模型组大鼠海绵体纤维化、平滑肌细胞表型转化,并提高勃起率。此外,孔祥东等发现具有益气活血功效的红景天对海绵体平滑肌细胞产生一氧化氮有积极促进作用,特别是对老龄大鼠细胞作用显著。目前,有文献表明阳痿患者血液呈高黏滞性,故降低血液黏稠度可能有助于改善患者的勃起功能,而益气活血的中药可以降低血液黏稠度,明显扩张血管,增加血流速度,改善血液流变学,改善微循环。吕伯东教授团队一直以来致力于探寻勃起功能障碍治疗的中西医结合点,根据前文所述,结合勃起功能障碍中医病机及其病理生理变化,现认为基于"气血理论",对阳痿的发生发展进行研究,是一个具有前景的中西医结合科研切入点。

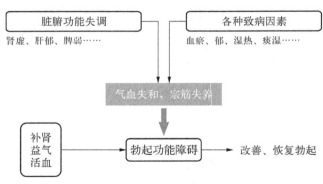

图8-1 勃起功能障碍的基本病机

（三）运用现代医学诊断技术对中药治疗勃起功能障碍的疗效机制进行评估

马金涛等运用振阳煎(主要由补肾阳、益肾精、活血通络的中药组成)治疗47例动脉性勃起功能障碍患者（40～49岁），1个月后，患者勃起功能得到显著改善，且提高了其海绵体动脉收缩期最大血流速度（$P<0.05$），该研究证实了振阳煎可有效改善动脉性勃起功能障碍患者海绵体的血流动力学。

（四）西药疗效与勃起功能障碍证型相关性研究

徐和平等通过中医学辨证将124例勃起功能障碍患者分为肾阳虚型（44例）、肾阴虚型（41例）和肝气郁结型（39例），利用伐地那非治疗8周后发现伐地那非对于不同中医证型勃起功能障碍的疗效：肾阳虚型（81.82%）＞肾阴虚型（73.17%）＞肝气郁结型（43.59%）。研究者认为该研究结果为临床使用伐地那非治疗部分患者疗效欠佳提供了理论依据。笔者认为，若从中医学角度考虑，基于"方证相应"理念，这项研究在一定程度上亦能反映出伐地那非具有较显著的"补肾"功效，且偏于补益肾阳。

二、临床研究

（一）中西医结合治疗勃起功能障碍的优势

磷酸二酯酶Ⅴ型抑制剂的上市使勃起功能障碍治疗进入了革命性的新时期，其明显的优势为见效迅速。目前西医治疗勃起功能障碍的手段仍以口服药物治疗（如磷酸二酯酶Ⅴ型抑制剂）为主，辅之以调整生活方式、治疗基础疾病、心理疏导、性生活指导、物理治疗、注射血管活性药物、手术治疗等。虽然西医治疗本病针对性较强，见效迅速，症状改善明显，但由于患者的个体差异，导致针对心理问题、生活方式和其他可能影响到勃起功能的因素的效果较差，造成治疗后易复发、难根治的情况。相关研究结果显示，单纯西医药物治疗仅能对70%～80%的患者有效，而且多种治疗方法同时进行时亦有操作不便、不良反应较多且有很多患者无法接受等弊端。勃起功能障碍患者在有勃起功能障碍症状的同时，常伴有身体疲乏无力、腰膝酸软疼痛、性欲低下、焦虑抑郁等。这些患者如单独服用磷酸二酯酶Ⅴ型抑制剂往往疗效不佳，若配合中药治疗可显著提高其有效率，患者满意度亦较高。由此可见，中西医对勃起功能障碍的治疗，各有擅长方面，取两者之长进行优势互补可以显著提高临床疗效。临床实践证明，磷酸二酯酶Ⅴ型抑制剂能够有效且快速恢复勃起功能障碍患者阴茎的勃起功能，而中医药的优势在于患者身心症状的改善。

因此，勃起功能障碍目前仍然要综合治疗，中西医结合是目前中国治疗勃起功能障碍的主要方法。优化勃起功能障碍中西医治疗方案，找到结合点，实现中西医整体结合。中药虽然与西药存在差异，但是其治疗效果却是相似的。例如，对于勃起功能障碍患者，西医内科的治疗方法多使用磷酸二酯酶Ⅴ型抑制剂，而中医多采用活血类的药物，两者之间名称虽不相同，但是其功效相同，其本质都是活血化瘀的治疗方式。再如，对勃起功能障碍导致的抑郁症患者，西医多采用抗抑郁药物进行治疗，而中医则往往采用疏肝解郁类中药，其作用结果最终都达到了统一。因此，面对勃起功能障碍患者时，中医和西医虽然采用不同名称的药物进行治疗，但是其本质却是相同的，这一点也为了解中医和西医治疗勃起功能障碍提供了有效的支持。故可先使用西医的针对性药物恢复患者的勃起功能，再运用中医药改善患者焦虑紧张等身心及全身整体症状的表现，这样既改善了患者的阴茎勃起症状，又改善了患者的体质,调节人体整体的状态。

中医与西医在治疗勃起功能障碍形式上取长补短。目前,中医治疗勃起功能障碍时除了药物治疗外,还包括针灸、推拿、穴位贴敷等多种方法。有研究表明,取中脘、关元、三阴交,以捻转泻法进针,进针后用捻转补法,对治疗勃起功能障碍有一定的效果。推拿作为中医传统特色疗法之一,凭借其无创无痛的绿色疗法为后世所认可,采用温肾的手法治疗命门火衰型勃起功能障碍有显著疗效。此外,研究表明神阙穴穴位贴敷对治疗勃起功能障碍也有治疗作用。中医在治疗勃起功能障碍时虽有明显疗效,但仍存在其自身的缺陷:机制不明,大多是以临床经验治疗用药,缺乏相对明确的、规范化的诊疗方案。西医对勃起功能障碍的治疗多以一线疗法为主,同时配合心理疏导、提倡生活方式调整及睾酮补充疗法等方法进行综合治疗。二线疗法中除了上文所述药物治疗勃起功能障碍的一线疗法之外,还包括真空负压吸引、海绵体内血管活性药物注射、经尿道给药等多种外治方法。三线疗法主要是手术疗法,其代表为阴茎假体植入术,一般适用于非手术治疗无效的患者。然而,这几种治疗方案也存在不足之处,如操作不便、不良反应较多且很多患者无法接受、性生活不能自然进行等,因而在临床上的使用率越来越低。因此,中医和西医有必要相互借鉴,取长补短。

中医与西医治疗勃起功能障碍原则上标本兼顾。标与本是相对而言的,原指事物的现象与本质,在中医学中被用来概括病变的整体或局部表象与内在的主要矛盾和先后关系。即临证治疗疾病时,应抓住事物的主要矛盾,分清疾病的标本,找到根本问题的所在,分清病变表现的主次,才能抓住矛盾中心,有针对、有要点地治疗。而对疾病标本主次的治疗,中医和西医的观点是一致的,两者都以急则治标、缓则治本和标本兼治为基本原则。而就勃起功能障碍的治疗来说,临床中以标本兼顾为主要处理原则。治其标,使阴茎勃起功能快速恢复;治其本,制订有计划、有阶段、按疗程的治疗方案,以祛除其致病的危险因素和具体病变。因此,勃起功能障碍的治疗分先后缓急,首先解决勃起问题,再改变引起勃起功能障碍的条件。当勃起功能障碍患者前来就诊时,我们首先要使用磷酸二酯酶 V 型抑制剂,使阴茎勃起功能快速恢复,以能够成功地完成性生活为目标。其次,制订使用磷酸二酯酶 V 型抑制剂的个体化治疗方案,使治标向治本过渡。一方面临床研究证明中药的确可以有效地改善和提高勃起功能;另一方面中药治疗可以同时改善勃起功能障碍患者的一系列身心症状,直达病所,进而达到治本的目的。最后,明确导致患者出现勃起功能障碍的病因是局部生理功能的下降、较大的心理波动引发的心理性勃起功能障碍,还是由其他相关疾病导致的,如高血压、糖尿病血管神经病变等。在全方位恢复患者勃起功能的同时,改善引起勃起功能障碍的因素,针对性地祛除病因,标本兼治。

综上所述,中西医综合治疗兼顾长期疗效、短期疗效、标本同治、身心同治,以达到最佳疗效,这是未来勃起功能障碍治疗的必然方向。

(二)临床报道

1. 中医辨证联合西药治疗勃起功能障碍

由中国中医科学院西苑医院男科牵头的一项由 5 家医疗中心共同完成的中药联合西地那非治疗中国勃起功能障碍患者(988 例)的试验研究结果表明,在中医辨证准确的基础上,给患者施以相应的治法并联合西地那非可以显著改善患者勃起功能,中西医结合疗法安全、有效,且未见严重不良反应。但该研究只面向肾阴虚证和肾阳虚证勃起功能障碍患者,且未区分功能性勃起功能障碍和器质性勃起功能障碍。

2. 滋补类中药与西药联合治疗勃起功能障碍

(1) 补肾壮阳、强健筋骨   武学清等以门诊确诊的 50 例轻、中度勃起功能障碍患者为研究对象,将其随机分为实验组和对照组,每组 25 例。实验组予以巴戟胶囊+他达拉非口服,对照组予以他达拉非口服。实验组与对照组经规律药物治疗 8 周。结果:实验组和对照组在药物规律治疗 8 周后,两组国际勃起功能指数-5 问卷评分较治疗前明显提高,实验组国际勃起功能指数-5 问卷评分较对照组增加更为明显,差异有统计学意义($P<0.05$)。两组治疗 8 周后,实验组患者性生活记录中阴茎插入成功率由 30.4% 提高到 75.6%,完成性交的成功率由 14.5% 提高到 54.1%,治疗前后比较,差异有统计学意义($P<0.05$)。对照组患者性生活记录中阴茎插入成功率 31.8% 提高到 59.4%,完成性交的成功率由 13.7% 提高到 35.3%,治疗前后比较,差异有统计学意义($P<0.05$),提示实验组治疗后患者阴茎勃起硬度和性生活满意度均得到明显改善。巴戟胶囊中巴戟天具有补肾壮阳、强筋骨、祛风湿之功效。动物实验中证实西药与巴戟天合用可提高血清睾酮水平。

(2) 滋阴壮阳、益气固关   杨浩等比较了十三味滋阴壮阳胶囊联合西地那非与单独使用西地那非对糖尿病性勃起功能障碍(阴阳两虚证)的临床效果。临床 120 例患者以随机数字表法将患者分为两组,治疗组 60 例,对照组 60 例。治疗组:十三味滋阴壮阳胶囊每日 3 次,每次 3 粒,联合使用西地那非(口服,每次 25 mg,每晚 1 次。共 4 周)。对照组:西地那非,口服,每次 25 mg,每晚 1 次。共 4 周。结果显示:十三味滋阴壮阳胶囊联合西地那非治疗勃起功能障碍疗效优于单独使用西地那非,十三味滋阴壮阳胶囊联合西地那非对糖尿病性勃起功能障碍患者有明显的增效作用。用药后患者性交满意度:单用西地那非组平均性交满意度为 0.82 ± 0.73,服用十三味滋阴壮阳胶囊联合西地那非组 2 周后患者性交满意度为 3.1 ± 1.2,4 周后患者性交满意度平均为 3.7 ± 1.4。根据阴阳互换互补观,采用补阴为主,辅以温阳,佐以固精安神等治法,熔诸法于一炉。方中生地黄、熟地黄、楮实子、枸杞子、何首乌、山药、女贞子等滋阴补肾,淫羊藿、菟丝子、鹿角胶温肾壮阳,金樱子固精止遗,合欢花疏肝以安心神,诸药合用,则阴虚得补,精关得固,心神得安,肝气得疏,性功能随之改善。动物实验已证实十三味滋阴壮阳胶囊可以通过提高睾酮的分泌水平来提高其勃起功能。

(3) 益气养血、补肾壮阳   李军认为勃起功能障碍的病机乃肝郁肾虚血瘀,自拟壮阳汤辨证加减配合枸橼酸西地那非治疗。将 90 例勃起功能障碍患者按随机数字表法分为观察组和对照组,每组 45 例。两组均接受性心理治疗及进行性行为治疗,在此基础上对照组给予枸橼酸西地那非药物治疗,观察组在对照组治疗基础上接受中医壮阳汤辨证加减治疗,比较两组临床治疗效果及治疗前后中医症候评分、国际勃起功能指数-5 问卷评分,并记录不良反应的发生情况。结果:观察组总有效率明显高于对照组($P<0.05$);治疗后两组中医症候评分、国际勃起功能指数-5 问卷评分均较治疗前显著改善($P<0.05$),且观察组中医症候评分、国际勃起功能指数-5 问卷评分较对照组改善更明显($P<0.05$);两组用药后不良反应均较轻,且均在停药后自行缓解或消失,两组不良反应发生情况比较差异无统计学意义

（$P>0.05$）。方中生黄芪、党参、白术为君药，起补脾益气之用，辅以山茱萸、淫羊藿、枸杞子补肾壮阳，方中柴胡、合欢皮乃疏肝解郁之良药，白芍、酸枣仁、当归起补心安神之用。诸药合用有益气养血、补肾壮阳、疏肝解郁、补心安神功效。

（4）滋补肝肾，养阴活血　　勃起功能障碍患者中素体阴虚或性欲亢进、房事过频者，治宜滋补肝肾、养阴活血。禹思明等采用二地鳖甲煎配合他达拉非治疗阴虚火旺型男性勃起功能障碍患者，将 115 例患者随机分为两组，其中对照组 58 例，治疗组 57 例。方法：对照组口服他达拉非治疗，每次 10 mg，隔日服用，连续口服 30 d。治疗组口服他达拉非，每次 10 mg，隔日服用，连续口服 30 d；同时服用二地鳖甲煎[生鳖甲（先煎）、牡蛎（先煎）各 20 g，生地黄、熟地黄、菟丝子、茯苓、枸杞子、金樱子、丹参、天花粉、川续断、桑寄生、丹皮各 10 g，五味子 6 g]，每日 1 剂，10 d 为 1 个疗程，共 3 个疗程。结果：治疗组总有效率为 92.99%，明显高于对照组（79.31%）（$P<0.05$）。二地鳖甲煎以生地黄、熟地黄、生鳖甲为君，滋阴补肾、活血化瘀；枸杞子补中益气，菟丝子补肝肾、益精髓，五味子滋阴涩精，牡丹皮通血脉之热结，丹参活血通经，合而为臣；茯苓防滋腻碍脾，以之为佐。全方补益肝肾，收摄君相二火，生津涩精，达到补益肾精，改善勃起功能的作用。

周华等亦采用二地鳖甲煎联合他达拉非治疗糖尿病性勃起功能障碍患者 70 例。对照组 35 例口服他达拉非片 5 mg，每晚 1 次。治疗组 35 例采用二地鳖甲煎联合他达拉非治疗。所有患者常规控制血糖，保持规律性生活，8 周为 1 个疗程。结果：治疗组治疗前后患者勃起总时间、阴茎头部平均硬度，以及阴茎根部硬度改善明显高于对照组（$P<0.05$）。

（5）温肾壮阳　　蒋超等临床应用复方玄驹胶囊联合他达拉非治疗糖尿病性勃起功能障碍患者。将 80 例糖尿病性勃起功能障碍患者分为两组，两组患者每次性生活前 1 h 均服用他达拉非 10 mg，其中观察组每日同时口服复方玄驹胶囊，每次 3 粒，每日 3 次，疗程共 4 周。结果：观察组和对照组患者总有效率分别为 92.5% 和 80%，观察组临床疗效优于对照组（$P<0.05$）。复方玄驹胶囊以黑蚂蚁为君药，辅以淫羊藿、蛇床子、枸杞子为佐药，诸药配伍温肾、壮阳、益精。适用于肾阳虚型，症见少腹阴器发凉、精冷滑泄、肢冷尿频、性欲低下、功能性勃起功能障碍等患者。

陈波特等应用复方玄驹胶囊联合枸橼酸西地那非片治疗枸橼酸西地那非片渐进性失效的勃起功能障碍患者。将符合枸橼酸西地那非片渐进性失效勃起功能障碍诊断标准的 36 例患者随机分成两组，每组各 18 例。其中治疗组给予复方玄驹胶囊（口服，每次 2 粒，每日 3 次）和枸橼酸西地那非片 50 mg（性生活前 1 h 口服）；对照组单纯口服枸橼酸西地那非片 100 mg（性生活前 1 h）。结果：治疗组总有效率为 94.44%，对照组为 88.89%；国际勃起功能指数-5 问卷评分治疗组治疗前后分别为 13.166 7±3.601 5 和 20.888 9±3.833 1，而对照组治疗前后分别为 13.055 6±2.775 4 和 18.777 8±4.008 2。

汪洋等应用复方玄驹胶囊联合伐地那非治疗勃起功能障碍患者，84 例肾阳虚型勃起功能障碍患者随机分为实验组和对照组。实验组口服复方玄驹胶囊，每次 3 粒，每日 3 次，性生活前 30 min 服用伐地那非 10 mg。对照组单纯性生活前 30 min 服用伐地那非 10 mg。结果：两组对勃起功能改善的有效率比较，实验组总有效率为 95.24%，对照组为 88.10%。国际勃起功能指数-5 问卷评分实验组治疗前后分别为 12.19±2.62 分和 21.67±2.83 分，而对照组治疗前后分别为 10.45±5.34 分和 15.05±4.69 分。

（6）填精益髓、滋阴壮阳　　费夏玮等观察西地那非联合苁蓉益肾颗粒治疗 2 型糖尿病性勃起功能障碍的疗效及安全性分析。将服用 70 例二甲双胍药物控制的 2 型糖尿病性勃起功能障碍患者随机分为 A、B 两组，A 组服用西地那非，每次 25 mg，隔日口服。B 组联合服用苁蓉益肾颗粒，每次 2 粒，每日 2 次；西地那非，每次 25 mg，隔日口服。结果：A、B 两组患者在国际勃起功能指数-5 问卷评分、每周性交频率、夫妻双方性生活满意程度方面均较治疗前增加，差异具有统计学意义（$P<0.05$），但 B 组治疗后在国际勃起功能指数-5 问卷评分、夫妻双方性生活满意程度上高于 A 组，差异具有统计学意义（$P<0.05$）。苁蓉益肾颗粒以肉苁蓉补肾壮阳、填精益髓为君药；辅以菟丝子补益肝肾、强壮筋骨，巴戟天温补肾气为臣药；佐以五味子收敛肾气、固涩精液、宁心安神，茯苓健脾渗湿、养心安神；车前子引药入肾为使药。全方共奏填精益髓、滋阴壮阳、补肾健脾、养心安神、收敛固涩之功效。肉苁蓉益肾颗粒通过提高机体应激状态的反应，增加患者的体力，增强患者的性欲及对性刺激的反应，增加性快感，通过患者自身状态的改善间接提高双方的性生活满意程度。

（7）温肾祛瘀　　徐和平等考虑肾阳为一身阳气之根本，内寄命门肾火。命门火衰，宗筋失于温养，作强不能。另外，阴茎之兴举，有赖足够的血液充养宗筋。痰湿、湿热、寒邪、败精久留、局部病损等，均可使瘀血阻滞脉络，血液运行不畅，宗筋失于充养，软而不举。上述两个方面可单独或兼而为病，从而导致勃起功能障碍的发生。其应用温肾祛瘀法治疗阴茎勃起功能障碍 40 例，选择符合诊断标准的勃起功能障碍患者 80 例，随机分成治疗组和对照组各 40 例，治疗组服用自拟雄风起痿汤（淫羊藿、熟地黄、仙茅、锁阳、枸杞子、菟丝子、郁金、鹿角胶、党参、巴戟天、当归、川芎、桃仁、红花、丹参、蜈蚣、炙甘草）和口服盐酸伐地那非片；对照组服用盐酸伐地那非片，以 2 个月为 1 疗程，均连续观察 1 个疗程，对其疗效进行观察分析。结果：治疗组痊愈 8 例（20%），显效 11 例（27.5%），有效 14 例（35%），无效 7 例（17.5%），总有效率为 82.5%；对照组痊愈 4 例（10%），显效 7 例（17.5%），有效 14 例（35%），无效 15 例（37.5%），总有效率为 62.5%，两组比较有显著性差异（$P<0.05$）；治疗组在改善患者临床症状方面（除外会阴部刺痛）要明显优于对照组（$P<0.05$）。自拟雄风起痿汤方中仙茅、淫羊藿两者共补肾阳，为君药；锁阳、菟丝子、鹿角胶、巴戟天补肾助阳，枸杞子、熟地黄、当归滋阴益精，以阴中求阳，党参、炙甘草补气健脾，生化气血，以为肾之源，辅助君药加强补肾阳，共为臣药；蜈蚣通瘀达络，走窜之力最强，能祛瘀起痿，当归、川芎、桃仁、红花、丹参、郁金活血通络止痛，协助君臣药活血祛瘀、通络起痿，共为佐药；炙甘草调和诸药以为使药。

3. 疏肝活血类中药与西药联合治疗勃起功能障碍

（1）疏肝补肾活血　　姬仲等以疏肝益阳胶囊为切入点，评价伐地那非联合疏肝益阳胶囊治疗勃起功能障碍的临床效果，将 160 例勃起功能障碍患者随机分为观察组和对照组，各 80 例，其中对照组单用伐地那非治疗，观察组采用伐地那非联合疏肝益阳胶囊治疗。观察组治疗后平均国际勃起功能指数-5 问卷评分（19.38 分）高于对照组（16.11 分），差异具有统计学意义（$P<0.05$），且两组治疗后国际勃起功能指数-5 问卷评分均比各自治疗前高，差异具有统计学意义（$P<0.05$）；观察组治疗过程中不良反应发生率（7.5%）低于对照组（18.8%），差异具有统计学意义（$P<0.05$）。结论：伐地那非联合疏肝益阳胶囊相对于单用伐地那非更能安全有效地治疗勃起功能障碍。疏肝益阳胶囊由柴胡、刺蒺藜、蛇床子、露

蜂房、地龙等15味中药组成，其中柴胡和刺蒺藜调达肝气、疏肝解郁，蛇床子和露蜂房温肾壮阳，地龙通利经络，诸药合用具有疏肝解郁、活血通络、补肾振痿的功效。

李小顺等探讨疏肝益阳胶囊联合他达拉非治疗肝郁气滞型勃起功能障碍的疗效。将178例肝郁气滞型勃起功能障碍患者随机分成两组，对照组89例采用他达拉非治疗，治疗组89例采用他达拉非联合疏肝益阳胶囊治疗。结果：两组患者治疗前与治疗后比较，勃起功能显著改善，疏肝益阳胶囊联合他达拉非治疗肝郁气滞型勃起功能障碍疗效更好。由此可见大部分勃起功能障碍患者都或多或少有一定的心理问题，大多属于肝郁气滞型，多见于功能性阳痿，患者多性格内向，或心理压力重，有精神创伤史，常突然发病，阳痿不举，或举而不坚，并有情绪抑郁或焦虑不安，或郁怒寡欢，或伴有胸胁满闷，善太息等表现，舌质偏暗或正常，上腹饱胀，舌苔薄白，脉弦或弦滑。治宜疏肝解郁。

张春和等运用柴芍二仙汤疏肝补肾活血，联合他达拉非片治疗勃起功能障碍。将患者随机分为柴芍二仙汤联合他达拉非片组（治疗组）、单用他达拉非片组（对照组）各40例，观察两组治疗前后及停药1个月后随访时国际勃起功能指数-5问卷评分和中医证候评分的变化。结果：联合用药效果要明显优于单独服用他达拉非片，两者联合服用能明显提高国际勃起功能指数-5问卷评分，改善患者勃起功能，减轻相关中医症状，具有良好的临床疗效，值得临床上进一步推广运用。

岳增宝等观察解郁起阳汤联合小剂量西地那非对心理性勃起功能障碍的临床疗效。将98例肝气郁结、肾阳亏虚型心理性勃起功能障碍患者随机分入治疗组和对照组，对照组以小剂量西地那非治疗，治疗组在对照组基础上加用解郁起阳汤治疗，共治疗6周。治疗前后采用国际勃起功能指数-5问卷评分和中医证候评分对比评价疗效。结论：两组治疗后国际勃起功能指数-5问卷评分均较治疗前显著提高（治疗组 $P<0.01$，对照组 $P<0.05$）。治疗后治疗组国际勃起功能指数-5问卷评分和临床症状改善优于对照组（$P<0.05$）。解郁起阳汤联合小剂量西地那非能改善心理性勃起功能障碍患者的阴茎勃起功能，消除心理障碍，并起到调整全身整体状态的作用。

王万春等选择门诊勃起功能障碍患者84例，采用随机分组、单盲观察的方法，治疗组54例给予伐地那非联合中药疏肝活血汤治疗，对照组30例单纯口服伐地那非。结果：治疗组有效48例，无效6例，有效率为88.89%；对照组有效21例，无效9例，有效率为70%。两组治疗前后对照和两组治疗后对照国际勃起功能指数-5问卷评分差异均有显著意义（$P<0.05$）。王万春等认为勃起功能障碍的基本病机是肝郁肾虚血瘀。患者肝气郁滞，疏泄不及，失其调达，则气血失调，房事时不能将血液迅速灌注阴茎，影响阴茎的勃起，从而引发勃起功能障碍。这与"肝主宗筋"是相符合的。男子性功能除受肝之疏泄、调节血量功能控制外，还受肾的调节与控制。肾主阴器，为阴茎勃起提供原动力，男子以肾为先天，以精气为本。肾气若亏，动力不足，阴茎则难以勃发。然而不论是肝郁、肾虚，或其他原因最终都将导致血瘀。这是由于阴茎受血而振奋，阳兴用事，若血运障碍，则阴茎血少而难充，或真阳难达阴茎以致其势难举。这与西医认为阴茎正常勃起至少需要充分的动脉血输入和有效阻断静脉血的回流是一致的。针对上述病机拟疏肝活血汤，以四逆散柴胡、枳壳、白芍、炙甘草疏肝行气解郁使气机调达，以补阳还五汤生黄芪、当归、川芎、赤芍、桃仁、红花、地龙活血化瘀通络，再加仙茅、淫羊藿、蜈蚣和山茱萸补肾壮阳。诸药合用能使血液畅行宗筋，阳气透达阴茎，则阴茎得

血而充,得阳气而坚举。

（2）行气活血、补肾安神　　李凯英等认为治疗勃起功能障碍应与中医学男子"以血为用"的观点符合,采用中药行气活血配合西地那非治疗勃起功能障碍。方法:将 146 例勃起功能障碍患者,随机分为两组,治疗组 86 例,内服行气活血中药,房事前 1 h 口服枸橼酸西地那非片 50 mg;对照组 60 例仅房事前 1 h 口服枸橼酸西地那非片 50 mg。两组均以 30 d 为1 个疗程。中药组方:川芎 6 g,当归 10 g,淫羊藿 20 g,蜈蚣 2 条,刺蒺藜 12 g,人参 10 g,刺五加 15 g,合欢皮 15 g。偏于肝经湿热加龙胆草 12 g,白茅根 15 g;偏于心脾两虚加黄芪15 g,白术 15 g,茯苓 15 g,龙眼肉 15 g,大枣 5 枚;偏于肾阳衰微加鹿角胶(烊服)15 g,菟丝子10 g,补骨脂 10 g;偏于阴虚火旺加熟地黄 30 g,龟甲 10 g,黄柏 10 g。结果:治疗组显效78 例,无效 8 例,有效率为 90.7%;对照组显效 49 例,无效 11 例,有效率为 81.7%。两组有效率比较,差异有显著意义($P<0.05$)。结论:行气活血中药配合枸橼酸西地那非片能显著提高勃起功能障碍治疗的有效率。笔者认为中医的阳痿与西医的勃起功能障碍其实与"血"密切相关,如明代张介宾《景岳全书·阳痿》所说"宗筋(即男性外阴)为气血所主。盖阳明总宗筋之会,此宗筋为精血之孔道,而精血实宗筋之化源。若以忧思太过,抑损心脾,则病及阳明冲脉,而水谷气血之海,心有所亏,气血亏而阳道斯不振矣"。因此,以血为用,加强行气活血、通络化瘀,改善海绵体血液流变学,可改善勃起功能障碍病情。

（3）疏肝清热安神　　张庆江等调查显示勃起功能障碍患者往往伴有一定的心理障碍,而心理障碍又会进一步加重勃起功能障碍的严重程度。秦国政等也观察发现勃起功能障碍患者中肾阳虚者仅占 10% 左右,几乎 75% 以上的勃起功能障碍患者存在着心理障碍。杜志刚等认为肝郁是导致勃起功能障碍的主因,观察柴胡加龙骨牡蛎汤加减配合枸橼酸西地那非片治疗勃起功能障碍的临床疗效。方法:选取符合纳入标准的勃起功能障碍患者100 例,随机分为治疗组 50 例和对照组 50 例,对照组给予内科常规治疗同时口服枸橼酸西地那非片,治疗组在对照组基础上给予柴胡加龙骨牡蛎汤加减。观察两组患者治疗前、治疗3 个疗程后及疗程结束后 6 个月时的国际勃起功能指数-5 问卷评分及阴茎插入成功率、保持勃起至完成性交成功率及不良反应情况。结果:连续治疗 3 个疗程后及疗程结束后 6 个月时随访,治疗组和对照组国际勃起功能指数-5 问卷评分差异均有统计学意义($P<0.05$);治疗组和对照组阴茎插入成功率、保持勃起至完成性交成功率差异均有统计学意义($P<$0.05);治疗组近期和远期疗效均优于对照组。结论:柴胡加龙骨牡蛎汤加减配合枸橼酸西地那非片治疗勃起功能障碍的临床疗效明显,可降低枸橼酸西地那非片的用量,缩短用药时间,从而减少副作用。

4. 化痰通络类中药与西药联合治疗勃起功能障碍

王庆等在临床观察中发现磷酸二酯酶Ⅴ型抑制剂对痰湿阻络型勃起功能障碍患者的治疗效果不佳,运用东升扶桑饮(主要由化痰通络、活血化瘀的中药组成)联合小剂量西地那非(25 mg,隔日服用)治疗痰湿阻络型勃起功能障碍患者 43 例,疗效显著,且中医症状评分显著降低。

5. 针灸特色治疗与西药联合治疗勃起功能障碍

（1）揿针配合枸橼酸西地那非片治疗勃起功能障碍　　于文晓等通过揿针针刺八髎穴配合口服枸橼酸西地那非治疗男性勃起功能障碍。将 70 例符合纳入标准的男性勃起功能障碍患者随机分为对照组和治疗组,各 35 例。对照组采用口服枸橼酸西地那非片治疗,治疗组在对照组基础上加用揿针针刺八髎穴,揿针保留 24 h,隔日 1 次,6 次为 1 个疗程,共治疗 3 个疗程。结果:在改善国际勃起功能指数-5 问卷评分方面,治疗组总有效率为88.57%,对照组为 80%;在改善临床症状评分方面,治疗组总有效率为 91.43%,对照组为 77.14%。治疗组在增高国际勃起功能指数-5 问卷评分、降低临床症状评分方面优于对照组($P < 0.05$)。结论:揿针针刺八髎穴配合口服枸橼酸西地那非片与单纯口服枸橼酸西地那非片对男性勃起功能障碍均有治疗作用,揿针配合枸橼酸西地那非治疗效果明显优于单纯口服枸橼酸西地那非片,值得临床推广应用。此研究选用揿针为第一个创新点,首次将揿针应用到勃起功能障碍的临床研究实验之中。本研究选八髎穴为第二个创新点,八髎穴最早记载见于《黄帝内经》,位于足太阳膀胱经,分上髎、次髎、中髎、下髎 4 组,共 8 个穴位,是足厥阴肝经、足少阳胆经之交会穴,具有柔肝补肾、调补冲任、调经行气等功效。目前八髎穴已大量应用于治疗痛经、盆腔炎等妇科盆底疾病,效果得到越来越多专家的肯定和认可,其原理亦是利用其柔肝补肾之功效。其治疗范围与勃起功能障碍的主要病机肝肾两虚相符合。同时肝主筋,肝经绕阴器而行,故阴器病变必然会在八髎穴上显现,通过揿针针刺八髎穴,可柔肝补肾、调补阴阳,使宗筋得以濡养,从根本上治疗勃起功能障碍。

针药结合的优势已被越来越多的学者所认可,单纯应用磷酸二酯酶 V 型抑制剂或中医针刺,具有各自的弊端,同时患者依从性也较差。针药结合可提高临床疗效。揿针配合枸橼酸西地那非片在改善勃起功能,缓解腰酸畏寒、头晕健忘、失眠心慌、下肢酸软、情绪抑郁等临床效果方面明显优于单纯口服枸橼酸西地那非片,尤其在缓解腰酸畏寒、头晕健忘、失眠心慌、下肢酸软、情绪抑郁等临床症状方面效果尤为明显。但本研究对象中排除了器质性勃起功能障碍、高血压、糖尿病或心、肺、肾等功能严重不全患者,同时年龄局限于 20～45 岁,故未纳入本研究的此类患者使用该疗法的效果尚需后续研究进一步确定。同时由于骶后孔两侧形态不完全对称,易导致八髎穴定位与针刺角度上存在操作者的个体差异,也需要临床医师认真研究揿针针刺等临床操作规范,避免因针刺穴位不准而影响临床疗效。

(2)基于现代文献针灸治疗阳痿的"同功穴"规律分析　智沐君等通过归纳总结近现代针灸文献中治疗勃起功能障碍的腧穴,分析得出针灸治疗勃起功能障碍的同功穴规律。其用计算机检索的方式对中国期刊全文数据库(CNKI)、万方数据知识服务平台和维普数据库(VIP)中针灸治疗勃起功能障碍的相关文献进行检索及筛选,得到相关文献 81 篇,分析现代针灸治疗勃起功能障碍"同功穴"的选用规律。分析发现,现代文献针灸治疗勃起功能障碍"同功穴"主要为关元、三阴交和肾俞,"同功穴"所属经脉主要为足太阳膀胱经和足厥阴肝经,"同功穴"所在部位主要是下肢部、腰背部和胸腹部,"同功穴"的特定穴类别选用主要是背俞穴和募穴。针灸治疗勃起功能障碍,选取主治功效相同或相近的"同功穴",使腧穴配伍产生协同增效作用,可以提高针灸治疗勃起功能障碍的临床疗效。

(3)针药结合治疗勃起功能障碍　陈达等考虑到治疗勃起功能障碍的基本原则是抓住心、肝、肾三者关系,着重于调心神、疏肝气、补肾精,如此则气血得充,阴阳平衡,络脉通畅,宗筋得养而阳痿自愈。前面一组腧穴以任脉、肾经穴为主,取穴百会、神庭、关元、中极、神门、三阴交、太溪、太冲。其中百会、神庭二穴为任脉调神之要穴;中极、关元二穴内应胞宫、精室,有培下元、助气化、温精宫之功;三阴交为足三阴经之交会穴,有养阴益髓、除湿化痰之效;太溪、神门二穴交通心肾,合谷、太冲即所谓的"四关穴",可疏肝解郁、疏通气血。诸穴相伍,旨在交通心肾、疏肝益髓,正好契合勃起功能障碍的发病机制。将80例符合纳入标准的勃起功能障碍患者,按随机数字表法随机分为两组,每组40例,对照组给予口服复方玄驹胶囊的同时口服西地那非片,治疗组在对照组的治疗基础上给予针刺治疗。观察两组患者治疗前、治疗3个月后的国际勃起功能指数-5问卷评分及不良反应发生情况。结果:两组病例治疗后有效率比较,治疗组明显优于对照组;治疗后两组国际勃起功能指数-5问卷评分均明显提高,差异有统计学意义;两组治疗后国际勃起功能指数-5问卷评分和差值比较,治疗组明显高于对照组,差异有统计学意义。针药结合治疗勃起功能障碍的临床疗效明显,可改善患者的伴随症状及自信心,减少西地那非片的用量。

三、勃起功能障碍中西医结合诊疗指南(试行版)

(一)肾气不足治法

补益肾气。

推荐方药:金匮肾气丸(《金匮要略》)。

推荐备选:济生肾气丸(《济生方》)。

推荐中成药:龟龄集(由人参、鹿茸、海马、枸杞子、丁香、穿山甲、雀脑、牛膝、锁阳、熟地黄、补骨脂、菟丝子、杜仲、石燕、肉苁蓉、甘草、天冬、淫羊藿、大青盐、砂仁等组成),每次0.6 g(2粒),每日1次,口服,早饭前2 h淡盐水送下。

中西医结合思路:本证在治疗前需仔细检查患者的第二性征、生殖器发育情况、生殖激素水平。在具体治疗时,发育情况和生殖激素水平无异常者,以中医药治疗为主,必要时加用磷酸二酯酶Ⅴ型抑制剂;雄激素水平低下者,可配合睾酮治疗。

(二)命门火衰治法

温肾壮阳。

推荐方药:右归丸(《景岳全书》)。

推荐备选方:赞育丹(《景岳全书》)。

推荐中成药:右归丸。

中西医结合思路:在治疗前应注意询问患者婚育及性生活情况等。具体治疗时,以中医药治疗为主,注重性生活教育、规律房事。此型患者多伴性欲低下,可选择检查生殖激素水平,必要时配合睾酮治疗。

(三)肝郁气滞治法

疏肝解郁,通络兴阳。

推荐方药:柴胡疏肝散(《医学统旨》)。

推荐备选方:逍遥散(《太平惠民和剂局方》)。

推荐中成药:疏肝益阳胶囊(由蒺藜、柴胡、蜂房、地龙、水蛭、九香虫、紫梢花、蛇床子、远志、肉苁蓉、菟丝子、五味子、巴戟天、蜈蚣、石菖蒲等组成),每次1 g(4粒),每日3次,口服。

中西医结合思路：就诊时应注意询问精神、心理、社会及家庭情况。具体治疗时，以中西医结合治疗为主，中药疏肝解郁联合磷酸二酯酶Ⅴ型抑制剂治疗，同时配合心理治疗，注重精神疏导、心理减压。如精神症状较重，可适当选用抗抑郁药物配合治疗。

（四）肾阴亏虚治法

滋阴补肾。

推荐方药：左归丸（《景岳全书》）。

推荐备选方：大补阴丸（《丹溪心法》）。

推荐中成药：六味地黄丸。

中西医结合思路：本证多见形体消瘦、腰酸腿软、五心烦热、潮热盗汗等表现。就诊时应注意询问患者婚姻及性生活情况，治疗史，有无其他伴随疾病如甲状腺功能亢进、糖尿病等。具体治疗时，以中医药治疗为主，并治疗其他伴随疾病。

（五）脾肾两虚治法

健脾益肾，补气壮阳。

推荐方药：无比山药丸（《备急千金要方》）。

推荐备选方：鹿角胶丸（《医学正传》）。

推荐中成药：无比山药丸。

中西医结合思路：就诊时应注意全面询问患者病史，着重检查第二性征。治疗时，以中医药治疗为主，并注意适当体育锻炼、合理营养，治疗伴随疾病。

（六）肝郁肾虚治法

疏肝解郁，补肾兴阳。

推荐方药：疏肝益肾汤（《医宗己任编》）。

推荐备选方：四逆散（《伤寒论》）合金匮肾气丸（《金匮要略》）。

推荐中成药：逍遥丸合五子衍宗丸。

中西医结合思路：本证调理肝、肾的关系是治疗勃起功能障碍的关键点。此型虚实夹杂，多与精神、心理、社会及家庭因素相关。治疗时，以中医药治疗为主，同时配合心理治疗，必要时加用磷酸二酯酶Ⅴ型抑制剂。

（七）心脾两虚治法

益气健脾，补血养心。

推荐方药：归脾汤（《严氏济生方》）。

推荐备选方：人参养荣汤（《太平惠民和剂局方》）。

推荐中成药：天王补心丹。

中西医结合思路：此证与个人体质虚弱相关，治疗时以中医药为主，必要时配合海绵体内血管活性药物注射试验治疗，注重改善生活习惯，酌情加用磷酸二酯酶Ⅴ型抑制剂。

（八）湿热瘀滞治法

清热利湿，活血祛瘀。

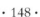

推荐方药：龙胆泻肝汤(《医方集解》)合桃红四物汤(《玉机微义》)。

推荐备选方：三仁汤(《温病条辨》)或少腹逐瘀汤(《医林改错》)。

推荐中成药：四妙丸。

中西医结合思路：本证病因多与内生湿热相关，就诊时应注意询问饮食习惯、有无尿路症状，并检查尿常规、前列腺液常规等。具体治疗时，以中西医结合治疗为主，如伴有尿路症状，可酌情使用抗感染药物配合治疗，同时需要注意控制饮食。由于龙胆泻肝汤苦寒伤阳，治疗本证时应中病即止。

四、展望

中西医结合的诊治理念旨在将中、西医兼容汇通以达到"1+1＞2"的临床效果。陈士奎教授认为中西医结合就是综合统一中、西医学知识，创造新医药学。目前，勃起功能障碍的中西医结合研究已经取得了一些成绩，2016年中国中西医结合学会男科专业委员会已制订了《勃起功能障碍中西医结合诊疗指南(试行版)》，2018年国家中医药管理局颁布了《阳痿病中医临床诊疗指南》，就国内中西医结合治疗勃起功能障碍的现状来看，主要还是体现在中西药物合用以期达到更好的、更为全面的治疗效果。

不管是中医还是西医，医生都越来越认识到单方面治疗勃起功能障碍存在不足，都在主动相互学习，希望得到进一步发展，这无疑推动了中西医结合之路的发展。西医近年也提出了个体化治疗的理念，且运用到临床实践中取得了良好的效果。而中国传统医学理论早在两千年前就提出了个体化、综合化治疗的医学思想。中医与西医各有所长，相互借鉴，取长补短，才能更好地提高患者的生活质量和幸福感、满意度。

目前，中西医结合治疗勃起功能障碍的临床报道颇多，但勃起功能障碍中西医结合治疗的基础研究偏少，尤其实验报道更少。值得一提的是，淫羊藿治疗勃起功能障碍的机制研究有待进一步深入。徐和平等学者的研究，其结果显示伐地那非在治疗肾虚型勃起功能障碍患者时可展现出更好的疗效，这也引起了笔者的思考，也许从中医学角度理解，伐地那非或者其他的磷酸二酯酶Ⅴ型抑制剂可能具有"补肾"之功，这也有待进一步研究考证。另外，吕伯东教授团队有关红景Ⅰ号方治疗勃起功能障碍的临床及基础研究也显示出了很好的苗头。

总之，中西医结合治疗勃起功能障碍的研究在诸多学者的努力下已取得了一定的进展，然而不少疑惑与未知也许仍在前方等待着我们，尚需学者们继续努力，迎接这些挑战，我们的目标应该不仅是提高临床疗效，更是促进两大医学体系治疗机制的融合。

······························· 参 考 文 献 ·······························

毕焕洲，赵永厚.2013.阳痿中医诊治的循证医学研究.中国性科学，22(1)：47-51.

陈波特，杨槐，吴实坚.2012.复方玄驹胶囊联合万艾可治疗万艾可渐进性失效勃起功能障碍的临床观察.中华男科学杂志，18(12)：1101-1104.

陈达.2018.针药结合治疗勃起功能障碍的临床研究.世界中西医结合杂志，13(1)：5-7，11.

陈士奎.2005.中西医结合相关概念的探讨.中国中西医结合杂志，25(2)：102-104.

窦乃建.2011.中医辨证分型论治抗精神病药物所致阳痿50例.中医研究,24(12)：48－50.

杜健鹏,陈泽涛.2006.益气活血法改善微循环的实验研究.中国实验方剂学杂志,12(9)：31－35.

杜志刚,杜志春.2015.柴胡加龙骨牡蛎汤加减配合万艾可治疗阳痿疗效观察.现代中医药,35(5)：55－57,92.

段雪光,赵立国.2008.自拟强精汤治疗阳痿36例临床观察.实用中医内科杂志,22(6)：92.

费夏玮,李慧峰,吴振启,等.2017.西地那非联合苁蓉益肾颗粒治疗2型糖尿病性勃起功能障碍的疗效及安全性分析.中国性科学,26(5)：11－14.

冯世纶.2001.中国百年百名中医临床医家丛书·经方专家卷：胡希恕.北京：中国中医药出版社.

古宇能,陈德宁.2011.陈德宁教授从心论治阳痿经验简介.新中医,43(8)：177,178.

郭军,常德贵,陈磊,等.2017.中药联合西地那非治疗中国勃起功能障碍患者的真实世界研究.中华男科学杂志,23(10)：917－921.

洪志明,覃湛,陈慰填,等.2009.从五脏相关学说试论阳痿的辨治.广州中医药大学学报,26(3)：296－298,302.

胡卫东,陈德宁,邹达民,等.2014.加味补肾还五汤治疗糖尿病性勃起功能障碍的疗效观察.中华中医药学刊,32(1)：86,87.

黄晓军,吕伯东,陈刚,等.2012.红景天Ⅰ号方对低氧大鼠阴茎海绵体平滑肌细胞表型转化的影响.中华中医药学刊,30(9)：2027－2029.

姬仲,葛永超,冯金顺,等.2016.伐地那非联合疏肝益阳胶囊治疗勃起功能障碍的疗效评价.中国性科学,25(6)：24－26.

姜竹成,王天玲,潘继波.2006.辨证治疗酒精中毒性阳痿56例临床分析.辽宁中医杂志,33(6)：683.

蒋超,曹志刚,陈其超.2016.复方玄驹胶囊联合他达拉非治疗糖尿病勃起功能障碍的疗效观察.蚌埠医学院学报,41(10)：1323－1325.

金保方,黄宇烽,陆晓和.2006.养精胶囊治疗男性性功能障碍的临床观察.中华男科学杂志,12(3)：272－274,276.

金保方,李相如,周翔.2008.徐福松教授辨治阳痿经验.南京中医药大学学报(自然科学版),24(5)：292－295.

李海松,韩亮.2013.阳痿从络论治.世界中医药,8(2)：142－145.

李海松,马健雄,王彬,等.2015.阴茎中风探讨.中医杂志,56(23)：2064－2066.

李军.2016.中西医结合治疗男性勃起功能障碍的疗效分析.现代中西医结合杂志,25(9)：1001,1002.

李凯英,莫玉芬,梁小丽.2005.中医药行气活血配合西地那非治疗勃起功能障碍.中国基层医药,12(7)：886,887.

林呈钱,郑振宇.1995.灵芝草治疗阳痿60例.福建中医药,26(1)：15.

刘国应.2011.泡饮单味细辛治阳痿.浙江中医杂志,46(7)：482.

吕伯东,陈昭典,朱选文,等.2001.阴茎勃起功能障碍患者血液流变学分析.中华泌尿外科杂志,22(6)：373－375.

马金涛,薛君.2005.中药振阳煎对动脉性勃起功能障碍患者阴茎血流动力学的影响.中华男科学杂志,11(2)：157－159.

宁克勤,王庆,黄新飞.2012.化痰通络法辨治勃起功能障碍临证心得.辽宁中医杂志,39(6)：1152－1153.

潘应明.2011.从心脾论治阳痿35例.中医临床研究,3(10)：105.

庞玉和,沈丽华,耿志林,等.2006.辨证分型勃起功能障碍34例.江苏中医药,27(11)：32,33.

秦国政,李曰庆,裴晓华,等.2016.《基于肝郁血瘀肾虚论治阳痿》专家共识.辽宁中医杂志,43(8)：1622－1625.

秦国政.1999.对中医诊治阳痿病若干理论问题的思考(一).中华中医药学刊,18(1)：15－18.

秦国政.2001.郁是阳痿发病学的重要环节.云南中医学院学报,24(4)：30,31.

盛文,韩亮,李宪锐,等.2017.李曰庆教授从心、肝、肾论治勃起功能障碍的经验.现代中医临床,24(2)：33－35.

石志超,樊友平.1989.论阳痿从阳明.河北中医,11(1)：33,34.

舒家强,夏天.2009.阳痿从瘀辨治体会.中外医疗,28(13)：83.

粟龙,黄臻韦,周娜,等.2017.从中西医的生理病理特点谈从肺论治阳痿.中国性科学,26(10)：22－24.

孙自学,李鹏超.2017.风药在阳痿治疗中的应用.中医杂志,58(13)：1155,1156.

谭万顺.2008.加味龙胆泻肝汤治疗湿热型阳痿病40例.云南中医中药杂志,29(2)：62.

王豪.1994.蜈蚣散治疗阳痿40例.实用中医内科杂志,8(2)：30.

王琦,洪德华.1985.论阳痿从肝治.天津中医,11(5)：15－17.

王琦,杨吉相,李国信,等.2004.疏肝益阳胶囊治疗勃起功能障碍多中心随机对照试验.北京中医药大学学报,27(4)：72－75.

王庆,宁克勤,樊千,等.2012.西地那非25mg隔日口服联合中药治疗痰湿阻络型ED的临床研究.中华男科学杂志,18(11)：1050－1052.

王万春,严张仁.2006.口服伐地那非联合中药疏肝活血汤治疗勃起功能障碍的疗效观察.中华男科学杂志,12(8)：763－764.

吴宏东.2007.王琦教授"阳痿从心肝肾同治"的思路与经验.北京中医药大学学报,30(10)：717,718.

肖相如.1992.论阳痿从肺治.辽宁中医杂志,19(5):12,13.

肖相如.1994.论阳痿.中医杂志,35(6):375,376.

谢作钢.2012.冯世纶教授从六经论治男科病经验.中华中医药杂志,27(10):2571-2573.

徐和平,胡建国.2006.温肾祛瘀法治疗阴茎勃起功能障碍40例.江西中医药,37(9):23,24.

徐和平,田二坡,薛洁,等.2010.伐地那非对肾阳虚、肾阴虚及肝气郁结型勃起功能障碍的疗效分析.中华男科学杂志,16(9):856-859.

杨浩,戴宁.2017.十三味滋阴壮阳胶囊联合西地那非对糖尿病性勃起障碍(阴阳两虚证)临床观察.中医药临床杂志,29(2):248-250.

于文晓,刘绍明,孙宁,等.2018.揿针配合枸橼酸西地那非治疗勃起功能障碍疗效观察.针灸临床杂志,34(1):27-30.

禹思明,林鸣.2013.二地鳖甲煎配合他达拉非治疗阴虚火旺型男性勃起功能障碍57例.陕西中医,34(3):322,323.

岳增宝,柯明辉,马文君,等.2015.补肾活血法治疗糖尿病勃起功能障碍临床疗效观察.现代中医临床,22(2):36-38.

张春和,赵凡,李焱风,等.2017.柴芍二仙汤联合他达拉非片治疗勃起功能障碍40例临床研究.云南中医中药杂志,38(1):29-32.

张钧.2017.中医益肾活血法治疗阳痿的理论研究和临床应用.光明中医,32(12):1699,1700.

张良圣,王德斌.2006.参归三七汤治疗阳痿病57例临床观察.医药世界,(4):92,93.

张庆江,朱积川,许清泉,等.2003.三城市2226例男性勃起功能流行病学调查.中国男科学杂志,17(3):191-193.

张士更,吕伯东,耿强,等.2011.红景天Ⅰ号方对低氧大鼠阴茎海绵体平滑肌纤维化的保护作用.中华中医药学刊,29(6):1279-1281.

赵凡,赵剑锋,张春和,等.2017.基于"气血理论"刍议阳痿病机及治法.中国性科学,26(8):90-92.

郑怀南.2003.徐福松教授临床研究男性不育症的特色和优势.南京:南京中医药大学,1-48.

智沐君,史晃心,王富春.2017.基于现代文献针灸治疗阳痿的"同功穴"规律分析.吉林中医药,37(5):433-436,446.

中国中西医结合学会男科专业委员会.2016.勃起功能障碍中西医结合诊疗指南(试行版).中华男科学杂志,22(8):751-757.

周华,孙志兴,项子良.2015.二地鳖甲煎联合他达拉非治疗糖尿病性勃起功能障碍35例.南京中医药大学学报,31(5):491-493.

周少虎,谢建兴.2007.男科病从瘀论治的临床应用.新中医,39(9):97,98.

朱凌云.2000.阳痿从瘀论治——附92例病例观察.上海中医药杂志,34(8):21,22.

Jian I, Aimin L, Baoxing L, et al. 2013. Effect of icarisid II on diabetic rats with erectile dysfunction and its potential mechanism via assessment of AGEs, autophagy, mTOR and the NO-cGMP pathway. Asian Journal of Andrology, 15(1):143-148.

Xu Y, Xin H, Wu Y, et al. 2017. Effect of icariin in combination with daily sildenafil on penile atrophy and erectile dysfunction in a rat model of bilateral cavernous nerves injury. Andrology, 5(3):598-605.

Yongxian L, Jun J, Yanzheng H, et al. 2014. Icariin combined with breviscapine improves the erectile function of spontaneously hypertensiverats. The Journal of Sexual Medicine, 11(9):2143-2152.

Zhang X, Zhao J F, Zhao F, et al. 2017. The protective effect of salidroside on hypoxia-induced corpus cavernosum smooth muscle cell phenotypic transformation. Evidence-Based Complementary and Alternative Medicine, 2017:1-11.